普通高等教育"十四五"规划教材

急诊与重症医学

李小悦 李 恒 钟 坚 主编

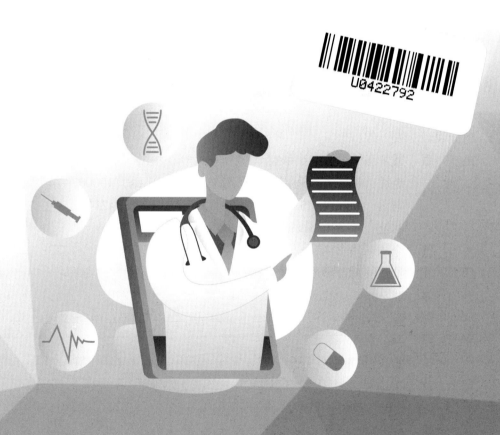

黑龙江科学技术出版社
HEILONGJIANG SCIENCE AND TECHNOLOGY PRESS

图书在版编目（CIP）数据

急诊与重症医学 / 李小悦, 李恒, 钟坚主编. -- 哈尔滨：黑龙江科学技术出版社，2022.7（2023.3 重印）

ISBN 978-7-5719-1515-5

Ⅰ.①急… Ⅱ.①李…②李…③钟… Ⅲ.①急诊②险症—诊疗 Ⅳ.① R459.7

中国版本图书馆 CIP 数据核字 (2022) 第 131505 号

急诊与重症医学

JIZHEN YU ZHONGZHENG YIXUE

作　　者	李小悦　李　恒　钟　坚
责任编辑	陈元长
封面设计	安　吉
出　　版	黑龙江科学技术出版社
	地址：哈尔滨市南岗区公安街 70-2 号　邮编：150007
	电话：（0451）53642106　传真：（0451）53642143
	网址：www.lkcbs.cn
发　　行	全国新华书店
印　　刷	哈尔滨博奇印刷有限公司
开　　本	787mm×1092mm　1/16
印　　张	22.75
字　　数	442 千字
版　　次	2022 年 7 月第 1 版
印　　次	2023 年 3 月第 2 次印刷
书　　号	ISBN 978-7-5719-1515-5
定　　价	60.00 元

【版权所有，请勿翻印、转载】

编委会

名誉主编：黄子通
主　　编：李小悦　李　恒　钟　坚
副 主 编：张洪涛　钟　胜　吴智鑫
编　　委：刘　军　遵义医科大学第五附属（珠海）医院
　　　　　张丹红　遵义医科大学第五附属（珠海）医院
　　　　　李　莹　遵义医科大学第五附属（珠海）医院
　　　　　陈　妆　遵义医科大学第五附属（珠海）医院
　　　　　苏志勇　遵义医科大学第五附属（珠海）医院
　　　　　康凌垲　遵义医科大学第五附属（珠海）医院
　　　　　尹靖怡　合肥市第一人民医院
　　　　　何东蕊　遵义医科大学第五附属（珠海）医院
　　　　　关于琳　遵义医科大学第五附属（珠海）医院
　　　　　韩　静　遵义医科大学第五附属（珠海）医院
　　　　　张潮博　遵义医科大学第五附属（珠海）医院
　　　　　张　杰　遵义医科大学第五附属（珠海）医院
　　　　　李万里　遵义医科大学第五附属（珠海）医院
　　　　　李木生　贵港市人民医院
　　　　　欧阳伟　中国医学科学院北京协和医院
　　　　　曾春瑛　中国医学科学院北京协和医院
　　　　　黄　颖　遵义医科大学第五附属（珠海）医院
　　　　　谭江陆　遵义医科大学第五附属（珠海）医院
　　　　　张玉奇　桂林市人民医院
　　　　　陈建平　惠州市中心人民医院
　　　　　王　娜　咸阳市中心医院
　　　　　陈家裕　珠海市第五人民医院
　　　　　吕彦屏　遵义医科大学第五附属（珠海）医院
　　　　　曾凡杰　中国人民解放军南部战区总医院急诊科
　　　　　黄文辉　揭阳市榕城区中心医院
　　　　　张　恒　桂林医学院全科医学院

　　　　　陈　健　东莞东华医院
　　　　　唐立丽　遵义医科大学第五附属（珠海）医院
　　　　　龚模祥　遵义医科大学第五附属（珠海）医院
　　　　　邱旭龙　汕头市中心医院
秘　　书：康凌垲　遵义医科大学第五附属（珠海）医院
　　　　　蒋世荣　遵义医科大学第五附属（珠海）医院

序

近 40 年来，急诊与重症医学在我国得到快速的发展。我国已逐步建立了完善的急诊与重症医学学科建设、人才培养和教学体系，培养不同层次的专业人才，以适应社会经济的快速发展和满足人民群众对急危重症救治的需求。

急危重症具有病情重、复杂而变化快、病死率高等特征。熟悉掌握各类急危重症的诊治理论知识和临床技能是医学生不可缺少的一门课程，更是急危重症相关临床专科医师的基本功。

由李小悦博士领衔主编的《急诊与重症医学》教材，其核心内容分为科学与理论问题、病例讨论与思考、操作技能与实践、岗位职责与评价、护理管理与制度、医学前沿与展望、知识总结与考核七大版块。本书以临床各类常见急危重症为主线，涵盖基础理论、临床特征、救治技术、临床技能和重症护理等，是医学研究生、本科生实用的补充教材，同时也为临床住院医师、专科医师和护理人员提供了很有价值的参考书。每一章节末尾有"总结""思考题"。一批在临床工作多年的医学博士、专家为本教材编写付出了辛勤的劳动。作为急诊、重症医学的一位老兵，我非常乐意为本教材作序。

中山大学孙逸仙纪念医院

黄子通

2021 年 7 月 20 日

序

急诊医学和重症医学虽然研究对象不同，但同属急危重症医学大方向，均是临床二级学科。急诊医学和重症医学发展历程艰辛、发展路径类似，两个学科从无到有、从小到大，历经数十年发展，学术地位已得到充分认可。

遵义医科大学第五附属（珠海）医院是遵义医科大学直属附属医院。医院一直承担遵义医科大学珠海校区急诊与灾难医学、急危重症护理学本科教学和实习工作，2015 年至今承担遵义医科大学急诊医学住院医师规范化培训工作。经过沉淀和发展，急诊医学住培工作逐步走上正轨，改变了过去培养中普遍存在的目标分散、方式不统一的弊端，住院医师培养质量稳步提高。同时我们也清楚地认识到，由于住培学员总体数量大、轮转时间不一致、教学目标各异、教学活动内容繁多，急诊医学住培工作还有待进一步规范。随着重症医学住院医师规范化培训基地的落成，急诊与重症医学在住培学员培养方式、课程设置、教材选择等方面需要更完善的顶层设计。

教学研究及教学改革是高等学校教师义不容辞的责任。在教学实践中，我们以急诊与重症医学课程中存在的问题为导向，以提高胜任力为目标，将急诊与重症医学核心内容分为科学与理论问题、病例讨论与思考、操作技能与实践、岗位职责与评价、护理管理与制度、医学前沿与展望、知识总结与考核七大板块，每个板块设置若干主题。根据基地教学活动安排，科学与理论问题、病例讨论与思考、操作技能与实践三大板块均配备辅导资料，以便学员学习和课后复习。

本教材在编写过程中得到遵义医科大学第五附属（珠海）医院、东莞东华医院等的大力支持，并得到国家自然科学基金（81960361）、全国软科学研究课题（2020QRK019）、中国管理科学研究院教育科学研究所教育发展研究规划重点课题（JFYA2206）的资助。遵义医科大学第五临床学院伍火志副院长、王先老师和蒋铁汉老师为本教材提出了宝贵建议，遵义医科大学第五附属（珠海）医院科教科姚琳科长为本教材提供了大力支持，在此一并致谢。

本书可作为住院医师"急诊与重症医学整合课程"教材，也可作为临床医学本科课程"急诊与灾难医学"配套教材和医学类"急诊与重症医学整合课程"选修教材。在急诊与重症医学教学实践中，我们将继续把"课程情怀化、知识可视化、资源立体化、成果共享化"推向深入，为急诊与重症医学的建设和发展贡献自己的力量。

遵义医科大学第五附属（珠海）医院重症医学科主任兼急诊科主任
遵义医科大学第五临床学院急诊医学教研室主任
李小悦
2021 年 4 月 30 日

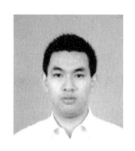

李小悦，男，现任遵义医科大学第五附属（珠海）医院重症医学科主任兼急诊科主任、主任医师、硕士研究生导师、急诊医学教研室主任、急诊医学住院医师规范化培训基地教学主任。在脓毒症相关急性肾损伤的早期诊断和治疗、脓毒症的免疫调理治疗、脑出血术后生存率的预测、高危外科术后有创血流动力学和氧代谢监测、病毒性心肌炎方面有丰富的诊治经验，尤其擅长侵袭性真菌病、感染相关急性肾损伤的治疗，以及血流动力学和氧代谢监测。近年来，在心搏骤停院前急救流程优化及复苏后集束化治疗、心搏骤停氧代谢监测、急救科普、心搏骤停流行病学调查等方面也取得了一定成绩。主持包括国家自然科学基金、广西自然科学基金、广西科技基地和人才专项、国家级教育发展研究规划重点课题、全国软科学研究课题在内的科研课题10余项。发表SCI论文4篇、中文期刊论文40余篇，主编专著《心肺脑复苏基础与临床》《心肺复苏学》，参编专著2部。担任国家自然科学基金评议专家、贵州省科技专家库专家、《中华卫生应急电子杂志》编委、《遵义医科大学学报》青年编委、《实用医学杂志》《广东医学》审稿专家。目前，担任中国研究型医院学会卫生应急学专业委员会委员、广东省科普产业协会副会长、珠海市医学会重症医学分会副主任委员、珠海市医师协会重症医学医师分会副主任委员。入选贵州省高层次人才、珠海英才计划第三类高层次人才、珠海市卫生青年优秀人才、遵义医科大学未来"临床名医"人才培养计划、遵义医科大学急诊医学学科骨干。获遵义医科大学本科教学成果奖二等奖（排名第一）。

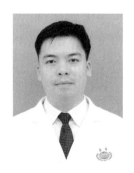

李恒，男，中山大学急诊医学博士、副主任医师。现任东莞松山湖东华医院心血管内科二区主任、中山大学和赣南医学院硕士研究生导师。现为中国科学院云计算中心特聘医学专家、中国民族医药协会健康科普分会理事、广东省临床医学会心血管健康分会常务委员、广东省医疗行业协会心源性脑卒中分会常务委员、广东省医学教育协会心血管内科分会委员、广东省精准医学应用学会高血压分会委员。担任多篇SCI杂志及国内核心期刊审稿专家。在特殊人群心搏骤停流行病学调查、院前心肺复苏社会化和急救科普培训、治疗性亚低温对缺血再灌注器官保护机制、心肺复苏质量监测方面有丰富的经验。擅长心血管危重症患者综合管理，以及冠心病、大血管疾病及结构性心脏病介入治疗。主持并参与包括国家自然科学基金、广东省自然科学基金在内的科研课题10余项。发表SCI论文15篇、中文期刊论文20余篇，主编专著2部，获实用新型专利授权1项。

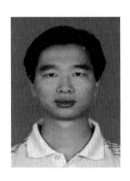

钟坚，男，现任东莞东华医院急诊病区/EICU副主任，急诊医学科教研室主任、副主任医师，急诊医学住院医师规范化培训基地教学副主任。2004年毕业于广州医科大学临床医疗系，先后于2009年、2016年在华西医院EICU及广州呼吸疾病研究所进修，一直从事急诊临床、教学、科研工作，有扎实的内科基础知识及临床急救技能。擅长各种急危重症、疑难杂症的救治，尤其对心搏骤停、急性中毒、脓毒症、ARDS、MODS患者的救治有一定研究，熟练掌握ECMO、重症超声、动静脉通路开发、气管切开术、机械通气、血液净化、PiCCO监测、支气管镜等急救技术。近年来，在脓毒症免疫监测评估与免疫调理治疗、急性中毒、急救科普等方面取得了一定成绩。主持/参与东莞市科研项目3项，其中重点项目1项。发表SCI论文2篇、中文期刊论文10余篇，参编专著《心肺脑复苏基础与临床》《心肺复苏学》。每年定期主持国家级/省级医学继续教育项目"心肺脑复苏新进展学习班"和"东莞市急危重症青年论坛"。

目　　录

第一篇　科学与理论问题 1

- 第一章　重症医学和 ICU 1
- 第二章　休克评估 7
- 第三章　腹痛鉴别诊断 11
- 第四章　氧合功能监测与治疗 14
- 第五章　输血相关问题 19
- 第六章　肺保护通气策略 26
- 第七章　血液净化相关问题 35
- 第八章　上消化道出血 39
- 第九章　淹溺与气道梗阻 45
- 第十章　多发伤 52
- 第十一章　营养治疗 57
- 第十二章　多器官功能障碍综合征 62
- 第十三章　心搏骤停 67
- 第十四章　急诊胸痛流程 72
- 第十五章　急诊卒中流程 79
- 第十六章　脓毒症 85

第二篇　病例讨论与思考 93

- 第一章　主动脉瓣重度狭窄患者的血流动力学管理 93
- 第二章　院内获得性 MRSA 肺炎诊断与治疗 98
- 第三章　急性呼吸窘迫综合征 102
- 第四章　中毒 106
- 第五章　肝衰竭 112
- 第六章　军团菌肺炎 121
- 第七章　糖尿病酮症酸中毒 126
- 第八章　侵袭性真菌病 132

第三篇　操作技能与实践 137

- 第一章　徒手心肺复苏术 137

第二章　心脏电复律 144
　　第三章　止血包扎 147
　　第四章　经口气管插管术 151
　　第五章　深静脉穿刺 155
　　第六章　腹腔穿刺术 160
　　第七章　股静脉穿刺术 164
　　第八章　腰椎穿刺术 168

第四篇　岗位职责与评价 173
　　第一章　重症医学科主任职责 173
　　第二章　重症医学科副主任职责 174
　　第三章　重症医学科主任（副主任）医师职责 175
　　第四章　重症医学科主治医师职责 176
　　第五章　重症医学科住院医师职责 177

第五篇　护理管理与制度 179
　　第一章　ICU 各班工作职责与要求 179
　　第二章　ICU 护士长岗位职责 186
　　第三章　ICU 护理组长岗位职责 189
　　第四章　ICU 责任护士岗位职责 191
　　第五章　ICU 高级责任护士岗位职责 193
　　第六章　ICU 医用冰箱管理员岗位职责 195
　　第七章　ICU 抢救车管理员岗位职责 196
　　第八章　ICU 药品管理员岗位职责 198
　　第九章　ICU 感控护士岗位职责 199
　　第十章　ICU 物价管理员岗位职责 200
　　第十一章　ICU 毒麻药品管理员岗位职责 201
　　第十二章　ICU 压疮管理员岗位职责 202
　　第十三章　ICU 仪器设备管理员岗位职责 203
　　第十四章　ICU 环境管理员岗位职责 204
　　第十五章　ICU 物资耗材管理员岗位职责 205

第十六章	ICU 护理教学组长岗位职责	206
第十七章	ICU 护理带教老师岗位职责	208
第十八章	ICU 宣传信息管理员岗位职责	210
第十九章	ICU 护理工作制度	211
第二十章	ICU 护士独立值班（夜班）准入制度	214
第二十一章	ICU（紧急状态下）护士人力调配制度	215
第二十二章	ICU 护士排班、预排班及调休制度	216
第二十三章	ICU 护士绩效管理制度及方案	217
第二十四章	ICU 护理会议制度	219
第二十五章	ICU 护士值班制度	220
第二十六章	ICU 护士交接班制度	222
第二十七章	ICU 患者身份识别制度	224
第二十八章	ICU 医嘱、护嘱执行制度	225
第二十九章	ICU 医嘱计算机录入管理制度	226
第三十章	ICU 护理查房制度	227
第三十一章	ICU 危重患者抢救及上报制度	228
第三十二章	ICU 护理人员业务学习制度	229
第三十三章	ICU 患者院内转科交接制度	230
第三十四章	ICU 护士请假制度	231
第三十五章	ICU 护士危急值报告制度	232
第三十六章	ICU 护理查对制度	233
第三十七章	ICU 护理会诊制度	234
第三十八章	ICU 护理不良事件报告制度	235
第三十九章	ICU 患者告知制度	237
第四十章	ICU 护理文书规范	238
第四十一章	ICU 护理高危技术操作准入管理制度	240
第四十二章	ICU 护理质量管理制度	241
第四十三章	ICU 输血管理制度	243
第四十四章	ICU 自备药护理管理制度	244
第四十五章	ICU 抢救车管理制度	245
第四十六章	ICU 仪器设备管理制度	246

第四十七章	ICU 耗材管理制度	247
第四十八章	ICU 标本采集运送制度	248
第四十九章	ICU 护理带教老师准入制度	249
第五十章	ICU 护工岗位职责	250
第五十一章	ICU 保洁员岗位职责	252
第五十二章	ICU 病区药品管理制度	253
第五十三章	ICU 预防呼吸机相关性肺炎护理管理制度	254
第五十四章	ICU 预防导管相关血流感染管理制度	255
第五十五章	ICU 病房医院感染管理制度	257
第五十六章	ICU 治疗室医院感染管理制度	258
第五十七章	ICU 各种物品消毒灭菌管理制度	259

第六篇 医学前沿与展望 … 261

第一章	脓毒症相关急性肾损伤发病机制和新型生物标志物的研究进展	261
第二章	长链非编码 RNA 介导脓毒症发病机制的研究进展	267
第三章	血糖变异度在急危重症中的研究进展	273
第四章	中心静脉 – 动脉血二氧化碳分压差在休克评估中的研究进展	280
第五章	外科感染与肠功能障碍	286
第六章	中心静脉 – 动脉血二氧化碳分压差 / 动脉 – 中心静脉氧含量差在急危重症领域研究进展	290
第七章	危重患者氧代谢监测研究进展	297
第八章	脓毒症免疫抑制机制及免疫调理治疗新进展	302

第七篇 知识总结与考核 … 311

第一章	选择题	311
第二章	简答题	336
第三章	案例分析题	339
第四章	综合试题	341
综合考试答案		346

致 谢 … 347

第一篇　科学与理论问题

第一章　重症医学和 ICU

教学目标与内容：
（1）了解 ICU 定义和发展史；
（2）熟悉 ICU 运转模式；
（3）了解 ICU 布局和设置；
（4）掌握常用监护治疗技术；
（5）熟悉 ICU 收治范围和工作制度；
（6）掌握 ICU 医院感染防控。

引　言

有没有这样一个临床科室：永远冲在抢救急危重症的第一线，三级以上医院必须设立，医院管理检查必查科室，汇集高端的治疗设备、先进的治疗理念、科学的治疗手段，时刻践行生命相托的职责，时刻践行"I See You"的使命与职责。

ICU 就是这样一个临床科室。无论是在自然灾害还是人为灾害的救治现场，无论是面对感染还是外伤，都有 ICU 从业人员的身影。ICU 因"重症"而生。ICU 不仅有心电监护仪、呼吸机、床旁血液净化机、体外膜氧合器等高端生命监测与支持设备，还有专业从事急危重症抢救的医疗护理团队，更有先进的监护治疗理念。

ICU 注重监护和治疗，更关注人性和人文关怀。"I See You"要求 ICU 从业者不仅要"以患者为中心、以人为本"，而且要践行"爱（心）、细（心）、优（质）"的照护理念。

第一节　ICU 定义和发展史

危重症医学（critical care medicine, CCM）是研究危及生命的疾病状态的发生、发展规律及诊治方法的临床医学学科。重症监护治疗病房（intensive care unit, ICU）是重症医学的临床基地。

1863年，南丁格尔首先提出术后患者应放在一个特定的场所进行康复治疗，即术后恢复"小房间"，这使患者死亡率由42%下降至2%。南丁格尔被誉为"提灯女神"与"克里米亚的天使"，也是将重症治疗理念付诸实践的第一人。

20世纪50年代，脊髓灰质炎席卷全世界，丹麦哥本哈根建立了第一个ICU雏形。当时250位医学生行人工通气，260位护士照看患者，死亡率从87%下降至40%。

1958年，美国约翰·霍普金斯医院建立并正式将其创名为危重监护病房，即世界首个ICU。1970年，美国危重病医学会成立，危重病医学成为独立学科。

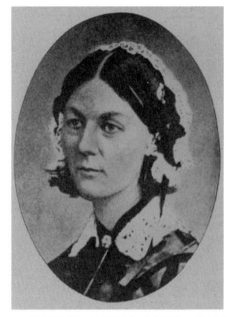

弗洛伦斯·南丁格尔（1820—1910）

我国重症医学起步较晚，但发展迅速。1984年，北京协和医院正式建立加强医疗科。1992年，中华人民共和国卫生部（现中华人民共和国国家卫生健康委员会）在五所全国重点医学院校成立重症医学中心。1997年，中国病理生理学会危重病医学专业委员会成立。2005年，中华医学会重症医学会分会成立。2008年，重症医学成为临床二级学科。2020年，重症医学开始正式招收住院医师规范化培训学员，学科发展进入新阶段。

第二节　ICU运转模式

ICU的运转模式包括专科ICU、综合ICU和部分综合ICU。无论是哪种运转模式，均具有共性，即救治危重患者、拥有高尖科技和贵重医疗仪器设备、拥有熟练掌握急危重症抢救技术的专业人员。

专科ICU是指各专科将本专业范围内的危重患者集中管理和加强治疗的病房，如心内科ICU、呼吸内科ICU、神经外科ICU。专科ICU的优点是对专科疾病的处理有丰富的经验，不足是对专科疾病以外的诊治、抢救经验不足。

综合ICU是在专科ICU基础上发展起来的全院性ICU，主要处理多学科危重患者。综合ICU是与内科、外科、妇产科、儿科、急诊科平级的临床一级科室。综合ICU体现现代医学的整体序贯性理论，有利于学科发展，提高贵重治疗设备的使用效益。

部分综合ICU是介于专科ICU和综合ICU之间的ICU。部分综合ICU收治患者除专科特点外，还有某些外科手术后的共性，常来自多个邻近专科，如外科ICU、麻醉科ICU。

第三节　ICU 布局和设置

ICU 的布局体现"生命岛"的理念，即靠近手术室、影像科、血库，目的是方便转运、检查和治疗。ICU 需保证有足够的医疗辅助区域，医疗辅助区域与医疗区域面积之比超过 1.5∶1。

ICU 专科医师的固定编制人数与床位数之比为（0.8～1）∶1。ICU 医师组成应包括高级、中级和初级医师，每个管理单元必须至少配备一名具有高级职称的医师全面负责医疗工作。ICU 专科护士的固定编制人数与床位数之比为（2.5～3）∶1。

第四节　常用监护治疗技术

1. 生命体征监测

生命体征是最重要的监测内容，包括心率、血压、体温、呼吸等。不同的生命体征有不同的监测要点。心率需注意次数、节律，血压需注意收缩压、舒张压，体温需注意最高热及持续时间、热型，呼吸需注意频率、节律、深浅、血氧饱和度。

心率是判断生命体征和治疗效果的重要依据。心率正常为 60～100 次/分，称为窦性心律。恶性心律失常往往是病情恶化的重要标志，如心室颤动。

血压包括收缩压、舒张压和平均动脉压。收缩压正常值为 90～140 mmHg，舒张压正常值为 60～90 mmHg，平均动脉压 =（收缩压 +2× 舒张压）/3。血压是休克重要的临床诊断标准。

体温正常值为 36.2～37.3 ℃，低热为 37.4～38.0 ℃，中热为 38.1～39.0 ℃，高热为 39.1～41.0 ℃，超高热在 41.0 ℃以上。热型具有一定的临床指示价值。大叶性肺炎、斑疹伤寒及伤寒高热期常出现稽留热，败血症、风湿热、重症肺结核及化脓性炎症常出现弛张热，疟疾、急性肾盂肾炎常出现间歇热，结核病、风湿热、支气管肺炎、渗出性胸膜炎常出现不规则热，霍奇金病常出现回归热，布氏杆菌病常出现波状热。

呼吸频率正常值为 16～20 次/分，节律整齐。血氧饱和度正常值为 96%～100%。呼吸频率快、节律不规整、血氧饱和度下降是病情危重的标志。叹息样呼吸是即将出现心室颤动/心搏骤停的重要标志。

2. 意识状态监测

意识状态可分为清醒、嗜睡、昏睡、浅昏迷、深昏迷。临床常用格拉斯哥昏迷评分（Glascow coma scale）判断昏迷程度。

临床上可用 Ramsay 镇静评分判断镇静深度，也可以采用脑电双频指数（bispectral index，BIS）和麻醉/脑电意识深度监测系统（narcotrend）进行客观分析。脑电双频指数是将脑电图的功率和频率经双频分析做出的混合信息拟合成一个最佳数字，用 0～100 分度表示。

3. 呼吸支持技术

球囊辅助通气是最常用的呼吸支持技术，可用于急救、插管前准备。单手通气可提供 400 mL 潮气量，完全满足复苏抢救的需要。

机械通气是临床最主要的呼吸支持技术。机械通气因呼吸衰竭而生。机械通气从负压通气发展到正压通气，从"铁肺"到各种先进的呼吸机，是重症医学发展的重要里程碑。随着机械通气技术的发展，目前临床常用的机械通气模式包括控制通气（control ventilation, CV）、辅助/控制通气（assisted control ventilation, A/C）、同步间歇指令通气（synchronized intermittentmandatory ventilation, SIMV）、压力支持通气（pressure support ventilation, PSV）、呼气末正压通气（positive end-expiratory pressure, PEEP）、持续气道正压通气（continuous positive airway pressure, CPAP）。呼吸机参数的设定需结合正常参考值和患者病情。潮气量为 6~10 mL/kg，呼吸频率为 12~18 次/分，吸呼气时间比（I∶E）为 1∶（1.5~2），吸入氧浓度为 40%~100%（一般不超过 60%），吸气时间为 1~2 秒，吸气停顿为 0~0.6 秒，PEEP 为 0.2~0.5 kPa。

4. 循环支持技术

循环监测技术因循环衰竭而生，可以指导使用补液和血管活性药物。随着休克病理生理学机制的深入研究，循环监测技术从血流动力学监测发展到氧代谢监测，是重症医学发展的重要标志。传统的监测指标为心率、血压、中心静脉压（central venous pressure, CVP）、尿量、神志、四肢皮肤温度。经典的血流动力学监测包括肺动脉漂浮导管、PiCCO 监测仪。全身组织灌注监测包括混合静脉血氧饱和度、血乳酸、碱缺失。近年来，正交偏振光谱成像、侧流暗视野成像等床旁毛细血管监测可用于微循环评估。循环支持技术主要包括主动脉内球囊反搏术和体外膜式氧合。循环支持技术的主要目的是利用体外生命支持手段恢复血流动力学稳定，为原发病治疗创造机会。

5. 血液净化技术

传统的血液净化是指间断血液净化，来源于肾内科对慢性肾脏病（CKD 5 期）患者的透析治疗。连续性血液净化（continuous blood purification, CBP）是一组采用特殊设备维持机体内稳态的技术。连续血液净化原理包括弥散、对流、吸附，治疗模式包括透析、滤过、滤过透析、吸附、血浆置换，是重症医学发展的里程碑。

6. 营养治疗技术

ICU 患者往往存在营养代谢异常，表现为高能量代谢、高分解代谢、糖耐受性降低。高能量代谢表现为能量的消耗和需求均增加。高分解代谢表现为组织成分丢失，负氮平衡。糖耐受性降低表现为对糖负荷的反应类似于糖尿病。肠内营养是最安全有效的营养治疗方式，临床上根据病情选择合理的肠内营养途径，需关注返流、误吸、腹泻、腹胀、高血糖、电解质紊乱等肠内营养并发症。

第五节 ICU 收治范围和工作制度

ICU 收治范围包括：急性、可逆、已经危及生命的、器官功能不全的患者；存在各种高危因素、具有潜在生命危险的患者；在慢性器官功能不全的基础上，出现急性加重且危及生命的患者。

ICU 收治对象包括：创伤、休克、感染等引起多器官功能障碍综合征（multiple organ dysfunction syndrome, MODS）的患者；心肺复苏术后需对其功能进行较长时间支持的患者；各种术后重症患者或高龄、术后有可能发生意外的患者；脏器移植术后患者。

ICU转出指征：急性器官或者系统功能衰竭已基本纠正，需要其他专科进一步诊断治疗；病情进入慢性状态；患者不能从继续加强监护治疗中获益。

ICU实行院长领导下的科主任负责制，科主任负责科内全面工作，定期查房、主持会诊和抢救。护士长负责ICU的护理管理工作。ICU护士应训练有素，熟练掌握各种抢救技术，做到医护一体化，提高医疗护理质量。

ICU管理制度包括：医疗护理质量控制制度、各种危重疾病监护常规、临床诊疗及医疗护理操作常规、转入转出制度、抗生素使用制度、血液及血液制品使用制度、抢救设备操作管理制度、毒麻药品管理制度、医院感染预防及控制制度。

第六节　ICU医院感染防控

医院感染是指住院患者在医院内获得的感染，包括在住院期间发生的感染和在医院内获得、出院后发生的感染，不包括入院前已开始或入院时已存在的感染。医务人员在医院内获得的感染属于医院感染。

医院感染的判断标准包括：无明确潜伏期的感染，入院48小时后发生的感染；有明确潜伏期的感染，自入院时起超过平均潜伏期后发生的感染；本次感染直接与上次住院有关；在原感染基础上出现其他部位新感染（排除脓毒血症迁徙灶）或在原感染已知病原体基础上又分离出新的病原体（排除污染和原来的混合感染）的感染。

ICU是医院感染的高发科室，出现耐甲氧西林金黄色葡萄球菌、耐万古霉素肠球菌、产超广谱β-内酰胺酶细菌、耐碳青霉烯类抗菌药物肠杆菌科细菌、耐碳青霉烯类抗菌药物鲍曼不动杆菌、多重耐药/泛耐药铜绿假单胞菌的患者，均需接触隔离。

ICU医院感染管理包括工作人员管理、患者管理、探视管理、医疗操作流程管理、物品管理、环境管理、抗菌药物管理、废物及排泄物管理、监测与监督。

手卫生是预防医院感染的有效措施。接触患者前、进行无菌操作前、体液暴露后、接触患者后、接触患者周围环境后均要进行手卫生。

血液和体液暴露后需进行紧急处理措施：一挤、二洗、三消、四包扎。

总　结

（1）作为集中救治重症患者的场所，ICU是医院整体实力的象征。

（2）ICU拥有高尖科技和贵重医疗仪器设备、熟练掌握急危重症抢救技术的专业人员。

（3）先进的监护理念和技术是ICU改善重症患者预后的关键。

思 考 题

（1）为什么说ICU是医院整体实力的象征？

（2）ICU运转模式有哪些？

（3）ICU收治范围有哪些？

（4）常用监护治疗技术有哪些？

第二章 休克评估

教学目标与内容：
（1）了解休克的发展史；
（2）掌握休克的定义；
（3）掌握休克的分类；
（4）熟悉休克的病理生理学；
（5）熟悉休克的临床表现；
（6）了解休克评估方法。

休克（shock）是急诊与重症医学常见病和多发病，也是危害最大的临床综合征之一。可以根据血流动力学特点将休克分为低血容量性休克、分布性休克、心源性休克、梗阻性休克。氧代谢监测是休克评估的发展方向。

第一节 休克的发展史

1895年美国外科医生约翰·柯林斯·沃伦（John Collins Warren）描述休克为死亡过程中的暂停，脉搏不能感知、细数，以及有冷汗；1930年美国医生阿尔弗雷德·布莱洛克（Alfred Blalock）提出休克为血管床和血管内容量不匹配造成的外周循环功能衰竭；1964年西蒙娜（Simone）描述休克为心输出量不足以使血液充盈动脉血管，血压也不足以保证器官和组织有足够血流。

第二节 休克的定义

2003年芬克（Fink）将休克定义为由多种强烈的致病因素作用于机体引起的急性循环功能衰竭，以生命器官缺血、缺氧或组织氧及营养物质利用障碍、进行性发展的病理生理过程为特征，以微循环灌注不足和细胞功能代谢障碍为主要表现的临床综合征。

休克的诊断条件：①有发生休克的病因；②意识异常；③脉搏超过100次/分，细或不能触及；④四肢湿冷，胸骨部位皮肤指压阳性，黏膜苍白或发绀，尿量小于30 mL/h或无尿；⑤收缩压小于80 mmHg；⑥脉压小于20 mmHg；⑦原有高血压者，收缩压较原有水平下降30%或以上。

凡符合①，以及②、③、④中的两项和⑤、⑥、⑦中的一项者，即可成立诊断。

第三节 休克的分类

1971年韦伊（Weil）教授提出基于血流动力学改变的分类方法，将休克分为四种类型，即低血容量性休克、分布性休克（感染性、神经源性、过敏性）、心源性休克和梗阻性休克。

低血容量性休克的发生机制为有效循环容量的绝对丢失。低血容量性休克的血流动力学特点表现为"低排高阻"。临床表现为：精神状态改变，皮肤湿冷，尿量小于 0.5 mL/kg/h，心率大于 100 次/分，收缩压下降（小于 90 mmHg 或较基础血压下降超过 40 mmHg）或脉压差减少（小于 20 mmHg），中心静脉压（CVP）小于 5 mmHg 或肺动脉楔压（pulmonary arterial wedge pressure, PAWP）小于 8 mmHg 等。

全身炎症反应综合征（systemic inflammatory response syndrome, SIRS）是感染或非感染病因作用于机体而引起的机体失控的自我持续放大和自我破坏的全身性炎症反应。

SIRS 的诊断条件：①体温高于 38 ℃或低于 36 ℃；②心率大于 90 次/分；③呼吸频率大于 20 次/分，或动脉血二氧化碳分压（$PaCO_2$）小于 32 mmHg；④白细胞大于 12×10^9/L 或小于 4×10^9/L，或幼稚型细胞大于 10%。出现上述两种或两种以上的表现，可诊断 SIRS。

感染性休克的诊断条件：①临床上有明确的感染，如急性腹膜炎、胆道感染、急性肠梗阻及呼吸道或泌尿系感染等；②存在 SIRS；③至少 1 小时收缩压低于 90 mmHg 或较原基础值下降的幅度超过 40 mmHg，或血压依赖输液或药物维持；④有组织灌注不良的表现，如少尿（小于 30 mL/h）超过 1 小时，或急性神志障碍。

第四节 休克的病理生理学

目前，对于休克发病的病理生理机制来说有三个学说：休克的微循环改变、休克的代谢异常及内脏继发性损害。

休克的微循环改变是一个以急性微循环障碍为特征的临床综合征。休克时微循环的变化具有一定的规律，根据微循环的改变可将休克分为三个阶段。①微循环缺血期：少灌少流。交感－肾上腺轴、肾素－血管紧张素系统的作用，使外周和内脏血管选择性收缩。表现为四肢厥冷、黏膜和肤色苍白、脉压差减小等。②微循环淤血期：多灌少流。组织缺氧导致大量酸性代谢产物堆积，毛细血管前括约肌扩张。表现为血压下降、意识障碍、发绀和酸中毒。③弥散性血管内凝血（disseminated intravascular coagulation, DIC）期：不灌不流。微循环内几乎被微血栓填塞。

休克的代谢异常：组织细胞的缺氧是休克的本质问题。表现为组织灌注不足和细胞缺氧，体内的无氧糖酵解过程成为能量供给的主要途径，能量供给不足；微循环障碍和对乳酸的代谢能力下降，体内乳酸不断堆积，出现乳酸性酸中毒。能量不足和代谢性酸中毒，可影响细胞膜、核膜、线粒体膜等质膜的稳定及跨膜传导、运输和细胞吞饮及吞噬等功能。

内脏继发性损害：首先，全身炎症反应可导致休克，即休克是全身炎症反应的后果；其次，休克又可诱发和加重全身炎症反应，导致多器官功能衰竭。

第五节 休克的临床表现

感染性休克临床表现为收缩压小于 90 mmHg 或较基础血压下降大于 40 mmHg，有组织灌注不良，以及容量血管扩张、循环血量相对不足、体循环阻力降低。依据血流动力学，感染性休克分高动力型和低动力型。不同类型的感染性休克临床表现不同。

临床表现	冷休克（低动力型）	暖休克（高动力型）
神志	躁动、淡漠或嗜睡	清醒
皮肤色泽	苍白、发绀或花斑	淡红或潮红
临床表现	冷休克（低动力型）	暖休克（高动力型）
皮肤温度	湿冷或冷汗	比较温暖、干燥
毛细血管充盈时间	延长	1～2秒
脉搏	细速	慢、搏动清楚
脉压/mmHg	小于30	大于30
尿量/(mL/h)	小于25	大于30

心源性休克临床表现为：神志由烦躁转为模糊，直至昏迷；四肢厥冷、发绀；心率大于120次/分、收缩压小于80 mmHg、脉压差小于20 mmHg；心音低钝；尿量小于15 mL/h；心脏指数下降，中心静脉压、肺动脉楔压、体循环阻力和左室舒张末压升高。

梗阻性休克临床表现多样。其中包括：心包缩窄或心脏压塞者表现为颈静脉怒张、奇脉；张力性气胸者表现为胸闷、呼吸困难，胸部叩诊为鼓音，患侧呼吸音消失；腔静脉梗阻者表现为水肿；心瓣膜狭窄者表现为相应瓣膜听诊区有杂音；肺动脉栓塞者表现为胸痛、咳嗽、呼吸急促；心输出量减少导致血压进行性下降、心脏压塞体征，以及中心静脉压和肺动脉楔压升高。

第六节　休克评估方法

评估休克的常用指标有：①临床指标：血压、心率、尿量、中心静脉压；②实验室指标：碱剩余、乳酸和乳酸清除率；③高级血流动力学监测：Swan-Ganz导管、PiCCO、功能性血流动力学监测。

在机体应激反应和药物的作用下，神志、心率、血压和尿量不能真实地反映休克时组织灌注的有效改善。50%～85%的创伤失血性休克患者达到上述指标后，仍然存在组织低灌注。

氧代谢障碍是ICU医生经常面对的棘手问题。氧代谢障碍处理不当和（或）处理不及时将导致多器官功能不全综合征的发生。引起氧代谢障碍最常见的原因就是休克。休克的本质是组织低灌注和细胞缺氧。氧代谢监测使休克的治疗由以往狭义的血流动力学指标的调整转向氧代谢状态的调控。实现氧代谢监测与管理是血流动力学管理的目的。纠正组织缺氧是ICU血流动力学管理的具体形式。休克的根本是组织缺氧。氧代谢监测指标包括氧输送（DO_2）、氧消耗（VO_2）、氧摄取率（O_2ER）、血乳酸（Lac）、混合静脉血氧饱和度（oxygen saturation of mixed venose blood, SvO_2）、中心静脉血氧饱和度（central venous oxygen saturation, $ScvO_2$）、中心静脉-动脉血二氧化碳分压差（$Pcv\text{-}aCO_2$）、组织氧饱和度（StO_2）。

动脉血乳酸恢复正常的时间和血乳酸清除率与低血容量休克患者的预后密切相关，复苏效果的评估应参考这两项指标。

混合静脉血氧饱和度是反映全身氧合功能的良好指标，与动脉血氧饱和度、氧消耗、心输出量、血红蛋白有关。

在感染性休克早期出现全身组织低灌注时，SvO_2即可降低，而此时血压和心率可能仍处于正常范围，因而SvO_2能较早发现病情变化。混合静脉血氧饱和度标本可通过Swan-Ganz导管留取。中心静脉血氧饱和度标本可通过中心静脉导管留取。SvO_2与$ScvO_2$均反映氧输送和氧消耗的差值，当出现细胞毒性缺氧（如感染性休克晚期）时，SvO_2与$ScvO_2$反而升高。SvO_2与$ScvO_2$均能反映氧输送的高低；SvO_2与$ScvO_2$一致性较好；$ScvO_2$所需标本来源简单，SvO_2需留置Swan-Ganz导管；$ScvO_2$仅需留置中心静脉导管。中心静脉-动脉血二氧化碳分压差（Pcv-aCO_2）指中心静脉血中二氧化碳分压（PcvCO_2）与动脉血中二氧化碳分压（PaCO_2）之差：$\Delta PCO_2 = PcvCO_2 - PaCO_2$。组织低灌注时，心输出量不足以清除组织中的$CO_2$，Pcv-a$CO_2$升高。研究表明，其与心输出量成反比。Pcv-a$CO_2$正常值为2~5 mmHg。Pcv-a$CO_2$可预测术后不良事件，Pcv-a$CO_2 \geqslant 5$ mmHg时，术前具有高危因素的患者，术后不良事件发生率增高。术前Pcv-a$CO_2 \geqslant 5$ mmHg的患者，术后死亡率高，心源性休克及术后肾损伤的发生率高，且住院时间长。

PiCCO可多维度对此进行监测。容量/前负荷参数：全心舒张末期容积、胸腔内血容积、中心静脉压。容量反应性参数：每搏量变异、脉压变异。流量/后负荷参数：心输出量、每搏量、系统血管阻力、动脉压。心肌收缩力参数：全心射血分数、心功能指数、左心室收缩力指数、心脏做功。肺相关参数：血管外肺水、肺血管通透性指数。氧代谢参数：中心静脉血氧饱和度、氧供、氧耗。PiCCO的局限性包括受血温及其变化影响较大。PiCCO为功能性指标，而非结构性参数。容量反应性指标应用于特定患者：机械通气，无自主呼吸，潮气量恒定无心律失常。

心脏超声是重症患者血流动力学监测的一个里程碑式的工具，可对心脏功能进行全方位的评价。从结构到功能，从收缩到舒张功能，从左心到右心，从局部到弥漫，从整体到心肌本身，能够迅速有效地获得患者循环衰竭的病理生理信息。

总　结

（1）休克的定义经历了从简单血流动力学现象描述到氧代谢障碍的深刻变化。

（2）实现氧代谢监测与管理是ICU血流动力学管理的目的。

（3）合理选择氧代谢监测指标有利于休克的临床评估。

思 考 题

（1）休克的定义是什么？

（2）休克的分类是什么？

（3）如何快速判断是否发生休克？

第三章 腹痛鉴别诊断

教学目标与内容：
（1）了解腹痛的定义；
（2）熟悉腹痛的分类；
（3）掌握腹痛的发病机制；
（4）熟悉腹痛的特点；
（5）了解腹痛的诊断思路；
（6）掌握腹痛的治疗原则。

引　言

腹痛是急诊与重症医学常见的症状之一，病因复杂，容易误诊和漏诊，可能与腹腔器质性疾病、急性冠脉综合征等有关。全面掌握腹痛鉴别诊断，将有利于树立疾病诊断的整体观，提高医疗质量。

第一节　腹痛的定义

腹痛（abdominal pain）是由各种原因引起的腹腔内外脏器的病变或全身性疾病。腹痛是临床上最常见的症状之一，病因较多，涉及病种广泛，鉴别诊断困难，极易误诊，必须尽快做出定位、定性及病因诊断。

第二节　腹痛的分类

（1）腹痛按发病缓急、病程长短分为急性腹痛和慢性腹痛。
（2）腹痛按科别分为内科、儿科、妇科、外科。内科可见于急性胃肠炎、急性胰腺炎。儿科可见于胆道蛔虫症。妇科可见于异位妊娠、附件炎。外科可见于急性阑尾炎、胆石症。
（3）腹痛按性质分为器质性、功能性。器质性腹痛可见于胃肠道肿瘤、腹膜炎。功能性腹痛可见于肠易激综合征。

第三节　腹痛的发病机制

腹痛的机制可分为三种：内脏性腹痛、躯体性腹痛和牵涉痛。
内脏性腹痛是腹内某一器官的痛觉信号，是由交感神经传入脊髓引起的。特点：①疼痛部位不确切，接近腹中线；②疼痛感觉模糊，多为痉挛、不适、钝痛、灼痛；③常伴恶心、呕吐、出汗等其他自主神经兴奋症状。

躯体性腹痛是由来自腹膜壁层及腹壁的痛觉信号，经体神经传至脊神经根，反映到相应脊髓节段所支配的皮肤引起的。特点：①定位准确，可在腹部一侧；②程度剧烈而持续；③可有局部腹肌强直；④腹痛可因咳嗽、体位变化而加重。

牵涉痛是指内脏性疼痛牵涉到体表部位，即内脏痛觉信号传至相应脊髓节段，引起该节段支配的体表部位疼痛。特点：①定位明确；②疼痛剧烈；③有压痛、肌紧张及感觉过敏等。对牵涉痛的理解有助于判断基本的部位和性质。

第四节　腹痛的特点

急性腹痛一般起病急骤、病程较短、腹痛剧烈。

（1）急性腹痛可见于腹腔器官急性炎症，如急性胃炎、急性肠炎、急性胰腺炎、急性阑尾炎、急性胆囊炎、急性出血坏死性肠炎。

（2）急性腹痛可见于空腔脏器阻塞或扩张，如肠梗阻、肠套叠、肠道蛔虫症、泌尿系结石。

（3）急性腹痛可见于脏器扭转或破裂，如肠扭转、卵巢扭转、肝破裂、脾破裂、异位妊娠破裂。

（4）急性腹痛可见于腹膜炎症，如胃肠穿孔、自发性腹膜炎。

（5）急性腹痛可见于腹腔内血管阻塞，如腹主动脉瘤、门静脉血栓形成、缺血性肠病。

（6）急性腹痛可见于腹壁疾病，如腹壁挫伤、脓肿、带状疱疹。

（7）急性腹痛可见于胸腔疾病导致的腹部牵扯痛，如心绞痛、心肌梗死、急性心包炎、肺炎、胸膜炎、肺栓塞、食管病变。

（8）急性腹痛可见于全身性疾病导致的腹痛，如过敏性紫癜（腹型）、糖尿病酮症酸中毒、尿毒症、铅中毒、腹型癫痫、血卟啉病。

慢性腹痛一般起病缓慢、病程较长、腹痛轻隐。慢性腹痛可见于腹腔脏器慢性炎症（如慢性胃炎、慢性胆囊炎）、消化道运动障碍（如肠易激综合征）、消化性溃疡、脏器包膜牵张（如肝脓肿、肝癌）、中毒与代谢疾病（如铅中毒、尿毒症）、肿瘤压迫及浸润。

第五节　腹痛的诊断思路

（1）"一元论"原则。

（2）"三定"诊断（定位、定性、定因诊断）。

（3）"稳、准、快"贯穿整个诊断过程。

（4）不要过分依赖复杂的检查。

（5）病史＋体格检查＋辅助检查：询问病史要详细，体格检查要细致，进行必要的辅助检查。

（6）进行综合全面的分析，做出初步诊断。

（7）进行综合分析。

第六节　腹痛的治疗原则

腹痛的治疗原则：尽快明确病因，积极治疗原发病，运用损伤控制外科。

总　结

（1）急性腹痛病包括腹部及腹部外多种疾病。
（2）采集病史应完备，全身体检应仔细，选择合理的辅助检查。
（3）诊断遵循定性、定位、定因诊断。
（4）诊断采用"排除法"，尽量遵循"一元论"原则。
（5）进行必要的动态观察。

思 考 题

（1）急性腹痛分类有哪些？
（2）牵扯痛的常见部位有哪些？
（3）何为损伤控制外科？

第四章 氧合功能监测与治疗

教学目标与内容:
(1) 掌握呼吸衰竭定义;
(2) 熟悉呼吸衰竭分类;
(3) 了解氧代谢监测相关理论;
(4) 掌握氧合功能监测指标;
(5) 熟悉改善氧合功能方法;
(6) 了解动脉血气分析。

引 言

呼吸衰竭是急诊与重症医学发病率最高、危害最大的临床综合征。多种原因可以导致呼吸衰竭。重视呼吸衰竭病理生理学机制的研究将有利于改善呼吸衰竭患者的临床结局。

第一节 呼吸衰竭概述

呼吸衰竭(respiratory failure, RF)是由各种原因引起的肺通气和(或)换气功能严重障碍,以致在静息状态下亦不能维持足够的气体交换,从而使动脉血氧分压降低,伴有或不伴有动脉血二氧化碳分压增高,引起一系列生理功能和代谢紊乱的临床综合征。

呼吸衰竭诊断主要依据动脉血气分析的结果。呼吸衰竭是指在海平面大气压、呼吸空气、静息状态下,动脉血氧分压($PaO_2 < 60$ mmHg)下降,伴有或不伴有动脉血二氧化碳分压($PaCO_2 > 50$ mmHg)升高,需排除心内解剖分流和原发于心排血量降低等导致的低氧因素。

第二节 呼吸衰竭分类

1. 按照动脉血气分析分类

Ⅰ型呼吸衰竭:$PaO_2 < 60$ mmHg,$PaCO_2 \leq 50$ mmHg。

Ⅱ型呼吸衰竭:$PaO_2 < 60$ mmHg,$PaCO_2 > 50$ mmHg。

当吸入氧浓度超过21%时,可用氧合指数(PaO_2/FiO_2)作为诊断呼吸功能不全的指标。

2. 按照发病急缓分类

急性呼吸衰竭、慢性呼吸衰竭。

3. 按照发病机制分类

泵衰竭、肺衰竭。

第三节 氧代谢监测相关理论

呼吸是一系列生理过程的集合，包括外呼吸和内呼吸。外呼吸是指人体吸入含氧气体，经过肺部氧合交换，通过血液循环将氧合后的血红蛋白送至组织细胞的过程。内呼吸是指细胞及亚细胞器（主要是线粒体）利用氧的过程。

第四节 氧合功能监测指标

一、氧合功能

（1）全身：反映机体氧合状态。
（2）局部：反映局部器官氧合状态。
（3）细胞：反映细胞层面氧合状态。
（4）线粒体：氧合基本单位。

二、全身氧合功能监测指标

（1）皮肤黏膜、呼吸频率。
（2）SpO_2：脉搏血氧饱和度。
（3）PaO_2：动脉血氧分压。
（4）$PA-aO_2$：肺泡－动脉血氧分压差。
（5）$ScvO_2$：中心静脉血氧饱和度。
（6）Lac：血乳酸。
（7）$Pcv-aCO_2$：中心静脉－动脉血二氧化碳分压差。

三、脉搏血氧饱和度

脉搏血氧饱和度利用光电传感器，采用光学测量法测量已氧合的血红蛋白和能与氧结合的血红蛋白的比例，正常值为96%～100%。氧饱和度按1 g血红蛋白可结合1.34 mL的氧计算。优点是可以无创连续监测，局限因素是受制于末梢循环等多种因素。

四、动脉血氧分压

动脉血氧分压可以判断有无低氧血症及其程度，并作为判断呼吸衰竭的指标，与SpO_2呈相关关系。参考值：PaO_2=100 mmHg-（0.33×年龄）±5 mmHg，吸氧浓度低于50%时表现可靠。低氧血症分型：轻度在60～80 mmHg，中度在40～60 mmHg，重度低于40 mmHg。

五、氧合指数

氧合指数反映吸氧条件下的全身氧合功能，可作为疾病严重程度分级的标准。动脉血氧分压与吸氧浓度的比值，正常值应超过400 mmHg。当$PaO_2/FiO_2 \leqslant 300$ mmHg时，可诊断为呼吸功能不全。

六、肺泡－动脉血氧分压差

肺泡－动脉血氧分压差可反映肺泡膜的厚薄程度（换气功能），吸氧浓度超过50%时表现可靠。正常值因人而异，越低越好。$PA-aO_2$越大，说明肺泡膜越厚、氧合越差。

七、中心静脉血氧饱和度

中心静脉血氧饱和度是反映全身氧合功能的良好指标，与动脉血氧饱和度、氧消耗、心输出量、血红蛋白有关。

第五节　改善氧合功能方法

改善氧合方法：提高动脉血氧饱和度、增加心输出量、提升血红蛋白。

一、提高动脉血氧饱和度

（1）提高肺泡内氧浓度：可提高吸氧浓度，减少肺泡塌陷。

（2）减少肺泡膜厚度：可维持一定的气道压力，减轻水肿。

（3）减少肺内分流。

二、增加心输出量

（1）强心治疗。

（2）提高心肌收缩力。

（3）维持合理的容量。

（4）合理处理心率。

（5）识别心率增快是代偿性的，还是非代偿性的。

（6）控制超过 140 bpm 的心率。

（7）关注心脏舒张功能。

三、提高血红蛋白

（1）可提高动脉氧含量。

（2）推荐将血红蛋白提升至 70 g/L。

（3）活动性出血患者可将血红蛋白提升至 85 g/L。

（4）老年患者可将血红蛋白提升至 80～100 g/L。

（5）关注合并血栓性疾病患者。

第六节　动脉血气分析

一、动脉血气分析

动脉血气分析是对动脉血或静脉血中不同类型的气体和酸碱物质进行分析的技术过程，可客观评价患者的氧合、通气、酸碱平衡状况，以及肺脏、肾脏和其他脏器的功能状况，是抢救危重患者的重要监测指标。

二、动脉血气指标

1. pH

临床广泛使用 $-\log[H^+]$，即用 pH 来表示 H^+ 浓度。体内缓冲液在调节 H^+ 浓度中具有重要作用，

其可防止 H^+ 浓度的剧烈改变。动脉血正常 pH 为 7.35～7.45。pH 小于 7.35 为酸中毒，pH 大于 7.45 为碱中毒。pH 在正常范围时并不代表不存在酸碱失衡。

2. $PaCO_2$

$PaCO_2$ 是物理溶解在动脉血中的二氧化碳所产生的压力。正常值为 35～45 mmHg（平均值为 40 mmHg）。它是判断呼吸衰竭类型及程度和呼吸性酸碱失衡的指标，还可作为代谢性酸碱失衡代偿反应的指标。代谢性酸中毒时最大代偿极限为 $PaCO_2$ 降至 10 mmHg，代谢性碱中毒时最大代偿极限为 $PaCO_2$ 升至 55 mmHg。

3. HCO_3^-

HCO_3^- 正常值有 22～27 mmol/L。标准碳酸氢盐（SB）是指在 38 ℃、Hb 完全饱和、经 $PaCO_2$ 为 40 mmHg 的气体平衡后的标准状态下所测得的血浆 HCO_3^-。其正常值为 22～27 mmol/L，不受呼吸因素的影响。实际碳酸氢盐（AB）是指在实际 $PaCO_2$ 和血氧饱和度条件下所测得的血浆 HCO_3^-。AB 与 SB 之差反映呼吸因素对血浆 HCO_3^- 的影响程度。

4. BE

碱剩余（BE）是指在 38 ℃、Hb 完全饱和、经 $PaCO_2$ 为 40 mmHg 的气体平衡后的标准状态下将血液标本滴定至 pH 等于 7.4 所需的酸或碱的量。需加酸者表明血中有多余的碱，BE 为正值；需加碱者表明血中碱缺失，BE 为负值。BE 正常值为 0±2.3 mmol/L，BE 只反映代谢性因素。

5. AG

阴离子间隙（AG）是指血浆中为测定阴离子（UA）与未测定阳离子（UC）的差值（AG=UA–UC）。其计算公式为：AG=([Na^+]+[K^+])–([Cl^-]+[HCO_3^-])。由于血清 [K^+] 较低且相当稳定，对 AG 仅有轻微的影响，故公式可简化为：AG=[Na^+]–([Cl^-]+[HCO_3^-])。其正常值为 8～16 mmol/L，反映代谢性酸碱失衡。AG 增加，常见为乳酸性酸中毒、尿毒症、酮症酸中毒。AG 正常可以是正常酸碱状态，也可以是"失碱"性代谢性酸中毒或高氯性酸中毒，如腹泻、肾小管性酸中毒。

总 结

（1）呼吸是一系列生理过程的集合，包括外呼吸和内呼吸。

（2）呼吸衰竭诊断主要依据动脉血气分析结果。

（3）众多因素参与氧合过程。

思 考 题

（1）哪些指标可用于氧合功能监测？

（2）哪些因素可导致氧合功能下降？

（3）哪些措施可以纠正氧合功能障碍？

（4）氧疗是不是一定能够纠正组织缺氧？

第五章 输血相关问题

教学目标与内容：
（1）了解输血发展史；
（2）了解血液成分及成分输血；
（3）熟悉输血不良反应的定义；
（4）熟悉输血不良反应的临床表现；
（5）掌握输血不良反应的处理原则；
（6）掌握输血量化评估方法。

引 言

输血是治疗疾病、抢救生命和保证手术顺利进行的重要手段。作为一种替代性治疗，输血可以补充血容量、改善循环、增加携氧能力、提高血浆蛋白和改善凝血功能。随着输血医学的发展，医学上对输血的认识也有了较大的转变，如从输全血到成分输血，从异体输血到自体输血。同时，也认识到了输血可能存在的不良反应。因此，应严格掌握输血适应证，合理选用血液制品，防止输血不良反应的发生。

第一节 输血发展史

被誉为"西方医学之父"的希波克拉底（Hippocrates of Cos）为了抵制"神赐疾病"的谬说，积极探索人的机体特征和疾病的成因，提出著名的"体液学说"。"体液学说"认为，人体是由血液（blood）、黏液（phlegm）、黄疸（yellow bile）和黑胆（black bile）四种体液组成的系统，不同的体液指示不同的体质。血液质多表现为性情活跃、动作灵敏，黏液质多表现为性情沉静、动作迟缓，胆液质多表现为性情急躁、动作迅猛，黑胆质多表现为性情脆弱、动作迟钝。

放血疗法是指通过放血把人体内的毒素和病原体排出体外的一种治疗方法。公元 2 世纪，古希腊著名医生克劳迪亚斯·盖伦（Claudius Galenus）就记载了这种疗法。直到中世纪，放血疗法仍被广泛应用。放血疗法的实施者一般是教堂的僧侣，直到 1163 年教皇亚历山大三世（Alexander Ⅲ）才把这个任务交给了理发师。理发师规范并发展了一整套的放血操作过程和工具，切割血管的刀片叫作"柳叶刀"，英国著名医学杂志《柳叶刀》就以放血疗法中的主要工具（lancet）命名。

中医放血疗法最早的文字记载见于《黄帝内经》，如"刺络者，刺小络之血脉也""菀陈则除之，出恶血也"，明确地提出刺络放血可以治疗癫狂、头痛、暴喑、热喘、衄血等病证。

1616 年，英国医学家哈维（Harwey）用动物实验的方法阐明血液在体内的环流方向和运行途径，为以后的输血奠定基础。1667年，英国罗维（Lower）开创了动物输血的先河。法国丹尼斯（Denys）首次成功在人体上输血。

1817年，英国妇产科医生布伦德尔（Blundell）因经常见到产妇失血死亡而想到用输血来挽救产妇生命。他开创了直接输血法，并作为把人血输给人的第一人而载入史册。

1900年，奥地利维也纳大学助教兰德施泰纳（Landsteiner）首先发现人类红细胞血型。1902年他的学生又发现了A、B、O之外的第四型血液，命名为AB型。1914年，比利时人于斯坦（Hustin）发现枸橼酸盐有抗凝作用，首次提出将枸橼酸盐与葡萄糖混合，以稀释血液。1943年，洛蒂特（Loutit）和莫里森（Mollison）配置出酸性枸橼酸盐-葡萄糖抗凝保存液，为血库的建立奠定了基础。1915年，美国病理学家威尔（Well）把枸橼酸盐抗凝血置于冷藏箱内保存后输血，并首次提出交叉配血，从而成为血库工作的奠基人。1953年，我国成立军委后勤卫生部沈阳中心血库，为抗美援朝做出了巨大贡献。

第二节 血液成分及成分输血

全血可分为有形成分和无形成分，其中有形成分包括红细胞、白细胞和血小板，无形成分包括血浆和血浆蛋白。常用的血液成分制品分为血细胞、血浆、血浆蛋白三大类。

成分输血是指用物理或化学的方法，将血液中各种有效成分分离出来，分别制成高浓度、高纯度的制品，根据患者的病情，分别输入相关的血液成分。成分输血的优点在于能够提高输血安全性，减少输血不良反应，综合利用、一血多用，有利于保存、使用方便，等等。

1. 红细胞制品及适应证

（1）悬浮红细胞（红细胞悬液）是从全血中移除血浆后的浓缩红细胞，加入红细胞添加液（保存）可长期保存红细胞，又可使输注流畅。适应证：各种急性失血、慢性贫血、高钾血症，心、肝、肾功能障碍的患者。

（2）去白细胞悬浮红细胞，即使用过滤器去除白细胞，白细胞去除率在99%以上。适应证：曾发生输血后非溶血性发热反应而需反复多次输血的患者。

（3）洗涤红细胞是指全血经离心去除血浆和白细胞，再用无菌生理盐水洗涤红细胞3~6次，最后加50 mL生理盐水悬浮制成红细胞制品。其中血浆清除98%以上，白细胞清除80%以上。适应证：曾有输血过敏反应史、免疫球蛋白A（Immunoglobulin A, IgA）缺乏症、晚期肝肾疾病与高钾血症等患者。

为了及时补充红细胞数量，纠正缺氧状态，慢性贫血患者在有以下指征时可考虑输血：① Hb≤60 g/L 或 Hct<20%，贫血症状明显且短期内无法消除病因者；②贫血严重但无明显症状，须行手术或创伤性检查者或待产孕妇。

手术及创伤患者在有以下指征时可考虑输血：主要用于需要提高血液携氧能力，血容量基本正常或低血容量已纠正的患者。低血容量患者可配晶体液或胶体液应用。血红蛋白>100 g/L，可以不输血；血红蛋白＜70 g/L，应考虑输血；血红蛋白在 70～100 g/L，由患者的贫血程度、肺代偿功能、有无代谢率增高及年龄等因素决定。

2. 血浆制品及适应证

血浆制品包括新鲜冰冻血浆和普通冰冻血浆。新鲜冰冻血浆含有全部凝血因子，主要用于对各种凝血因子缺乏症患者的治疗。普通冰冻血浆含有全部稳定的凝血因子，但缺乏不稳定的凝血因子Ⅷ和Ⅴ。血浆制品的适应证具体如下。

（1）凝血酶原时间（PT）或活化部分凝血活酶时间（APTT）为参考区间上限的 1.5～2.0 倍，伴有出血。

（2）国际标准化比值（INR）大于 1.5（肝病 INR 大于 1.3），伴有出血。

（3）对各种原因导致的凝血因子缺乏的治疗。

（4）患者急性大出血，输入大量库存血后（量或输血量相当于患者自身血容量）。

（5）大面积烧伤、创伤，血浆置换。

不适用于单纯扩充血容量和升高蛋白浓度。

3. 血小板制品及适应证

单采血小板指采用血细胞分离机从单个献血者循环血液中采集的制品，纯度高，血小板的含量 $\geq 2.5 \times 10^{11}$/袋。血小板制品的适应证具体如下。

（1）预防或治疗因血小板数量减少和/或功能低下而引起的出血或出血倾向。内科系统疾病一般需要结合血小板计数和症状来决定是否输注血小板。如果血小板的计数＞50×10^9/L，一般不需输注；血小板计数为 $10 \times 10^9 \sim 50 \times 10^9$/L，应根据临床出血情况决定，可考虑输注；血小板的计数＜5×10^9/L，应立即输血小板，防止出血。

（2）用于纠正手术及创伤患者的血小板数量减少，或功能异常伴有出血倾向或表现。若血小板计数＞100×10^9/L，可以不输注；血小板计数＜50×10^9/L，应考虑输注；血小板计数为 $50 \times 10^9 \sim 100 \times 10^9$/L，应根据是否有自发性出血或伤口渗血决定。

（3）若术中出现不可控渗血，说明血小板功能低下，输注血小板不受上述限制。血小板计数＞50×10^9/L，一般不需要输注，若存在血小板功能异常伴有明显出血，可输注；血小板计数为 $10 \times 10^9 \sim 50 \times 10^9$/L，伴有明显出血，应输注；血小板计数≤$10 \times 10^9$/L，应立即输注。

4. 冷沉淀及适应证

冷沉淀中含丰富的凝血因子Ⅷ（约为新鲜冰冻血浆中因子Ⅷ浓缩的 10 倍）、纤维蛋白原、血管性血友病因子、纤维结合蛋白和因子ⅩⅢ。冷沉淀的适应证具体如下。

（1）凝血因子Ⅷ和/或ⅩⅢ和/或血管性血友病因子和/或纤维蛋白原等缺乏，伴有明显出血，可输注。

（2）尿毒症伴凝血功能异常、溶栓治疗药物过量时，可输注。

（3）大量输血或 DIC 伴纤维蛋白原水平＜1.0 g/L 时，可输注。

（4）创伤、生产和心脏手术患者，纤维蛋白原维持在 1.5～2.0 g/L。

第三节 输血不良反应

输血不良反应是指输血过程中或输血后患者发生了新的症状或体征，而又不能用原发病解释者，分为即发反应和迟发反应。在输血中和输血后24小时内发生者为即发反应，在输血后几天，甚至几个月后发生者为迟发反应。

1. 临床表现

（1）急性溶血性输血反应：由输入血液与患者间的免疫不相容性导致，常在输血开始5～15分钟出现症状及体征，包括呼吸困难、发热、寒战、胸痛、背痛、心动过速、低血压、血红蛋白尿、非特异性出血，常见于与A、B、O血型不合的输血。

（2）细菌污染性输血反应：源于细菌本身或细菌产生的内毒素，输血后即刻出现症状及体征，包括高热、寒战、血压下降、心动过速、呕吐等，与急性溶血性输血反应在未出现血尿前难以相鉴别。

（3）非溶血性发热反应：发生在输血过程中或输血结束后4小时内，患者出现发热或伴有寒战，无原发病、过敏、溶血与细菌污染等导致的发热证据。

（4）过敏反应：发生于输血期间或输血早期，临床表现包括皮肤瘙痒、荨麻疹、红斑、血管性水肿、支气管痉挛、喉头水肿、呼吸困难、不伴发热。

（5）输血相关循环负荷：由输入液体过多导致，尤其易发生于老年伴心肺功能低下患者，症状体征出现于输血后6小时内，包括呼吸困难、端坐呼吸、发绀、心动过速、湿啰音，常伴血压升高。

（6）输血相关性急性肺损伤：出现在输血中或输血后6小时，甚至48小时内，以急性非心源性肺水肿和低氧血症为主要表现，是一种致命的输血并发症，死亡率为6%～12%。

（7）输血相关移植物抗宿主病：由于受者免疫功能受到严重摧毁，患者淋巴细胞识别人类白细胞抗原不相合的宿主细胞，进而发生细胞因子风暴，受者出现发热、皮炎、肝炎、肠炎、全血细胞减少等症状，常出现于输血后8～10天。

项目	即发性反应	迟发性反应
免疫性反应	发热反应	溶血反应
	过敏反应	移植物抗宿主病
	溶血反应	输血后紫癜
	输血相关的肺损伤	血细胞或血浆蛋白同种异体免疫
非免疫性反应	细菌污染反应	含铁血黄素沉着症
	循环超负荷	血栓性静脉炎
	枸橼酸盐中毒	
	非免疫性溶血反应	
	电解质紊乱	
	肺血管栓塞	

2. 处理原则

（1）出现输血不良反应时立即停止输血，保持静脉通路，并完整保存未输完的血液和输血器材待查。

（2）立即向患者的主管医师和输血科报告。

（3）临床医师与输血科查找输血不良反应发生的原因。

（4）在查找原因的同时，临床医师依据患者临床表现迅速做出初步诊断。

（5）根据患者输血不良反应症状及发生原因采取积极的治疗和抢救措施。

（6）发生严重输血不良反应时，及时报告医务科，由医务科协调各临床科室对受血者进行联合诊治。

3. 治疗

（1）急性溶血性输血反应：溶血反应及其死亡的原因主要是休克、DIC 和急性肾衰竭。积极预防和治疗休克、DIC、急性肾衰竭是抢救溶血反应患者的关键。

（2）细菌污染性输血反应：治疗应以抗感染、抗休克，以及预防急性肾衰竭和 DIC 为主，立即停止输血，保持静脉输液畅通。应尽早联合使用大剂量、强效的广谱抗生素。病原菌一旦明确，根据药物敏感试验结果，立即改用最敏感的抗生素。加强支持疗法，对体质差、免疫功能低的患者，应输注新鲜血液、静注大剂量免疫球蛋白等。

（3）非溶血性发热反应：立即停止输血，但保持静脉输液畅通。输血不良反应较重者，将剩余血送到输血科（血库）和检验科进行检验。治疗包括解热、镇静、观察体温变化。反复发生输血发热者，可输注去白细胞的红细胞或洗涤红细胞。

（4）过敏反应。

①单纯荨麻疹：观察，减慢输血速度，口服或肌注抗组胺药物（苯海拉明、氯丙嗪、氯苯那敏等）。

②严重反应：停止输血，注入肾上腺素，行气管插管术或气管切开术。

（5）输血相关循环超负荷：立即停止输血，吸氧，注意利尿、强心、镇静等。

（6）输血相关性急性肺损伤：立即停止输血、吸氧或机械通气，使用肾上腺皮质激素（静滴氢化可的松 200～400 mg/d，地塞米松 10～20 mg/d），应用抗组胺药物。

第四节　输血量化评估方法

1. 红细胞

循环血液中，血红蛋白升高是红细胞输注临床效果的重要指标。红细胞输注效果与患者的疾病、输血反应、输血次数、既往输血量、妊娠次数有密切关系。血细胞比容范围为 50%～60%，1 U 的红细胞来源于 200 mL 全血，成人输注 1 U 可提升血红蛋白 5 g/L。评估方法为血红蛋白数值、血细胞比容，并结合出入量。

2. 血浆

输注 30% 凝血因子可纠正凝血异常，成人输注 200 mL 可降低 APTT 3 秒。输注方法为首剂

15 mL/kg，维持剂量6 mL/kg。评估方法主要是观察出血的改善情况，每6小时复查APTT。

3. 血小板

血小板有单采血小板和机采血小板，判断血小板输注是否有效以下三种方法。

（1）直接观察有无新的出血点。

（2）通过血小板纠正计数指数（CCI）判断。CCI=（输注后血小板计数 – 输注前血小板计数/L）× 体表面积（m^2）/ 输入血小板总数（10^{11}）。输注后1小时CCI＜7.5或输注后24小时CCI＜4.5，应考虑血小板输注无效。

（3）通过血小板回收率（PPR）判断。PPR=（输注后血小板计数 – 输注前血小板计数/L）× 血容量（L）/（输入血小板总数 ×2/3），输注后1小时PPR＜30%或输后24小时PPR＜20%，应考虑血小板输注无效。应注意不能仅依据CCI判断是否获得满意的血小板输注效果，输注后血小板计数及出血表现是最重要的监测指标。1治疗量血小板为250 mL，成人输注1治疗量可提高血小板计数为30×10^9～50×10^9/L。

4. 冷沉淀

冷沉淀主要补充纤维蛋白原，1 U冷沉淀含纤维蛋白原为250 mg，输注10 U冷沉淀可提高纤维蛋白原为0.5 g/L。

5. 白蛋白

全血中白蛋白浓度为4%，用于白蛋白低、组织水肿、血浆置换患者的综合治疗，5%白蛋白用于补充血容量，而20%白蛋白用于组织脱水。

总　结

（1）输血是治疗疾病、抢救生命和保证手术顺利进行的重要手段。

（2）输血可以补充血容量、改善循环、增加携氧能力、提高血浆蛋白和改善凝血功能。

（3）应严格掌握输血适应证，合理选用血液制品，防止输血不良反应的发生。

思 考 题

（1）成人血红蛋白由60 g/L提高至80 g/L，需要输注多少单位的悬浮红细胞？

  A. 1 U　　　　　　　　B. 2 U

  C. 3 U　　　　　　　　D. 4 U

（2）成人APTT由55秒缩短至40秒，需要输注多少毫升的新鲜冰冻血浆？

  A. 200 mL　　　　　　B. 400 mL

  C. 800 mL　　　　　　D. 1000 mL

（3）成人纤维蛋白原由0.5 g/L提高至2 g/L，至少需要输注多少单位的冷沉淀？

  A. 10 U　　　　　　　B. 20 U

  C. 30 U　　　　　　　D. 40 U

（4）成人白蛋白由 25 g/L 提高至 35 g/L，需要输注多少瓶人血白蛋白（20%，50 mL）？
  A. 1 瓶   B. 2 瓶
  C. 5 瓶   D. 10 瓶

（5）交叉配血的血样标本必须在输血前几天内采集？
  A. 2 天内   B. 3 天内
  C. 5 天内   D. 1 周内

（6）洗涤红细胞适应证是什么？
  A. 输注全血或血浆后发生过敏反应的患者
  B. 自身免疫性溶血性贫血患者
  C. 高血钾及肝、肾功能障碍需要输血的患者
  D. 以上都是

（7）溶血反应的早期特征是什么？
  A. 面部潮红，出现荨麻疹   B. 腰背部剧痛，心前压迫感
  C. 头部胀痛，恶心呕吐   D. 黏膜皮肤有出血点和瘀斑

（8）输血后非溶血性发热反应多发生在输血后多久？
  A. 15 分钟～2 小时   B. 30 分钟
  C. 2～3 小时   D. 3～4 小时

第六章 肺保护通气策略

教学目标与内容：
（1）了解机械通气发展史；
（2）熟悉呼吸生理；
（3）了解呼吸机相关性肺损伤的定义；
（4）掌握机械通气的常用模式；
（5）熟悉常用呼吸机参数；
（6）掌握肺保护通气策略的操作流程。

引 言

机械通气（mechanical ventilation）是对各种原因导致的呼吸衰竭进行呼吸支持的有效手段。呼吸机在治疗和抢救重症急性呼吸综合征患者中被大量使用。机械通气可以显著改善患者的气体交换和氧合功能，降低呼吸功耗，但也会造成一定的并发症。随着对机械通气的深入研究，一些治疗观念也在发生转变，通气模式不断更新，肺保护性通气策略也越来越受到重视。

第一节 机械通气发展史

临床急危重症的终末期大多都会出现呼吸窘迫，甚至呼吸功能不全的症状。机械通气技术的出现适时地解决了这个问题。目前，呼吸机的应用日益广泛，心搏骤停、急性呼吸功能不全等危重患者的预后大为改善，是急危重病医学治疗方面的重大进展之一。

1. 体外负压通气时代

最早在16世纪时，安德烈·维萨里（Andreas Vesalius）第一次提出了一种可以被认为是人工通气的方法。他在动物的气管里插入一个气管，通过气管向动物的肺里鼓风，借此来维持动物的生命。

1928年，德林克（Drinker）和肖（Shaw）发明"铁肺"箱式负压治疗机（电力与机械技术的产物），成功抢救了一名8岁患脊髓灰质炎的小女孩，是"机械通气"史上的里程碑。铁肺、胸甲式和带式体外负压通气机的大量使用取得了一定效果，但对急性呼吸窘迫综合征（acute respiratory distress syndrome, ARDS）效果不明显。

2. 由负压通气转为正压通气

1949年，贝内特（Bennett）给"铁肺"增加了一个风箱，又通过气管切开建立人工气道后施以正、负压混合通气，使病死率下降至12%。此举充分证明建立人工气道并施以正压通气的有效性与必要性。

进入20世纪60年代，随着物理学的发展，人们利用电子技术发明了定容呼吸机，极大地促进了呼吸机的发展。

1967年，阿什博（Ashbaugh）首次利用呼气末正压通气（PEEP）治疗 ARDS 并取得了令人满意的效果。

20世纪70年代，陆续出现了间歇指令通气（interminttent mandatory ventilation, IMV）、同步间歇指令通气（SIMV）及指令分钟通气（mandatory minute ventilation, MMV）等模式。1971年格里高利（Gregory），应用持续气道正压通气（CPAP）治疗新生儿急性呼吸窘迫综合征并取得了成功。

20世纪80年代，人们开始重视定容型呼吸机容易发生气压伤的缺点，开发了压力支持通气（PSV）模式。

1992年，由于计算机技术的发展，人们开发了压力调节容量控制通气模式，在保证潮气量的前提下实现了压力的自动调节，疗效更佳。

1992年至今，出现了适应性支持通气、容量支持通气、比例辅助通气等一系列新的通气模式。

3. 新的通气模式

神经调节辅助通气（neurally adjusted ventilatory assist, NAVA）是一种新的机械通气模式。它在概念上与以往的通气模式完全不同，呼吸机不是被呼吸肌产生的机械力学输出控制，而是直接被呼吸中枢的神经活动引起的膈肌电信号变化控制，结合自身神经反馈机制实现呼吸机辅助通气。

高频通气（high frequency ventilation, HFV）是20世纪80年代发展起来的一种机械通气技术。它以小于生理的潮气量和4倍以上的生理呼吸频率来维持机体的气体交换，其通气机制不同于传统的呼吸生理机制。

第二节　呼吸生理

呼吸系统（respiratory system）的主要功能是从外界环境摄取机体新陈代谢所需要的O_2，并向外界排出代谢所产生的CO_2。呼吸系统的功能与血液循环系统的功能紧密相连，气体在肺部与外界环境之间进行交换需要依赖肺循环，而在全身组织与细胞之间进行交换则要依赖于体循环。另外，呼吸系统和肾脏共同调节机体的酸碱平衡和维持内环境的稳定。

在高等动物和人体中，呼吸过程由三个相互衔接并且同时进行的环节来完成：外呼吸或肺呼吸，包括肺通气（外界空气与肺之间的气体交换过程）和肺换气（肺泡与肺毛细血管之间的气体交换过程）；气体在血液中的运输；内呼吸或组织呼吸，即组织换气（血液与组织、细胞之间的气体交换过程），有时也将细胞内的氧化过程包括在内。可见呼吸过程不仅需要依靠呼吸系统来完成，还需要血液循环系统的配合。这种协调配合，它们与机体代谢水平的相适应，又都受神经和体液因素的调节。

正压通气与自主呼吸的主要区别在于：会增加气道和肺泡压力；优先将通气分配给非依赖的、可能灌注较少的区域；气体进入阻力小的肺上部，过量灌注导致高的通气/血流比例（V/Q），并增加了无效腔，而肺底部的肺不张和通气不足导致分流，肺不张上方的区域通气不畅导致 V/Q 低；会阻止静脉回流至心脏，从而降低心输出量；增强全身毛细血管压力，促进血管渗漏，同时可能阻碍腹部淋巴结，全面促进呼吸治疗。

呼吸机的基本原理就是用机械的方法在肺泡和大气压间建立压力差，实现强制的人工呼吸过程。呼吸机的作用是代替或辅助患者呼吸，帮助呼吸衰竭的患者度过危险期。它可以提供稳定的氧气来源；提供呼气末正压，维持肺泡开放；提供气道压力，保证肺泡膜两侧气体交换。

第三节 呼吸机相关性肺损伤的定义

呼吸机相关性肺损伤（ventilation-associated lung injury，VALI），无论是否存在原发肺部病变，使用机械通气后都会造成肺组织的额外损伤。若呼吸机参数设置不当或自主呼吸努力过强均可能增加 VALI 风险，加速病情恶化，增加病死率。

呼吸机相关肺损伤的发病机制如下。

1. 气压伤和容积伤

当出现过度通气时，肺泡过度扩张使肺泡和周围血管组织的压力梯度增大，血管周围肺泡基底部断裂，气体溢出于肺泡外，称为气压伤。真正使肺扩张的压力不是气道压，而是跨肺压，所以"气压伤"实质上是"容积伤"。

2. 萎陷伤

在不适当的机械通气过程中，可复张的肺单位周期性地开放与塌陷，已扩张的肺组织、塌陷的肺组织与扩张程度不同的肺组织之间产生很强的剪切力，由此产生的肺损伤，称为萎陷伤。

3. 生物伤

由机械伤引起肺内固有免疫反应水平上调而形成的继发损伤，称为生物伤。机械通气时肺泡上皮细胞和巨噬细胞等通过细胞信号转导途径将感受到的刺激转化为生物化学信号，引起炎性因子和炎性介质的释放，诱发肺部和全身过度炎症反应，导致 VALI 发生。

从含气空腔进入循环系统的炎症介质、细菌或脂多糖可进入肺，从而造成肺泡－毛细血管通透性增加，这种改变存在于急性呼吸窘迫综合征（ARDS）中，可由容量伤或上皮细胞微撕裂造成，这种移位可以引起多器官功能障碍和死亡。

机械通气的适应证如下。

（1）呼吸道疾病：急性呼吸衰竭、慢性呼吸衰竭、慢性支气管炎、哮喘、肺部感染、ARDS、肺栓塞、阻塞性血管炎等。

（2）中枢神经系统疾病：脑炎、脑外伤、脑血管疾病。

（3）神经、肌肉疾病：脊髓灰质炎、重症肌无力。

（4）胸廓疾病：外伤、创伤、胸腔积液或气胸。

（5）外科术后：胸部大手术、心脏手术、腹部大手术等。

机械通气的禁忌证：一般认为没有绝对的禁忌证，但对于一些特殊疾病，机械通气在调整呼吸模式和支持条件的同时，还需注意一些特殊处理。这类疾病主要包括气胸、咯血、肺大疱、低血压及心力衰竭等。

第四节　机械通气的常用模式

一、分类

1. 定容型通气

呼吸机以预设通气容量来管理通气，即呼吸机送气达预设容量后停止送气，依靠肺、胸廓的弹性回缩力被动呼气。

常见的定容通气模式有容量控制通气（VCV）、容量辅助-控制通气（A/C）、间歇指令通气（IMV）和指令分钟通气（MMV）等，也可将它们统称为容量预设型通气（volume preset ventilation, VPV）。

2. 定压型通气

呼吸机以预设气道压力来管理通气，即呼吸机送气达预设压力且吸气维持该压力水平，而潮气量是由气道压力与呼气末正压（PEEP）之差及吸气时间决定的，并受呼吸系统顺应性和气道阻力的影响。

常见的定压型通气模式有压力控制通气（PCV）、压力辅助控制通气（P-ACV）、压力控制-同步间歇指令通气（PC-SIMV）、压力支持通气（PSV）等，统称为压力预设型通气（pressure preset ventilation, PPV）。

3. 混合型通气

常见的混合型通气模式有容量同步间歇指令（V-SIMV）、压力同步间歇指令通气（P-SIMV）、压力支持指令分钟通气（PS + MMV）等。

类型	优点	缺点
定压型通气	人机协调性好，流速波更有利于气体在肺内交换，便于限制过高的肺泡压和预防VALI	不能保证恒定的潮气量
定容型通气	能保证恒定的潮气量	不易安全控制肺泡压和预防VALI

二、VC、PC和PS比较

容量控制通气（volume control ventilation, VCV）是呼吸机以预设的通气容量来进行通气的模式，当呼吸机送气达到预设潮气量后停止送气，依靠胸廓及肺的弹性回缩力被动呼出。

压力控制通气（pressure control ventilation, PCV）是呼吸机以预设的气道压力来进行通气的模式，呼吸机送气迅速达到预设气道压力并通过减速气流维持一段时间的气道压力，是一种时间切换压力的控制模式。

压力支持通气（pressure support ventilalion, PSV）属于部分通气支持模式，是由患者触发压力目标、流量切换的一种机械通气模式，即患者触发通气、呼吸频率、潮气量及吸呼气时间比，当气道压力达预设的压力支持水平，吸气流速降低至某一阈值水平时，由吸气切换到呼气。

三、常见通气模式

1. 控制通气

控制通气，即机械控制通气（CMV），也称间歇正压通气（intermittent positive pressure ventilation, IPPV）。呼吸机按预调参数（通气容量、压力、流量、频率、吸呼气时间比）控制呼吸。患者不能控制呼吸机的任何参数，全部呼吸做功由呼吸机承担，用于自主呼吸消失或微弱者。

优点：不需自主呼吸触发；易保证通气量和可使呼吸肌完全休息等。

缺点：不受自主呼吸调节、呼吸肌不活动等问题易引起一系列并发症。

2. 辅助－控制通气（assist-control ventilation, ACV）

辅助控制通气可以是压力限定，也可以是容量限定。每一次呼吸都可以由患者自己触发而实现。无论是否触发，呼吸机都会按照设定好的参数来送气。如果没有触发，呼吸机就会自己送气，这时候患者的呼吸频率就是设定好的呼吸频率，设定好的呼吸频率是这种模式下最小的呼吸频率。

3. 辅助通气（assisted ventilation, AV）

每一次呼吸都可以由患者自己触发而实现。由患者自主促发，呼吸机控制切换，AV为不可调性部分支持通气，靠患者吸气来启动，若无触发就不提供通气辅助，故常与控制模式联用。

4. 同步间歇指令通气（synchronized intermittent mandatory ventilation, SIMV）

同步间歇指令通气指呼吸机以预设指令频率向患者输送常规通气，在两次机械呼吸之间允许患者自主呼吸。存在触发窗，当患者吸气时间落在触发窗内，而且吸气强度达到预设的触发灵敏度时，则触发一次机械送气（按预设的IMV参数送气）；当患者吸气时间落在触发窗外，则在触发窗结束时给予间歇正压通气。多用于控制通气到完全自主呼吸之间的过渡，不限于脱机过程。在很多情况下，也作为长期通气支持的标准技术。

$$患者通气总频率 = 机械通气频率 + 自主呼吸频率$$

当SIMV减至4次/分，血气分析基本正常，呼吸平顺，循环系统稳定时，可撤机。

缺点：呼吸肌疲劳、低通气。

5. A/C模式

A/C模式是辅助通气（AV）和控制通气（CV）两种模式的结合，当患者自主呼吸频率低于预置频率或患者吸气努力却不能触发呼吸机送气时，呼吸机即以预置的潮气量及通气频率进行正压通气，即CV；当患者的吸气能触发呼吸机时，以高于预置频率进行通气，即AV。

缺点：在清醒、疼痛、焦虑、发热状态下的患者易致过度通气；应用的关键在于预设的触发灵敏度和潮气量要恰当；预设的潮气量过大或自主呼吸频率过快可导致通气过度。

6. 双相气道正压通气

自主呼吸与时间转换、双相气道压力控制的混合通气模式。其特点是在呼吸周期中的任何时间患者均可自主呼吸，无论是在低的还是在高的压力时。

DuoPAP 是指两个不同压力水平的持续气道正压通气（CPAP）交替应用。在 Siemens Servo 300 呼吸机中称为 Bivent，在 PB 840 呼吸机中称为 BiLevel。

7. 压力支持通气（PSV）

PSV 是一种辅助通气的方式，即在有自主呼吸的前提下，预置气道正压作为吸气时的辅助。吸气的启动、时间、容量、呼吸频率和吸呼气时间比由患者控制，压力小于 20 cmH_2O 时大部分呼吸做功由患者自己完成，反之呼吸机承担大部分呼吸做功。

与完全自主呼吸相比，获得相同潮气量的患者做功较少，相同的吸气强度获得较大的潮气量。常单独或与其他模式配合用于撤机。

缺点：当患者气道阻力增加或肺顺应性降低时，如不及时增加 PS 水平，就不能保证有足够的潮气量；呼吸力学不稳定或病情在短期内可能迅速变化者应慎用 PSV；呼吸中枢驱动受抑制或不稳定的患者也应避免应用 PSV；为保证安全，必须设置"窒息通气"作为后备。

8. 呼气末正压通气（PEEP）

呼吸机在吸气时产生正压，将气体压入肺内，但在呼气末，气道压力并不为零，而是仍保持在一定的正压水平，在呼气末仍保持一定正压功能，称为 PEEP。主要用于肺内分流导致的低氧血症。

9. 持续气道正压通气（CPAP）

患者通过持续正压气流或启动按需活瓣系统进行吸气，正压气流大于患者吸气气流，同时对呼出气流给予一定的阻力，使吸气期和呼气期的气道压均高于大气压。用于有自主呼吸的患者脱机前过渡。它是 PEEP 在自主呼吸条件下的特殊应用，因此也具有 PEEP 的各种优缺点。

第五节　常用呼吸机参数

一、呼吸机的常用参数

（1）潮气量：6～10 mL/kg。

（2）呼吸频率：12～18 次/分。

（3）吸呼气时间比（I∶E）：（1∶1.5）～（1∶2）。

（4）吸入氧浓度：40%～100%，一般≤60%。

（5）吸气时间：1～2 秒。

（6）吸气停顿：0～0.6 秒。

（7）PEEP：2～5 cmH_2O。

二、呼吸机触发形式

时间触发：呼吸机根据设置的呼吸频率强制启动通气，机械通气频率与患者无关，可定时改变。

流量触发：在呼吸机环路内输送一恒定的持续气流，用微机检测呼吸回路中入口和出口两端的气流流速，当两端气流流速差值达预定水平时即可触发呼吸机送气。触发敏感度为 2～3 L/min，较压力触发敏感。

压力触发：患者吸气时气道内压力降低，呼吸机检测到此压力变化而启动送气，从而完成同步吸气。触发敏感度为 −0.5～−5.0 cmH_2O 或 PEEP 低于 1.5 cmH_2O。

三、呼吸机重要参数

吸气峰压（peak inspiratory pressures, PIP）：呼吸机向患者送气时，气道压力迅速升高，吸气末气道压力达到的最大值，即为吸气峰压。其与气道阻力、呼吸系统的弹性、吸气流速有关。数值不宜过高，最好限制在 45 cmH_2O 以内，以减少气压伤，数值急剧升高常见于气道梗阻。

平台压（plateau pressures, Pplat）：在吸气末（当设定的潮气量输送完成后）、呼气前，不再供给气流，气道压从峰压有所下降。其与呼吸系统的顺应性有关，顺应性越差，平台压越高，可反映最大肺泡压。所以应尽量使平台压小于 35 cmH_2O，以减少气压伤。

呼气末正压（positive end-expiratory pressure, PEEP）：可避免肺泡早期闭合，使肺泡扩张，功能残气量增加，改善通气和氧合，是治疗低氧血症的重要手段之一。当 $FiO_2 \geqslant 0.6$ mmHg，$PaO_2 \leqslant 60$ mmHg 时应增加 PEEP。优点：使塌陷的肺泡重新开放；改善肺顺应性；减少呼吸功；改善通气功能，改善 V/Q；改善弥散功能。缺点：降低心功能，表现为心搏量下降；减少内脏血流量；明显升高颅内压，增加气压伤的危险；肺泡过度扩张。

第六节　肺保护通气策略的操作流程

肺保护通气策略（lung protective ventilation strategy, LPVS）从设置小潮气量和限制平台压开始，到使用高水平 PEEP 和肺复张手法打开塌陷肺组织改善氧合、俯卧位通气改善氧合、关注心肺交互作用，再到如今对驱动压、跨肺压及机械能的研究，随着临床研究的进行和资料的累积，一直在更新和发展。

1. 第一个里程碑：PEEP 的使用

应用 PEEP 可有效避免肺泡萎陷，使肺泡持续开放。可纠正缺氧，减少剪切伤。PEEP 是肺复张策略（recruitment maneuvers, RMs）中不可缺少的措施。

理想的 PEEP 水平，应是既不影响血流动力学，又能够维持呼吸末肺泡处于开放状态。严重程度不同，最佳 PEEP 水平也不同，但应满足肺压力 – 容积曲线吸气支下拐点上 2～3 cmH_2O。$FiO_2 \leqslant 60\%$ 条件下，使 $PaO_2 \geqslant 60$ mmHg，患者能耐受的最低 PEEP 为最佳。

吸入氧浓度在能满足患者氧合的情况下越低越好，原因是氧气含量越低，氮气含量越高，肺泡萎陷就越少。吸入氧浓度的设定原则是：控制 FiO_2 在较低水平；保持满意的外周血氧饱和度；高 FiO_2 仅适用于低氧血症时的紧急处理。

2. 第二个里程碑：小潮气量、高 PEEP

小潮气量：研究发现与常规潮气量通气组比较，小潮气量通气组 ARDS 患者病死率显著下降。

ARDS 患者机械通气的目标潮气量是 6 mL/kg。但是，炎症反应、实变、渗出和肺不张导致不同患者间有通气肺泡数量的差异，使基于理想体重设置潮气量的方法对 ARDS 患者而言并不完美。更好的设置潮气量的方法应包含对吸气末跨肺压、肺应力和驱动压进行限制。

平台压主要通过驱动压来调节。驱动压是使肺泡扩张的压力。

$$驱动压 = 潮气量 / 肺顺应性 = Pplat-PEEP$$

实施肺保护通气策略时，限制平台压比限制潮气量更重要。ARDS 患者实施机械通气时，气道平台压不应超过 30 cmH_2O。

允许性高碳酸血症的目的就是减少气压伤的发生，而减少气压伤的关键是控制跨肺压。

$$跨肺压 = 肺泡压 - 胸膜腔内压$$

由于胸膜腔内压难以控制，所以主要通过控制肺平台压来进行。控制肺平台压的一般手段是小潮气量，而随着潮气量的下降，自然会不可避免地发生二氧化碳潴留，二氧化碳对机体的影响主要不是其本身而是其造成的 pH 下降，而 pH 的下降可以通过肾脏的代偿来化解。这是高碳酸血症的机制。由于采用允许性高碳酸血症限制了潮气量，患者可能呼吸代偿性加快，此时会导致人机对抗，太快的呼吸更容易发生气道陷闭，产生内源性 PEEP。所以应使用更高的呼吸频率及允许性高碳酸血症，同时避免产生内源性 PEEP。如果患者没有休克，则应采用限制性输液血流动力学管理策略。

PEEP 作为机械通气的重要参数，主要作用是能打开并维持塌陷的肺泡，减少肺泡反复开闭造成的肺损伤并使通气更加均一。另外，PEEP 还能改善肺间质水肿和肺泡水肿，从而增加氧合。PEEP 的负面效应，一方面表现在设置水平过低时对打开 ARDS 可复张区域肺组织不起作用，过高时有增加 VILI 的风险；另一方面，PEEP 的存在可能在心肺交互中起到负面作用。

3. 第三个里程碑：肺复张

肺复张（lung recruitment, LR）指人为通过短暂的增大气道压力重新使以前萎陷的肺泡充气。肺复张能够使塌陷的肺泡开放，进而增加可通气肺组织的容积，改善气体交换，治疗低氧血症。但肺复张会严重影响血流动力学，导致低血压，甚至心律失常。肺复张是压力依赖的过程。

肺复张的原理就是让压力超过开放压，打开肺泡，然后用 PEEP 维持压力在闭合压之上，保持肺泡开放，并有一个良好的顺应性。理论基础是开放肺并维持肺开放。PEEP 不能使所有萎陷的肺泡复张。相同压力下，半径小的肺泡不容易复张，所以只能提高吸气峰压，使萎陷的肺泡复张，再以适当的 PEEP 使肺泡持续开放。可应用气道高压使塌陷肺泡开放并应用足够的 PEEP 维持肺泡开放。

肺复张方式主要包括控制性肺膨胀法、PEEP 递增法、压力控制法。

控制性肺膨胀法：在机械通气时采用持续气道正压的方式，一般设置正压水平为 30～50 cmH_2O（有学者主张 60～70 cmH_2O），持续 20～40 秒，然后调整到常规通气模式。

PEEP 递增法：将呼吸机调整到压力模式，保持驱动压不变，设定气道峰压上限，一般为 35～40 cmH_2O，然后将 PEEP 每 30 秒递增 5 cmH_2O，直至 PEEP 为 30 cmH_2O，维持 30 秒。随后每 30 秒递减 5 cmH_2O，直到实施肺复张前水平或目标 PEEP。

压力控制法：将呼吸机调整到压力控制通气模式，同时提高压力控制水平和 PEEP 水平，一般高压为 45～50 cmH$_2$O，PEEP 为 15～20 cmH$_2$O，维持 2 分钟，然后调整到常规通气模式。

肺复张对循环的影响：肺复张后，塌陷的肺泡被完全打开，胸腔内压力显著增高，使腔静脉压力增高，血液回心受阻，导致回心血量减少，从而使心输出量下降。另外，胸腔内压力的增高，会使心脏后负荷增加，心肌做功明显增加，心肌耗氧增多，导致心肌收缩力减弱。由于心输出量减低，为了维持血压，心率会代偿性增快，导致心动过速。由于心输出量下降，外周血管阻力代偿性增高，血管处于收缩状态，心脏后负荷也会增加。

挽救性治疗措施：出现下述任何一项，都表明肺保护性通气策略失败，应开始进行挽救性治疗措施。顽固性低氧（吸氧浓度>80%，SpO$_2$<90%，大于 1 小时）；顽固性呼吸性酸中毒（pH≤7.1，大于 1 小时）；尽管已经应用低潮气量通气（4 mL/kg），气道压力仍持续大于 30 cmH$_2$O。

抢救危及生命的低氧血症的"六步法"治疗策略。

注意：每一步骤实施后，都应仔细评价氧合改善效果、静态顺应性和无效腔通气，如果改善不明显，则进入下一步。

步骤 1：测量气道平台压力，如果小于 30 cmH$_2$O，则进入步骤 2a；如果大于 30 cmH$_2$O，则进入步骤 2b。

步骤 2a：实施肺复张和（或）单独使用高 PEEP。

步骤 2b：实施俯卧位通气或高频振荡通气。

步骤 3：评价氧合改善效果、静态顺应性和无效腔通气，如果改善明显则继续治疗；如果改善不明显，则进入下一步。

步骤 4：给予吸入 NO 治疗；如果几小时内没有反应，则进入下一步。

步骤 5：给予糖皮质激素治疗；个体化评价患者的风险与收益。

步骤 6：考虑实施体外生命支持，患者高压通气时间需小于 7 小时。

总　结

（1）ARDS 患者大量肺泡塌陷，肺容积减少，常规或大潮气量通气易引起肺泡过度膨胀和气道平台压力过高。

（2）机械通气的目标是以最小的代价避免肺泡塌陷和保证氧合。

（3）肺保护通气策略可以改善 ARDS 患者预后。

思 考 题

（1）机械通气患者呼吸生理有何改变？

（2）ARDS 患者病理生理学机制是什么？

（3）常用机械通气模式有哪些？

（4）肺保护通气策略有哪些内容？

第七章 血液净化相关问题

教学目标与内容：
（1）了解连续性血液净化发展史；
（2）掌握连续性血液净化治疗模式；
（3）熟悉连续性血液净化作用原理；
（4）掌握失衡综合征临床表现和治疗原则；
（5）了解造影剂肾病的发病机制；
（6）熟悉造影剂肾病治疗原则。

引 言

血液净化伴随肾脏内科发展而生，在慢性肾脏病治疗中发挥着无可替代的作用。重症患者的综合救治强调内稳态的重要性，连续性血液净化开始在重症医学领域崭露头角，并成为20世纪重症医学发展的里程碑之一。

第一节 连续性血液净化发展史

把患者血液引出体外并通过一种净化装置，除去其中某些致病物质，净化血液，达到治疗疾病的目的，这个过程即为血液净化。连续性血液净化（continuous blood purification, CBP）是所有连续、缓慢清除水分和溶质，对脏器功能起支持作用的各种血液净化技术的总称，主要目的是清除血液中有害物质过多的水分。

血液净化疗法是在血液透析基础上发展而来的。血液透析迄今已有一百多年的历史，而其他疗法出现仅五十余年。

1854年，苏格兰化学家托马斯·格雷厄姆（Thomas Graham），首先提出透析（dialysis）这个概念，人们称他为"现代透析之父"。他首先用牛的膀胱膜作为过滤分子的膜。

1912年，美国约翰·霍普金斯大学医学院的约翰·亚伯（John Abel）及其同事第一次对活体动物进行弥散实验，第二年展示出他们用火棉胶制成的管状透析器，并首次命名为"人工肾脏"。他们用水蛭素作为抗凝剂，对兔子进行了2小时血液透析，从而开创了血液透析事业。

1944年，荷兰著名学者威廉·考尔夫（Willem Kolff）设计出转鼓式人工肾，首次将透析应用于肾衰患者的抢救治疗，人们称他为"人工肾的先驱"。

1960年，美国乔治敦大学的学者斯克里布纳（Scribner）等首先提出连续性血液净化治疗的概念，即缓慢、连续地清除水和溶质的治疗方法。同年发明了用于反复透析的血管通路，用两根聚四氟乙烯分别插入桡动脉和头静脉，这是血液透析史上的突破性进展。

20世纪60年代，华盛顿乔治敦大学医院的施赖纳（Schreiner）医生开始为肾衰竭患者提供长期的透析治疗。

1966年，布雷西亚（Brescia）用手术方法创建了永久的血管通路——动静脉瘘，这是透析史上重要的里程碑，使血液透析成为可以反复进行的维持生命的治疗方法。

1977年，德国学者克莱默（Kramer）等开始利用连续性动-静脉血液滤过（continuous arterio-venous hemofiltration, CAVH）技术抢救肾功能衰竭患者。

1979年，比霍夫（Bichoff）用连续性静脉-静脉血液滤过连续性肾脏替代治疗（CVVH）治疗伴有血流动力学不稳定的重症急性肾功能衰竭患者。

1986年，透析滤过应用于多器官功能障碍综合征。

1995年，首届国际连续性肾脏替代治疗会议在美国圣地亚哥正式举行，确定了连续性肾脏替代治疗（continuous renal replacement therapy, CRRT）的定义：采用每天连续24小时或接近24小时的一种长时间、连续的体外血液净化疗法以替代受损的肾功能。

2000年，第五届国际性CRRT学术会议提出连续性血液净化（CBP）的概念。

我国从20世纪60年代开始进行血液透析治疗，血液净化技术得到了迅猛的发展。中国的血液透析最早开始于1957年，中国著名泌尿外科专家吴阶平在唐山应用血液透析成功救治了急性肾功能衰竭患者。在此之前，急性肾功能衰竭被认为是不治之症。1972年，中国开始应用血液透析治疗慢性肾功能衰竭，1973年后，中国各大医院普遍开展了维持性血液透析工作，这才为大量尿毒症患者带来了生存的希望。

连续性血液净化适用于血流动力学不稳定的终末期肾脏病、心肾综合征、脓毒症/感染性休克、肝功能衰竭、中毒、各种原因导致的急性肾损伤。

第二节 连续性血液净化治疗模式与作用原理

目前临床上常用的连续性血液净化模式主要包括缓慢连续性超滤（slow continuous ultrafiltration, SCUF）、连续性静脉-静脉血液滤过（continuous veno-venous hemofiltration, CVVH）、连续性静脉-静脉血液透析滤过（continuous veno-venous hemodiafiltration, CVVHDF）、连续性静脉-静脉血液透析（continuous veno-venous hemodialysis, CVVHD）。也有人把高容量血液滤过（high volume hemofiltration, HVHF）称作一种连续性血液净化模式，但一般认为HVHF只是采用了较高治疗剂量的一种CVVH，不能作为单独的治疗模式。

连续性血液净化清除溶质的原理主要包括四种：弥散、对流、吸附、离心分离。

（1）弥散：在一个限定的分布空间，半透膜两侧的物质有达到相同浓度的趋势。溶质依靠浓度梯度从高浓度一侧向低浓度一侧转运的过程称为弥散。溶质的弥散转运能源来自溶质的分子或微粒自身的不规则运动（布朗运动），主要驱动力是浓度梯度。影响溶质弥散清除的因素主要有溶质分子量、溶质的浓度梯度差、透析器膜面积、膜阻力等。

（2）对流：在跨膜压作用下液体从压力高的一侧通过半透膜向压力低的一侧移动，液体中的溶质也随之通过半透膜，驱动力是膜两侧的压力差，不受溶质浓度梯度差的影响。水分子小，能自由通过半透膜，当水分子在静水压或渗透压的驱动下通过半透膜时就发生了超滤，溶质随水分子等通过滤过膜的膜孔而被清除。血液滤过及膜式血浆置换均使用了对流的原理清除溶质。影响对流清除的因素主要有溶质的分子量、膜两侧的净压力差等。

（3）吸附：利用溶质的电荷、疏水性、亲水性等物理特性，用吸附材料将溶质吸附清除的方法。临床上常用的吸附材料有活性炭和树脂。

（4）离心分离：主要用于血浆成分的清除（如血浆置换）、血细胞成分的清除、成分献血，另外还用于采集外周血干细胞等。采用离心分离进行血浆置换时，含有白蛋白的致病物质与滤过的血浆一起被废弃，因此同对流一样，需要补充置换液。

第三节 失衡综合征的临床表现和治疗原则

失衡综合征是由于血浆渗透压急剧变化而出现的临床综合征。失衡综合征发生的原因主要是血液净化治疗剂量大、时间长，大量小分子物质，尤其是尿素氮、肌酐丢失，血渗透压迅速降低，而脑细胞中渗透压仍较高，导致脑细胞水肿加重。一般见于血液净化后1天或正在进行血液净化时，表现为脑型、肺型。脑型表现为头痛、恶心呕吐、烦躁不安、肌肉痉挛、定向障碍、扑翼样震颤、嗜睡、昏迷，甚至死亡。肺型表现为轻者呼吸急促，重者出现弥漫性肺渗出增加，进一步可引起呼吸窘迫，甚至呼吸衰竭，胸部X线片显示肺水肿改变。

治疗原则：①首次治疗采用小面积低通量滤器，尤其是尿素氮、肌酐较高者，初始治疗剂量不宜过大。②轻者可继续治疗，减慢血流量，给予吸氧，静脉输入50%葡萄糖或5%氯化钠溶液。③严重者应停止治疗，给予镇静剂和甘露醇。

第四节 造影剂肾病的发病机制及治疗原则

近年来，随着介入治疗及医学影像学检查技术的迅速发展，接受造影检查和介入手术的患者不断增加，造影剂（contrast medium, CM）大量应用于临床。目前，用于心血管系统计算机断层扫描术（computer tomo-grapHy, CT）和数字减影血管造影检查的碘CM均为水溶性有机碘CM，由此引起的造影剂相关性急性肾损伤（contrast induced acute kidney injury, CI-AKI）也逐渐被临床重视。

1.CI-AKI的定义

CI-AKI是摄入CM后血肌酐值较基础肌酐值急性升高（48小时内）$\geqslant 26.5\mu mol/l(0.3\ mg/dl)$，或7天内较基础肌酐值增加$\geqslant 50\%$，或尿量$<0.5\ mL/kg$，超过6小时。最常见的CI-AkI是在3天内曾给予CM，且无其他原因可以解释的急性肾功能减退，并伴有血肌酐值$\geqslant 44.2\mu mol/l(0.5\ mg/dl)$，或较基础肌酐值增加$\geqslant 25\%$。肌酐的峰值出现在3～5天，通常在1～3周恢复正常水平。

2.CI-AKI 的发生机制

目前，其发生机制仍未被完全阐明。ICU 患者本身存在的基础疾病，如糖尿病、心功能不全、慢性肾衰竭、休克、贫血，以及肾毒性药物、血管活性药物等的应用是导致和加重 CI-AKI 的重要原因。目前，研究考虑与以下三大机制有关。

（1）细胞毒性和血管收缩的影响：碘 CM 的细胞毒性主要依赖于碘，在光解作用下碘化物可以从 CM 分子中释放出来，极少量的游离碘化物也可能表现出很高的细胞毒性。CM 的细胞毒性损伤内皮细胞，打破血管舒张因子和收缩因子之间的平衡，引起肾直小动脉收缩。髓质血管收缩造成缺血可引起肾血流阻力增加、肾血量减少、肾小球滤过率下降，导致肾缺血缺氧。

（2）黏度的影响：当碘 CM 溶液的渗透压与其摩尔浓度呈线性增长时，其黏度却与其摩尔浓度呈指数的关系增长。碘 CM 溶液的黏度及其摩尔浓度之间的这种关系对其注射后血管内及肾小管内的流体动力学有重要影响，高黏度的 CM 使血液中红细胞聚集、变形能力差，且增加了肾小管内液体的黏度，使液体流动阻力增大而淤滞于肾小管内，导致肾小管损伤，肾小囊内亚增加、肾间质水肿，进而使肾髓质血流量减少，红细胞浓度和氧分压降低，延长球管反馈反应，导致肌酐水平增高。

（3）渗透压的影响：高于血浆渗透压 5～8 倍的离子型 CM 可导致肾脏血管收缩、血管内皮细胞损害、红细胞变形及血流动力学改变、全身血管扩张、体液平衡失调，引起间接的肾小管毒性作用。

3.CK-AKI 治疗原则

（1）选择合适的 CM，应选择相对低渗或等渗的 CM，尽量避免大剂量使用，预防 CI-AKI 的发生。

（2）药物性预防：输液治疗，可以提高灌注、降低肾小管液黏稠度、利尿；碱化尿液；抗氧化剂治疗，通过诱导谷胱甘肽合成、扩张肾血管、抑制血管紧张素转化酶的生成和稳定一氧化氮等多重机制来减少 CM 对肾功能的损害。

（3）血液净化治疗：血液透析能够有效地清除 CM，一次性的透析治疗能够有效清除 60%～90% 的 CM。血液滤过也可清除血液中的造影剂，但有争议。对严重肾病的患者在术前数小时和术后即刻进行血滤是十分必要的。对严重慢性肾功能不全的患者（Scr > 2 mg/dl），持续血液滤过（1 000 mL/h，无体重丢失）比静脉扩容更能显著降低造影剂肾病的风险。

总 结

（1）连续血液净化是 20 世纪重症医学发展的里程碑之一。

（2）分子量和截留分子量是选择血液净化治疗模式的重要依据。

（3）失衡综合征和造影剂肾病重在预防。

思 考 题

（1）连续血液净化的治疗模式有哪些？

（2）失衡综合征的发病机制是什么？

（3）造影剂肾病的治疗措施有哪些？

第八章　上消化道出血

教学目标与内容：
（1）掌握上消化道出血定义；
（2）了解上消化道出血病因；
（3）熟悉上消化道出血鉴别诊断；
（4）熟悉低血容量性休克的评估方法；
（5）了解上消化道出血治疗；
（6）掌握上消化道出血停止的诊断标准。

引　言

消化道出血指食管至肛门之间的消化道出血，按照出血部位可分为上、下消化道出血，其中60%~70%的消化道出血源于上消化道。上消化道出血病因繁多复杂，最常见病因为消化性溃疡，临床表现为呕血、黑便、发热等，轻者可无症状，重者则出现贫血、循环衰竭，若诊疗和救治不及时，会严重危及患者的身心健康，是临床上潜在的危及生命的事件。因此，早期诊断、早期治疗是降低上消化道出血病死率的关键。

第一节　上消化道出血定义

消化道以屈氏韧带为界，分为上消化道和下消化道。上消化道系位于屈氏韧带以上的消化道，包括食管、胃及十二指肠等。

上消化道出血（upper gastrointestinal bleeding, UGIB）指屈氏韧带以上的食管、胃、十二指肠、胃空肠吻合术后的空肠及胰腺、胆道的出血，呕血与黑便是上消化道出血的主要表现。在数小时内失血量超过1 000 mL或循环血容量的20%，称消化道大出血，可引起急性循环衰竭。

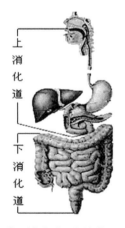

①上消化道：位于屈氏韧带以上的消化道，包括食管、胃及十二指肠。
②下消化道：屈氏韧带以下的消化道，包括小肠、结肠和直肠。

第二节　上消化道出血病因与临床表现

一、病因

1. 消化系统疾病

消化系统疾病包括消化性溃疡、急性胃黏膜病变、食管胃底静脉曲张破裂、消化道肿瘤、胆道出血、食管-贲门黏膜撕裂综合征、异位胰腺等。

2. 全身性疾病

全身性疾病包括过敏性紫癜、原发性血小板减少性紫癜、血友病、白血病、弥散性血管内凝血、系统性红斑狼疮等。

二、临床表现

消化道出血临床表现取决于出血量、出血速度、出血部位及性质。

1. 呕血与黑便

呕血是 UGIB 的特征性表现，出血量少时可无呕血，胃内容物超过 250 mL 即可呕血。短期内大量出血，呕血呈鲜红色或伴有血块；出血速度慢，呕血则多呈咖啡色或棕褐色。红细胞在肠道内被破坏后，血红蛋白与肠道内硫化物结合形成硫化亚铁，使粪便呈黑色，附有黏液而发亮，类似柏油。

2. 失血性周围循环衰竭

急性大量出血时体内循环血量迅速减少而出现周围循环衰竭，表现为头晕、乏力、心慌、心率增快、血压下降等，严重者呈休克状态。

3. 贫血及血常规变化

在出血早期，红细胞计数、血红蛋白浓度、血细胞比容可无明显下降。通常出血 3~4 小时，组织液渗入血管内，使血液稀释方才出现贫血。出血 24 小时内网织红细胞计数即可升高，停止出血后逐步降至正常。急性出血患者表现为正细胞正色素性贫血，慢性出血则表现为小细胞低色素性贫血。

4. 发热与氮质血症

发热与氮质血症可能与循环衰竭影响体温调节中枢功能有关，部分患者 24 小时内可出现低热，持续 3~5 天降至正常。血液进入肠道后，其分解产物被大量吸收，血中尿素氮浓度升高，称为肠源性氮质血症，其与循环血容量降低、肾前性肾功能不全有关。

第三节　上消化道出血鉴别诊断

一、上消化道出血与下消化道出血

1. 临床表现

上消化道出血表现为呕血和柏油样便，下消化道出血表现为暗红色血便。

2. 辅助检查

内镜是区别上消化道出血与下消化道出血的首选方法，可同时明确病因、部位及出血情况。

二、消化性溃疡与应激性溃疡

项目	消化性溃疡	应激性溃疡
起病	慢性	急性
溃疡个数	单个	多个
部位	胃窦	胃底、胃体
胃酸分泌	伴高胃酸	不伴高胃酸

三、胃溃疡与十二指肠溃疡

项目	胃溃疡	十二指肠溃疡
年龄	40～60 岁	20～40 岁
胃酸	低	高
癌变	可能	无
血型	A	O
发病率	无变化	下降

第四节 低血容量性休克的评估方法

1. 出血量的评估

病情严重程度与失血量呈正相关，消化道出血量大于 5 mL/d，粪便隐血实验呈阳性；出血量大于 50 mL/d，可出现黑便；胃内储积血量在 250～300 mL 可引起呕血。出血量小于 500 mL，则不引起全身症状；出血量大于 500 mL 可出现头晕、心悸、乏力。短期出血量大于 1 000 mL，可出现休克表现。

2. 低血容量性休克的评估

（1）临床表现：意识改变、烦渴、肢端湿冷、花斑、呼吸浅快。

（2）生命体征：呼吸频率（respiratory rate, RR）增快、心率增快、血压下降。

（3）实验室检查：血红蛋白降低、血细胞比容降低、尿比重增高。

（4）血流动力学：CVP 降低、心排血量（cardiac output, CO）降低、体循环阻力指数（SVRI）增高。

分级	失血量 /mL	血压 /mmHg	心率 /（次/分）	血红蛋白 /（g/L）	症状	休克指数
轻度	<500	基本正常	正常	无变化	头晕	0.5
中度	500～1 000	下降	>100	70～100	晕厥、口渴、少尿	1.0
重度	>1 500	收缩压<80	>120	<70	肢冷、少尿、意识模糊	>1.5

第五节 上消化道出血治疗

一、病因治疗

1. 内镜治疗

机械止血，注射组织黏合剂。

2. 介入治疗

动脉栓塞止血。

3. 药物治疗

止血过程呈高度 pH 依赖性，治疗消化性溃疡出血应维持胃内 pH 在 6.0 以上则可增加血小板凝集率、抑制纤维蛋白血栓降解。常用药物为质子泵抑制剂或 H_2 受体抑制剂。

4. 外科手术

药物、内镜、介入治疗仍无法达到止血效果，仍有危及患者生命的持续出血，需手术治疗。

二、对症治疗

1. 容量复苏

尽早开放有效的静脉通路和补充血容量，给予输液、输血治疗。输液量以维持组织灌注为目标，可输注平衡液或葡萄糖盐水，甚至胶体扩容剂，同时需注意避免因输液过多、过快而引起肺水肿。

有效血容量补充指征：患者意识恢复，四肢末端恢复温暖、红润，脉搏及血压正常，每小时尿量大于 0.5 mL/kg，中心静脉压得到改善。

输血指征：心率增快（大于 120 次/分），收缩压小于 90 mmHg 或较基础值降低且幅度大于 30 mmHg，血红蛋白小于 70 g/L。输血量应以血红蛋白在 70 g/L 以上为宜。

2. 其他治疗

其他治疗包括生命支持、取卧位、保持呼吸道通畅、避免误吸、活动性出血期间禁食。严密监测患者生命体征，观察呕血与黑便情况等。

第六节 上消化道出血停止的诊断标准

（1）呕血、柏油样便次数减少或间隔时间增加。

（2）血红蛋白和血细胞比容稳定。

（3）在不需快速输液情况下，血流动力学保持稳定。

（4）在补液和尿量足够的情况下，尿素氮无明显增高。

注意：肠鸣音和大便隐血试验不能辨别上消化道出血是否停止。

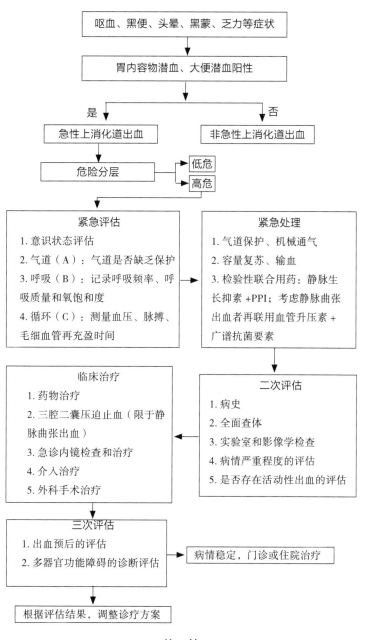

总　结

（1）上消化道出血是屈氏韧带以上部位的消化道出血。

（2）消化性溃疡是上消化道出血最常见的病因。

（3）休克指数是临床最常用的休克评估方法。

（4）内镜治疗是目前上消化道出血最重要的治疗方法。

思 考 题

（1）上消化道出血的定义是什么？

（2）上消化道出血的常见病因有哪些？

（3）消化性溃疡与应激性溃疡的鉴别方法有哪些？

（4）上消化道出血停止的判断标准是什么？

第九章 淹溺与气道梗阻

教学目标与内容：
（1）了解淹溺的临床表现；
（2）掌握淹溺的治疗原则；
（3）熟悉开放气道方法；
（4）了解人工气道建立方法；
（5）熟悉环甲膜穿刺术操作；
（6）掌握海姆立克急救法。

引 言

生活中存在多种多样的致损性因素，在特定或偶然条件下，可对人体造成严重的急性伤害，处理不及时将危及生命。因此，掌握相关的急救知识、快速对病情做出准确的判断、及时开展有效的救治，在挽救生命、减轻损伤中是极其重要的。若能有效普及相关科学知识，则可预防很多损伤的发生。

第一节 淹溺的临床表现

淹溺常发生在夏季，多见于沿海国家和地区。淹溺事故常见于儿童和青少年，是14岁以下儿童的首位致死原因。男性淹溺事故数量约为女性的3倍。

（一）定义

淹溺（drowning）指人淹没于水或其他液体中，由于液体充塞呼吸道及肺泡或反射性引起喉痉挛而发生窒息和缺氧，处于临床死亡状态。

近乎淹溺（near drowning）指在从水中救出后暂时性窒息，尚有大动脉搏动。

继发淹溺（secondary drowning）指近乎淹溺后数分钟到数日死亡。

淹没综合征（immersion syndrome）指突然浸没至少低于体温5 ℃的水中后，出现心脏停搏或猝死。

（二）发病机制

1. 干性淹溺（占10%）

在受强烈刺激（惊慌、恐惧、骤然寒冷等）后，发生喉头痉挛，引起反射性心搏骤停而导致死亡；喉头痉挛可引起气道梗阻进而发生窒息、心肌缺氧，最后心脏停搏而死亡。

2. 湿性淹溺（占90%）

湿性淹溺分为淡水淹溺和海水淹溺。本质是急性呼吸窘迫综合征（ARDS）。表现为肺泡表面活性物质减少、肺顺应性下降、肺泡表面张力增加、肺泡容积急剧减少、肺泡塌陷萎缩、呼吸膜破坏、发生通气、血流比例失调。出现广泛肺水肿或微小肺不张。

（1）淡水淹溺：淡水较血浆或其他体液渗透压低，进入人体后迅速被吸收到血液循环中，使血容量增加、血液稀释，致低钠、低氯、低蛋白血症，组织细胞水肿；红细胞血管内溶血出现高钾血症和血红蛋白尿，导致急性肾衰竭、心室颤动。

（2）海水淹溺：海水含钠量是血浆的3倍以上，较血浆或其他体液渗透压高。吸入的海水较淡水在肺泡内停留时间长，不能被吸收到血液循环中。血液中的水进入肺泡腔，产生肺水肿、肺内分流，减少气体交换，出现低氧血症。

项目	海水淹溺	淡水淹溺
血液总量	减少	增加
血液性状	浓缩明显	稀释显著
红细胞损害	很少	大量
血浆电解质变化	钠、钙、镁、氯离子增加	钾离子增加，钠、钙、氯离子减少
心室颤动	极少发生	常见
主要致死原因	急性肺水肿、急性脑水肿、心力衰竭	急性肺水肿、急性脑水肿、心力衰竭、心室颤动

（三）临床表现

（1）面部肿胀、结膜充血、口鼻腔充满血性泡沫、皮肤黏膜青紫、肢体湿冷、烦躁不安或神志不清、呼吸不规则。

（2）肺部听诊可闻及啰音、心音弱而不整。

（3）从淹溺至临床死亡一般为5～6分钟。

（4）淡水淹溺者出现血液稀释和溶血，海水淹溺者出现血液浓缩和高钾血症。

第二节　淹溺的治疗原则

1. 淹溺生存链

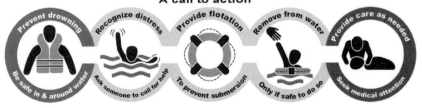

2. 现场救治

保持气道通畅：清除口腔、气道异物，维持有效通气；必要时采用鼻面罩或气管插管，使用呼吸球囊或呼吸机进行呼吸支持；心搏骤停时立即给予心肺复苏。维持有效循环：淡水淹溺者选用 0.9%～3.0% 氯化钠液静滴，海水淹溺者选用 5% 葡萄糖液静滴。其他对症处理。

3. 高级生命支持

密切观察 24～48 小时，预防 ARDS；供氧，吸入高浓度氧或高压氧治疗；复温；脑复苏。处理并发症：对合并惊厥、心律失常、低血压、肺水肿、ARDS、急性消化道出血、电解质紊乱和代谢性酸中毒者进行相应治疗。

第三节 开放气道方法

开放气道一般指保持上呼吸道的通畅，声门以上的气道即为上呼吸道，开放气道是急救的基本技术之一。保持气道的开放是维持呼吸通畅、吸氧、辅助和控制呼吸的前提。首先应保持口腔无异物和分泌物；用手清理时应注意防止被患者咬伤。

方法：仰头提颏法、仰头拉颌法、仰头抬颈法、建立人工气道（口或鼻咽通气管、喉罩、气管插管）、环甲膜穿刺、气管切开。

仰头提颏法：患者取平卧位，抢救者站在患者一侧，将一只手置于患者的前额部，用力使之后仰，另一只手的示指和中指置于下颌骨，使下颌角、耳垂连线与地面垂直。

仰头拉颌法：适用于怀疑有颈椎外伤的患者。其方法是患者取平卧位，抢救者站在患者头顶侧，两手拇指置于患者口角旁，其余四指托住患者下颌部位，在保证头部和颈部固定的前提下，用力将患者的下颌提起，使下齿高于上齿。

仰头抬颈法：患者取平卧位，抢救者站在患者一侧，将一只手置于患者的前额部，用力使之后仰，另一只手托住颈部。

第四节 人工气道建立方法

1. 口或鼻咽通气管

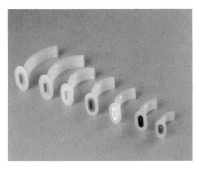 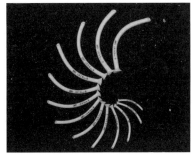

2. 喉罩

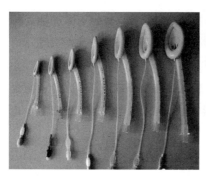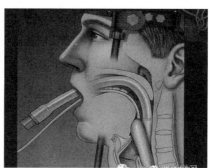

3. 气管插管

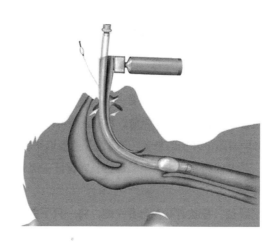

第五节　环甲膜穿刺术操作

1. 适应证

急性上呼吸道梗阻、喉源性呼吸困难（如白喉、喉头水肿等）、头面部严重外伤，以及气管插管等用于有禁忌或病情紧急来不及行气管切开术而需快速开放气道的患者。

2. 禁忌证

活动性出血，有出血倾向，喉部、环甲膜以下的气道梗阻。

穿刺针：在无专门的环甲膜穿刺针或暂时找不到环甲膜穿刺针时，可选用79号注射针头或用于通气的粗针头，接无菌注射器进行操作。穿刺针有以下几种类型。

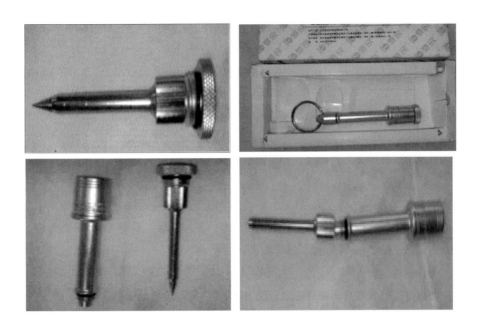

环甲膜穿刺术穿刺步骤：①去枕平卧；②垫肩；③头部后仰；④定位，甲状软骨与环状软骨之间正中处凹陷位；⑤局部常规消毒；⑥固定注射器于垂直位置，注入2%利多卡因溶液1 mL，然后迅速拔出注射器；⑦左手示指和中指固定环甲膜处的皮肤，右手持注射器垂直刺入环甲膜（到达喉腔时有落空感，回抽注射器有空气抽出）；⑧穿刺点用消毒干棉球压迫片刻。

皮肤至环甲膜内面黏膜的厚度为（4.0±0.5）mm，环甲膜穿刺时穿刺针透过皮肤5 mm可进入气管内。气管直径：男性12～15 mm，女性10～13 mm。

注意事项：①针头拔出以前应防止喉部上下运动，否则容易损伤喉部的黏膜；②避免损伤环状软骨，以免术后引起喉狭窄；③环甲膜穿刺术作为一种应急措施，穿刺针留置时间不宜过长（一般不超过24小时）；④如遇血凝块或分泌物阻塞穿刺针头，可用注射器注入空气，或用少许生理盐水冲洗，以保证其通畅。

第六节　气道梗阻与海姆立克急救法

气道梗阻是常见的意外事件。就餐时突发死亡，之前往往被认为是心源性猝死，称为"咖啡厅冠心病"。直到1963年，尸体解剖才证实窒息是此类患者死亡的原因。对于严重气道梗阻，最有效的治疗方法是现场急救。

（一）气道梗阻原因

1. 老年人

（1）咳嗽反射动作迟缓（进食时）。

（2）进食时说笑。

（3）吃大块食物（如鸡块、排骨、鲍鱼），速度太快，咀嚼不全，吞咽过猛。

2. 婴幼儿

（1）好发于3岁以下，口中含物说话、哭笑、打闹。

（2）剧烈活动时，口含物很容易被吸入气管，引起气管阻塞。

（二）气道梗阻的分型

1. 不完全阻塞

患者可以咳嗽或咳嗽无力，喘息，呼吸困难，吸气时可以听到高调声音，皮肤、甲床、口唇、面色发绀。

2. 完全阻塞

较大的异物完全堵住喉部或气管，患者面色青紫，不能说话、不能咳嗽、不能呼吸，很快发生窒息，失去知觉，呼吸、心跳停止。

（三）特殊表现

当发生梗阻时，患者常常不由自主地表现为双手呈"V"形紧贴于颈前喉部，表情痛苦。

（四）救治

1. 气道不完全梗阻

（1）如果患者呼吸尚好，救助者不需要做任何处理，尽量鼓励患者咳嗽，自行将异物排出。

（2）要守护在患者身边，注意观察病情。

（3）如果梗阻持续存在，将患者快速送往医院。

2. 气道完全梗阻

（1）完全梗阻的表现：不能说话、不能咳嗽、不能呼吸。

（2）通过询问"你被噎住了吗？能说话吗？"，了解患者能否咳嗽和说话，如果不能应采取腹部冲击法（海姆立克急救法）进行急救。

（五）海姆立克急救法

海姆立克急救法是1974年由美国医生亨利·海姆利希（Henry Heimlich）发明的。原理：利用突然冲击腹部的压力，使膈肌抬高，使肺部残留空气形成一股向上的气流，这股气流具有冲击性、方向性，它会快速冲入气管，从而将异物排出。

1. 立位腹部冲击法

立位腹部冲击法适用于青年清醒患者。抢救者站在患者背后，用两手臂环绕患者的腰部；一手握空心拳，拇指侧顶住患者腹部正中线肚脐上方两横指处、剑突下方；用另一手包住拳头，快速向内、向上挤压冲击患者的腹部；频率约每秒一次，直至异物排出或患者失去反应。

2. 仰卧位腹部冲击法

仰卧位腹部冲击法适用于昏迷患者。平卧，抢救者面对患者，骑跨在患者的髋部；一手置于另一手上，将下面一手的掌根放在患者胸廓下脐上的腹部，借助身体重量，快速冲击患者的腹部，直至异物排出。

3. 婴儿急救法

抢救者取坐位或单膝跪地，将婴儿俯卧于抢救者一侧手臂上，手要托住婴儿头及下颌，头部低于躯干；将前臂靠在膝盖或大腿上；用另一手掌根部向前下方用力叩击婴儿背部肩胛之间，每秒一次，拍打5次；然后，用手固定头颈部，两前臂夹住婴儿躯干，小心将其翻转呈仰卧位，翻转过程中，保持婴儿头部低于躯干；用两指快速、有冲击性地按压婴儿两乳头连线正下方5次，每秒一次；然后，反复进行，直至异物清除或婴儿失去反应。

总　结

（1）淹溺分为干性淹溺和湿性淹溺。
（2）保持气道的开放是维持呼吸通畅、吸氧、辅助和控制呼吸的前提。
（3）严重气道梗阻，最有效的治疗方法是现场急救。

思 考 题

（1）淹溺的分类有哪些？
（2）开放气道方法有哪些？
（3）环甲膜穿刺部位是哪里？
（4）气道梗阻的常见原因是什么？

第十章 多发伤

教学内容与目标：
（1）掌握多发伤的定义；
（2）熟悉多发伤的评估方法；
（3）熟悉多发伤的诊断标准；
（4）掌握多发伤的救治原则；
（5）掌握损伤控制外科。

引 言

创伤急救是急危重症的重要组成部分，提高急救反应能力和救治水平，可以提高伤员存活率，减少伤残率。创伤急救能力也是一家医院整体诊疗水平的具体反映。创伤是机械性致伤因素作用于人体所造成的组织结构完整性的破坏或功能障碍。根据致伤因素、受伤部位、皮肤完整性及伤情轻重情况可确定创伤类型。严重创伤可以引起全身反应，局部表现有伤区疼痛、肿胀、压痛，骨折脱位时可有畸形、功能障碍，还可能导致致命性大出血、休克、窒息及意识障碍。因此，我们需要提高创伤的抢救能力，最大限度地减少伤残率。

第一节 多发伤的定义

多发伤（multiple injury）是指机体在同一机械致伤因素作用下，同时或相继遭受两种以上解剖部位或器官的较严重损伤，至少一处损伤危及生命或并发创伤性休克。我国将损伤严重度评分（injury severity score, ISS）≥16的称为严重多发伤。多发伤区别于以下几个概念。

（1）多处伤：同一解剖部位或脏器有两处以上的损伤。如一个肢体有两处以上的骨折，一个脏器有两处以上的裂伤，包括腹部肝脾损伤、小肠多处穿孔、上肢多处弹片伤、体表多处裂伤等。

（2）多系统伤：多个重要生命系统（如神经、呼吸、循环、消化、泌尿、内分泌等）同时发生损伤，严重创伤，特别是多发伤，常表现为多系统伤，如严重肺损伤合并大血管伤。创伤分类统计时，一般不作为专门的分类词应用。

（3）联合伤：同一致伤因素引起的两个相邻部位的连续性损伤，常见的有胸腹联合伤、眶颅联合伤等。狭义的联合伤是指胸腹联合伤，胸腹两个解剖位置仅以膈肌相隔，腹部伤是否累及胸部或胸部伤是否累及腹部往往存在诊断困难。而广义上的联合伤亦称多发伤。

（4）复合伤：两种或两种以上致伤因素同时或相继作用于人体而造成的损伤。如原子弹爆炸产生物理、化学、高温、放射等因子所引起的创伤是典型的复合伤。

第二节 多发伤的评估方法

当我们救治多发伤的患者时，需要系统、全面地检查，勿要"一叶障目"，致使漏诊更严重的脏器损伤，危及患者的生命。

1.APACHE Ⅱ

急性生理学和慢性健康状况评价Ⅱ（acute physiology and chronic health evaluation, APACHE Ⅱ）简便可靠、设计合理、预测准确，目前使用最为普遍，已被广泛用于危重患者的病情分类和预后的预测。它可以对患者的病情做出定量的评价，分值越高，表示病情越重，预后越差，病死率越高。它包含急性生理评分、慢性健康评分和患者年龄评分，评分范围是 0～71 分。急性生理评分包含 12 项生理指标，记录各个指标在患者进入 ICU 后最初 24 小时内的最差值（最高值或最低值），分别评分，并取分值高者。格拉斯哥昏迷量表（Glasgow coma scale, GCS）、年龄也计入 APACHE Ⅱ 评价总分中。

睁眼反应	计分	言语反应	计分	运动反应	计分
自动睁眼	4	回答正确	5	遵嘱运动	6
呼唤睁眼	3	回答错误	4	刺痛定位	5
刺痛睁眼	2	语无伦次	3	刺痛躲避	4
不能睁眼	1	只能发音	2	刺痛肢屈	3
		不能发音	1	刺痛肢伸	2
				不能活动	1

2.ISS 评分

1974 年，约翰·霍普金斯大学贝克斯（Bakes）等人创立了损伤严重度评分。ISS 为身体 3 个最严重损伤区域的最高简明损伤定级（abbreviated injury scale, AIS）分值的平方和。ISS＜16 为轻伤，ISS≥16 为重伤，ISS≥25 为严重伤。

第三节 多发伤的诊断标准

多发伤可发生在身体的任何部位，因此在不耽误必要抢救时机的前提下，要求以简便的诊断方法，在最短的时间内，明确患者是否存在致命性伤害。诊断标准包括以下几点。

（1）简要询问病史，了解伤情。

（2）监测生命指征，判断有无致命伤。

（3）按 CRASH PLAN 原则检查，以免漏诊。

CRASH PLAN 原则：C——心脏（cardiac）、R——呼吸（respiration）、A——腹部（abdomen）、S——脊柱（spine）、H——头部（head）、P——骨盆（pelvics）、L——四肢（limbs）、A——动

脉（arteries）、N——神经（nerves）。

（4）辅助检查

①穿刺：简便、快速、经济、安全，准确率达90%，为胸腹创伤首选方法。

②腹腔灌洗：简便，可在床边进行，阳性率达95%，可反复进行，用于腹部创伤。

③X线：简便、经济，为骨关节伤的首选方法。

④B超：简便，可在床边进行，主要用于腹部创伤。

⑤CT：可以定性实质性脏器损伤，对颅脑、胸腹创伤意义较大。

⑥内镜、血管造影、磁共振成像（magnetic resonance imaging，MRI）等。

第四节　多发伤的救治原则

多发伤常由交通事故或爆炸引起，伤员常成批出现。现场抢救原则：在现场做简单处理和简易分类，确保伤员呼吸道通畅，控制进行性大出血，然后再转运。

具体救治原则包括以下几点。

（1）首先应迅速判断伤员有无威胁生命的征象，如果患者出现危及生命的情况，应施以心肺复苏、抗休克治疗。具体包括以下6点内容。① Airway：查看患者的呼吸道情况，保持气道通畅。② Breath：查看患者的呼吸情况，是否有通气不良、胸廓是否对称、呼吸音是否减弱，注意有无张力性气胸、开放性气胸及连枷胸。③ Circulation：查看患者的循环情况，观察是否有休克。④ Disability：神经系统情况。⑤ Exposure：充分暴露，全面系统查体。⑥ Fracture：查看患者有无骨折情况。

（2）现场可触及动脉搏动，根据具体的动脉搏动部位与血压的相关性，判断患者血压的大致情况。具体估算方法如下：触及脉搏部位估计最低血压，颈动脉60 mmHg，股动脉70 mmHg，桡动脉80 mmHg。

（3）化验及特殊检查：首先进行简单、可靠的检查，如立即查血常规、血型和交叉配血，进行胸腔穿刺、腹腔穿刺，再根据需要进行电解质、肝肾功能、动脉血气分析等检查。如果患者情况允许，可以搬动，则进行X线检查、超声检查、CT检查等。如果患者病情危重，血压、呼吸不稳，则不宜搬动患者，应做床旁拍片和床旁B超检查。

（4）急救顺序："VIPC"，即 V（ventilation）——保持呼吸道通畅，I（infusion）——输液、输血扩充血容量，P（pulsation）——心功能监测，C（control bleeding）——控制出血。

（5）多发伤的手术处理顺序：多发伤患者具有两个以上需要手术的部位时，顺序选择合理与否是抢救能否成功的关键。多发伤抢救手术的原则是在充分复苏的前提下，用最简单的手术方式，以最快的速度修补损伤的脏器，减轻伤员的负担，降低手术危险性，挽救伤员生命。

（6）手术后的监测与处理：严重多发伤经手术后，治疗并没有结束。术后还必须进行严密监测，积极支持各脏器的功能，否则可能会导致患者的伤情恶化，甚至死亡。手术后，应将患者送入ICU病房，进行全面监测和分析治疗，防止严重并发症的发生，尤其是感染和多器官功能障碍综合征（MODS）。

第五节 损伤控制外科

损伤控制外科（damage control surgery, DCS）是指对严重创伤患者进行阶段性修复的外科策略，旨在避免严重创伤患者生理潜能的耗竭，避免"死亡三联征"（体温不升、酸中毒和凝血障碍）的出现，避免损伤因素的相互促进而导致不可逆的病理过程，其目的在于有效降低严重创伤患者的死亡率。原则是"先救命，后治病"。

一、死亡三联征

1. 低体温

由于受损机体产能减少，开腹后大量的热能逸散，以及大量输血、输液等抢救性治疗，加之多数医生容易忽视手术室升温、患者躯体保温、输注液体及腹腔冲洗液加温等环节，故严重损伤患者普遍存在低体温的情况。体温过低将导致全身细胞代谢障碍、心律失常、心输出量减少，促使氧离曲线左移而降低组织间氧的释放，影响凝血功能。

2. 凝血异常

体温过低的患者，机体凝血过程的各环节都受到不良影响。研究显示，体温每下降1℃，患者的凝血酶原时间（PT）和活化部分凝血活酶时间（APTT）均显著延长。

3. 代谢性酸中毒

大量出血及广泛的组织间渗液、持续的低灌注和继发性"氧债"，导致细胞代谢从有氧状态向无氧状态过渡，产生大量的酸性代谢产物使伤员代谢性酸中毒。

二、损伤控制性手术

以腹部多脏器损伤或伴有腹部严重伤的多发伤为例，损伤控制性手术分为以下3个阶段。

1. 初步复苏

初步复苏的同时进行止血和污染控制手术，且强调快速、简单、有效。控制出血可采用的方法有结扎、侧壁修补、纱布填塞、血管腔外气囊压迫、暂时性腔内转流或置入支架。控制污染可采用对破裂肠管进行快速修补（如荷包缝合）、断端结扎或用U形钉钉合、置管引流。快速关闭腹腔，可连续缝合腹壁全层或仅缝合皮肤。有张力不易关闭者，可用人工生物材料（如聚丙烯网），或用剪开的3 L输液袋或集尿袋覆盖缺损处，以便边缘与腹壁缝合。

2. ICU复苏

恢复组织灌注；充分的呼吸支持，纠正低氧血症；复温；纠正酸中毒；纠正凝血障碍。

3. 计划性再手术

第一次手术后24～48小时是实施第二次（计划性）手术的最佳时机。虽然此时伤员情况尚不如人意，但若拖延过久，病情将更趋恶化，比如全身炎症反应综合征加重，可能出现MODS，感染发生的概率急剧升高，这些都会对预后产生负面影响。

总 结

（1）多发伤是指机体在同一机械致伤因素作用下，同时或相继遭受两种以上解剖部位或器官的较严重损伤，至少一处损伤危及生命或并发创伤性休克。

（2）重症评分系统，合理应用。

（3）CRASH PLAN 原则。

（4）损伤控制外科原则为"先救命，后治病"。

思 考 题

（1）什么是多发伤？

（2）多发伤的治疗原则是什么？

（3）如何避免多发伤漏诊？

第十一章 营养治疗

教学目标与内容：
（1）熟悉重症患者的营养代谢特点；
（2）了解重症患者营养代谢紊乱的机制；
（3）掌握重症患者营养代谢紊乱的影响因素；
（4）了解营养治疗的现状；
（5）掌握营养治疗的实施方法；
（6）熟悉肠内营养并发症的预防。

引 言

应激发生时，有两只手在扼杀患者：一只是直接损伤，即组织缺损、肢体残疾，直至扼杀生命；另一只是间接损伤，即心理创伤。应激发生时，机体代谢也会发生改变，如炎性介质的释放、无用底物的循环、体温升高和蛋白质转化率升高，患者能量消耗增加20%～50%。关注营养治疗并付诸实施，将有利于改善重症患者的临床结局。

第一节 重症患者的营养代谢特点

营养代谢改变往往被忽视，通常在损伤后8～12小时不会被观察到，直至患者度过低潮期，进入高代谢期，能量消耗的增加才明显。其特点如下：高能量代谢——能量消耗和需求均增加；高分解代谢——组织成分丢失，表现为负氮平衡；糖耐受性降低——对糖负荷的反应类似于糖尿病。

营养治疗不仅是"支持"疗法，而且是有效的"治疗"，可以改善患者预后。营养底物的补充需注意种类、途径、总量和如何降低并发症发生率。营养治疗有利于代谢紊乱的纠正，降低其并发症的方式有控制血糖波动、使用特殊营养剂等。

第二节 重症患者营养代谢紊乱的机制

营养分解代谢激素包括皮质激素、高血糖素、胰岛素。下丘脑分泌促肾上腺皮质激素释放因子，使垂体前叶分泌促肾上腺皮质激素，肾上腺髓质分泌儿茶酚胺，进而刺激肾上腺皮质、垂体前叶和胰腺分泌皮质激素、高血糖素和胰岛素。皮质激素、儿茶酚胺的增高与损伤程度呈正相关。

营养代谢紊乱的表现有：伤势越重，能量消耗越多；重型颅脑损伤的代谢率为120%～170%；糖耐量下降，急性期蛋白增加；高代谢反应在损伤后3～5天达到高峰。

第三节　重症患者营养代谢紊乱的影响因素

高代谢反应是机体的自我保护机制，白细胞介素 -1 可以刺激前列腺素 E 和骨髓粒细胞增生，从而引起急性期反应；高代谢反应虽能暂代偿机体对能量的需求，但如不及时、适当地补充，将导致营养不良，由此导致体重下降、伤口不愈合、甚至伤残和死亡。目前，评价营养状态的指标有传统炎症指标，白蛋白、淋巴细胞总数，前白蛋白，转铁蛋白，视黄醇结合蛋白，等等。

其他重症患者营养代谢紊乱的影响因素包括以下几点。

（1）清醒程度：GCS 评分 4～5 分者，能量消耗平均 168%±53%；GCS 评分 6～7 分者，能量消耗平均 129%±31%；脑死亡者能量消耗并不高。

（2）体温：每增加 1 ℃，能量消耗增加 45%。

（3）活动：强直患者约增加 20% 的能量消耗。

（4）食物：饮食以糖为主时，增加代谢消耗小于 10%；饮食以蛋白质为主时，增加代谢消耗小于 17%。

（5）药物：类固醇激素增加尿氮排泄量，升高血糖与剂量有关；镇静药、麻醉药和 β-受体阻滞剂降低代谢消耗。

（6）治疗：气管切开、气管插管、导管放置均增加代谢消耗，机械辅助呼吸同步时可降低代谢消耗。

（7）感染：增加患者的代谢消耗。

第四节　营养治疗的现状

1986 年，周绮思行全小肠切除术，术后行全静脉营养治疗，其营养治疗 2 000 mL/d，共持续 30 年，创下吉尼斯世界纪录，在此期间还孕育了一胎。

营养治疗的种类有以下四种。

（1）三大营养物质：碳水化合物生理能量为 4.0 kcal/g，脂肪生理能量为 9.0 kcal/g，蛋白质生理能量为 4.0 kcal/g。非蛋白质热卡（non-protein calorie, NPC）是指由糖类、脂肪产生的热量。蛋白质若用于供给能量，不仅损失其组织修复和生理调节的功能，而且会因尿素等含氮化合物的形成而增加机体额外的能量消耗。因此，为充分发挥蛋白质的效用，必须供给充分而来源平衡的氮源。

（2）维生素：组织呼吸与能量生成；自由基的捕获，防止过氧反应，延缓衰老；三大物质的代谢；药物代谢；机体的免疫功能，抗肿瘤作用。

（3）微量元素：蛋白质的合成及功能的稳定，营养物质的代谢，酶的催化活性，神经传导，肌肉运动。

（4）膳食纤维：促进胃肠道动力、维护肠道结构和屏障功能、增加肠道正常菌群、减少腹泻发生、延缓血糖波动、减少便秘。

第五节　营养治疗的实施方法

一、营养治疗途径的选择原则

尽可能采用肠内营养，肠内营养可起到以下作用：①生物屏障可维持肠道固有菌群的正常生长；②机械屏障可维持肠黏膜细胞的正常结构；③化学屏障有助于肠道细胞正常分泌 IgA；④免疫屏障可刺激胃酸及蛋白酶分泌。最大限度地采用肠内营养的原则是：①根据病情选择合理的肠内营养途径；②能用多少肠道就用多少肠道。

肠内营养喂养方式有经胃营养和经空肠营养。置管方式有经鼻盲插置管和手术置管，经鼻盲插置管适合大部分重症患者，其创伤小，但需有经验的医护或通过 X 线确定其位置。手术置管放置位置更确切，但需术中或内镜下放置，对于需长期管饲喂养者，可选经皮内镜下胃造口置管或空肠置管、外科空肠造口置管等。尽快过渡到肠内营养：在肠道功能允许的情况下，提倡早期肠内营养（24～48 小时）；当肠内营养不能满足 60% 的总热量和蛋白质需求时，给予补充性肠外营养。

临床上我们还需要关注以下问题。肠鸣音是启动肠内营养的必要条件吗？5%GNS 是否可以促进肠道蠕动？胃潴留量是否需要常规监测？

二、营养治疗的总量

人体每日基本热量需求为 25～35 kcal/kg，危重患者急性期可给予允许性低热卡 20～25 kcal/kg。肠外营养治疗时，碳水化合物一般占非蛋白质热量的 50%～60%；脂肪补充量一般为非蛋白质热量的 40%～50%，摄入量可为 1～1.5 g（kg/d），应根据血脂廓清能力进行调整，脂肪乳剂应均匀缓慢输注；蛋白质一般以氨基酸作为肠外营养蛋白质补充的来源，重症患者肠外营养时蛋白质供给量一般为 1.2～1.5 g（kg/d），相当于 0.20～0.25 g（kg/d），热氮比（100～150）kcal∶1 g N。虽然大多数研究均提示积极的营养代谢治疗能够改善氮平衡和热卡平衡，并能增加免疫功能，但均未能取得正氮平衡和热卡平衡。研究显示，与正常热量组相比，重症患者在 ICU 前 7 天进行低热量喂养时，院内感染发生率较高，而胰岛素需要量和胃肠不耐受发生率较低。

第六节　肠内营养并发症的预防

一、肠内营养并发症

并发症有返流、误吸、腹泻、腹胀、高血糖、电解质紊乱。

二、肠内营养并发症的预防措施

1. 床头抬高

床头抬高至少 30°，是呼吸机相关性肺炎（ventilator-associated pneumonia, VAP）集束化方案的核心内容，可有效降低返流、误吸的发生率。但是目前床头抬高达标率仅为 17.97%，如何提高医护人员床头抬高依从性，同时又不增加工作量，是急需解决的问题。

2. 腹泻

减少下列危险因素，可降低腹泻的发生率。

(1）药物因素：抗生素、H_2受体阻滞剂、高渗性药物。
(2）营养不良：小肠绒毛数目和高度减少，刷状缘水平降低使小肠吸收力下降。
(3）饮食因素：饮食中的乳糖、脂肪、纤维素含量及渗透压。
(4）细菌污染：配制、输送、室温下时间过长等。

3. 腹胀

高浓度、高脂肪食物易致腹胀。药物，肠麻痹，其他疾病（如胰腺炎、营养不良、糖尿病和迷切术后），输注溶液的速度、浓度和温度等对腹胀均有所影响。因此，肠内营养液输注的要求：速度宜匀速，由慢到快，逐渐加快；浓度由低到高；加温输注；等等。

4. 其他并发症

其他并发症有高血糖、电解质紊乱。处理方法如下：高血糖的处理方法是选择合适的肠内营养制剂、规范胰岛素治疗；电解质紊乱的处理方法是纠正腹泻、补充钾钠等来调节内环境。

三、血糖变异度

应激性高血糖的发生与机体应激的反应强度有关，不同研究群体的原发病、既往史、并发症和治疗手段均可能是血糖水平和死亡率相关的混杂因素。目前，认为严格控制血糖，显著增加低血糖的发生，可能与不同研究群体的血糖变异度不同有关。

血糖变异度指标包括血糖差值、标准差、血糖变异系数和平均血糖漂移幅度，体现了单位时间内血糖变异情况不依赖于血糖水平而存在，可以更好地反映血糖波动。

$$GLUcv = GLUsd \times 100/GLUave$$

$$MAGE = \Sigma（两次血糖差值的绝对值/血糖间隔时间）/（血糖监测次数 - 1）$$

研究显示，高血糖水平和高血糖变异度是成人复杂腹腔感染患者预后不良的重要因素；转入ICU时，GLUadm是预测不良预后的良好指标。同时，也提出了下述问题：高血糖发生时，单次推注短效胰岛素的疗效是否优于持续泵入。

四、肉毒碱的生理意义

肉毒碱主要来源于食物，小部分通过自身合成。人体所需要的左旋肉毒碱约75%是从食物中摄取的，人体合成肉毒碱的主要场所是肝脏，合成的肉毒碱以游离或脂酰化的形式分布到全身。肉毒碱浓度下降的原因：重症患者肉毒碱摄入不足，重症患者肉毒碱合成能力下降，重症患者肉毒碱消耗及排泄增多，与重症患者疾病严重程度呈正相关。肉毒碱在肠道中对长链脂肪酸的消化、吸收存在影响，重症患者脂肪消化、吸收障碍，饮食脂肪耐受差，只能耐受低脂或无脂饮食，可能与肉毒碱缺乏相关。肠道吸收功能是外源性摄入肉毒碱的关键环节，而肠道是应激、创伤、休克发生器官功能损害的重要靶器官，血清肉毒碱浓度既可评估病情危重程度，也可以预测肠道功能的变化。

五、特殊营养剂

1. 谷氨酰胺

谷氨酰胺具有重要的免疫调节作用，它是淋巴细胞分泌、增殖及其功能维持所必需的成分。它维持肠道屏障的结构及功能。谷氨酰胺是肠道黏膜细胞代谢必需的营养物质，对维持肠道黏膜上皮结构的完整性起到十分重要的作用。尤其是在烧伤、外伤、感染、疲劳等严重应激状态下，肠道黏膜上皮细胞内谷氨酰胺会很快耗竭。当肠道缺乏食物、消化液等的刺激或缺乏谷氨酰胺时，肠道黏膜的萎缩，绒毛变稀、变短，甚至脱落，隐窝变浅，肠黏膜通透性增加，肠道免疫功能受损。临床实践证明，肠外途径提供谷氨酰胺可有效防止肠道黏膜萎缩，保持正常的肠道黏膜重量、结构及蛋白质含量，增强肠道细胞活性，改善肠道免疫功能，减少肠道细菌及内毒素的易位。谷氨酰胺强化的营养支持具有改善机体代谢、氮平衡、促进蛋白质合成、增加淋巴细胞总数的功能。谷氨酰胺在促进蛋白质代谢中有积极作用。

2. 精氨酸

精氨酸对免疫功能有多重作用，包括内分泌、旁分泌和自分泌机制。精氨酸具有的免疫刺激特性是疾病或受伤治疗的辅助剂。它对肿瘤、烧伤、脓毒症、糖尿病患者和年老体弱、免疫减弱者的免疫功能有积极调节作用。精氨酸是合成 NO 的唯一底物。NO 能调节机体免疫，对免疫细胞及其细胞表达的免疫因子都有影响，在维持血管紧张性、减少胃肠道黏膜的损害中起到了一定的作用。

3. Ω-3 脂肪乳

Ω-3 脂肪乳也叫鱼油脂肪乳，作为辅助治疗型药物的调节重症患者的炎症反应，有降低炎症反应程度、维持或重建内环境的稳定的作用。

总　结

（1）重症患者普遍存在高能量代谢、高分解代谢、糖耐受性降低症状。
（2）营养治疗是重症患者的基础治疗。
（3）肠内营养是重症患者营养治疗的首选方案。
（4）应关注肠内营养并发症及预防。

思 考 题

（1）重症患者营养代谢紊乱的机制是什么？
（2）重症患者营养代谢紊乱的影响因素是什么？
（3）重症患者肠内营养的途径选择有哪些？
（4）肠内营养并发症有哪些？

第十二章 多器官功能障碍综合征

教学目标与内容：
（1）了解 MODS 定义发展史；
（2）掌握 MODS 定义；
（3）熟悉 MODS 发病机制；
（4）熟悉 SOFA 评价；
（5）了解 MODS 治疗进展；
（6）掌握 MODS 的预防。

引 言

多器官功能障碍综合征是急危重症患者最主要的死亡原因。多器官功能障碍综合征发病机制复杂，与促炎/抗炎平衡失调、肠道细菌/毒素移位、缺血再灌注损伤有关。早期识别并干预多器官功能障碍综合征将有利于改善急危重症患者预后。

第一节 MODS 定义发展史

第一次世界大战期间，失血性休克和感染是严重创伤的首要死因。朝鲜战争、越南战争阶段，单器官衰竭成为严重战伤和创伤复苏后的主要死因。1973 年，蒂尔尼（Tilney）将其描述为序贯性系统衰竭（sequential system failure）。1975 年，鲍尔（Baue）提出进行性序贯性多系统器官衰竭（progressive sequential multiple system organ failure）。1976 年，博德（Border）首次使用了多器官系统衰竭（multiple system organ failure，MSOF）的名称。1977 年，爱森曼（Eiseman）又将其定义为多器官衰竭（multiple organ failure，MOF）。直至 1991 年，美国胸科医师学会和危重病医学会将其正式命名为多器官功能障碍综合征（multiple organ dysfunction syndrome，MODS）。1995 年我国正式采纳 MODS 的命名。

战争与医学如同致命的伙伴，战争导致人员伤亡的同时也促进了医学的发展。20 世纪初至 20 世纪 70 年代称为前 MOF 时代。第一次世界大战期间，休克和感染是首要死因。随着医学的进步与发展，在朝鲜战争、越南战争前后，创伤后急性肾功能衰竭、创伤后急性呼吸衰竭成为救治患者的主要难题。人们逐渐意识到序贯性系统衰竭，或者说进行性序贯性多系统器官衰竭，才是严重威胁重症患者生命健康的"杀手"。随着 1989 年全身感染综合征和 1991 年 MODS 的提出，SIRS 和 MODS 的关系日渐显露：SIRS 是 MODS 的必经之路，MODS 是 SIRS 的发展结果。

第二节 MODS 定义

多器官功能障碍综合征（multiple organ dysfunction syndrome, MODS）是指机体受到严重感染、创伤、烧伤等打击后，同时或序贯发生 2 个或 2 个以上器官功能障碍以致衰竭的临床综合征。

无论是由感染性因素还是非感染因素引起的，均具有相似的病理生理过程。

MODS 通常以呼吸系统受累最为常见，也是最早出现的；其次为循环系统、肝脏、胃肠道、肾脏；也存在中枢神经系统、血液系统等其他系统及器官受累的情况。

第三节 MODS 发病机制

MODS 发病机制复杂，确切的发病机制尚不明确，目前认可度较高的发病机制包括促炎/抗炎平衡失调、肠道细菌/毒素移位、缺血再灌注和自由基损伤、二次打击学说、基因多态性。

1. 促炎/抗炎平衡失调

美国胸科医师协会和危重病医学协会（ACCP/SCCM）共同商议，将全身炎症反应综合征（systemic inflammatory response syndrome, SIRS）定义为：任何致病因素作用机体时所引起的全身炎症反应。

符合以下 2 个或 2 个以上条件即可诊断为 SIRS：①体温（temprature, T）>38 ℃或 <36 ℃；②心率（heart rare, HR）>90 次/分；③ RR >20 次/分或 $PaCO_2 <32$ mmHg；④白细胞（white blood cell, WBC）$>12\,000$ /L 或 $<4\,000/\mu L$，或未成熟细胞 $>10\%$

全身炎症反应综合征（SIRS）期是指感染或非感染病因作用于机体，刺激宿主免疫系统，释放体液和细胞的炎症介质，从而引起一种全身性炎症反应的临床综合征。代偿性抗炎症反应综合征（CARS）期是指创伤、感染等因素作用于机体时，体内释放抗炎介质过量而引起的免疫功能降低及对感染的易感性增高的内源性抗炎反应综合征。感染、创伤等促进炎症反应，能引起炎性细胞活化，释放促炎生物活性物质 TNF-α、PAF、IF-1、IF-6；同时机体也能产生内源性抗炎物质 IF-4、IF-10、TGF-β、PGE2、NO。大量炎症介质瀑布样释放，内源性抗炎介质不足以抵消其作用从而导致 SIRS，而内源性抗炎介质释放过多则表现为另一极端，即 CARS。

感染、细菌或毒素刺激机体并产生全身性炎症反应，包括 SIRS、CARS、MARS。通过对感染灶的引流或抗生素的使用，随病程发展可能呈现两种结局：①机体细菌有效清除，感染得以控制，炎症反应逐渐受到局限，最终康复；②感染难以控制，或细菌、感染在一定程度上得以清除和控制，但炎症反应仍处于失控状态，打击远隔器官，发生 MODS。过度炎症反应与免疫抑制贯穿 MODS 发展始末。

2. 肠道细菌/毒素移位

米金斯（Meakins）和马歇尔（Marshal）提出，肠道是机体最大的细菌和毒素库，临床和实验研究证实肠道是 MODS 发生的始动器官，也是 SIRS 的靶器官。

严重创伤、休克、缺血再灌注损伤、外科手术应激等均可导致肠屏障功能障碍，导致肠道细菌或毒素移位，进入体循环及肝、脾、肺等远隔器官，最终引起细胞损伤和器官功能衰竭。

正常肠道黏膜屏障由生态屏障、机械屏障、化学屏障和免疫屏障共同构成。生态屏障即对外来菌株有定植抵抗作用的肠内正常菌群。肠道菌群稳定性遭到破坏，可导致肠道中潜在病原体定植入侵。机械屏障是指完整的、彼此紧密连接的肠黏膜上皮结构，可阻挡细菌及毒素进入血液。肠道缺血缺氧时，由于黏膜上皮细胞受损，肠通透性增加，导致细菌移位。化学屏障由肠黏膜上皮分泌的消化液、黏液等抑菌物质构成，当分泌物减少时，肠内杀菌力减弱。免疫屏障由肠黏膜淋巴组织和肠道内分泌型抗体 IgA 组成，在创伤、感染、休克等应激状态下，分泌型 IgA 减少，增加细菌黏附机会进而发生移位。

3. 缺血再灌注和自由基损伤

各种损伤导致休克而引起的缺血再灌注、氧输送不足，会导致组织细胞受到直接的缺血、缺氧性损害。缺血再灌注促发自由基大量释放，白细胞与内皮细胞的相互作用，会导致组织和器官损伤。

炎症细胞激活和炎症介质的异常释放、组织缺血和内皮细胞损伤、肠道屏障衰竭和细菌/毒素移位均是机体持续异常炎症反应的表现，他们之间相互作用、相互促进，构成了 MODS 炎症反应失控的相互重叠的发病机制学说。

4. 二次打击学说

休克、创伤、感染、烧伤等早期致伤因素为第一次打击，在第一次打击发生时，可产生严重的 SIRS，导致 MODS；或在第一次打击时，虽有 SIRS 的产生，但免疫细胞及炎症介质参与程度有限，感染控制有效时可逐渐康复。但如果炎症细胞被激活，此后病情进展或再次出现病损侵袭，导致第二次打击（如休克、感染、缺氧），那么此时炎症反应和应激反应则具有放大效应，使处于激发状态的炎症细胞发生更为剧烈的反应，甚至形成"瀑布样反应"。失控的炎症反应不断发展，最终可能导致组织细胞损伤，引起继发性多器官功能障碍。

5. 基因多态性

基因多态性是决定个体对应激打击的易感性、耐受性、临床表现多样性及对治疗反应差异性的重要因素。有些基因程序控制引起细胞功能改变，导致机体不能对最初或以后的打击做出反应，从而发生 MODS。

第四节 SOFA 评价

脓毒症相关性器官功能衰竭评价（sepsis-related organ failure assessment, SOFA），分值范围在 0~24 分，包含呼吸、凝血、肝脏、循环、中枢、肾脏六大系统。SOFA 评价具有单向性的特点，可每日评估，记录每日最差值，计算 ΔSOFA 更有意义。当急性肾功能不全时"肾脏评分"应加倍计算。

系统	检测项目	0	1	2	3	4	得分
呼吸	PaO₂/FiO₂/mmHg	>400	299~400	201~300	101~200	<100	
	呼吸支持				是	是	
凝血	血小板/(10⁹/L)	>150	101~150	51~100	21~50	<21	
系统	检测项目	0	1	2	3	4	得分
肝	胆红素/(μmol/L)	<20	20~32	33~101	102~204	>204	
循环	平均动脉压/mmHg	≥70	<70				
	多巴胺/(μg/kg/min)			≤5	6~15	>15	
	肾上腺素/(μg/kg/min)				≤0.1	>0.1	
	去甲肾上腺素/(μg/kg/min)				≤0.1	>0.1	
	多巴酚丁胺(是/否)			是	是	是	
神经	GCS评分	15	13~14	10~12	6~9	<6	
肾脏	肌酐/(μmol/L)	<110	110~170	171~299	300~440	>440	
	尿量/(mL/24h)				201~500	<200	
合计							

注:每日评估应采取每日最差值。

第五节 MODS治疗进展

MODS治疗原则包括以下几点:积极治疗原发病、改善氧代谢、纠正组织缺氧、代谢支持与调理、抗凝治疗、免疫调节治疗、应用连续性血液净化应用、传统医药。

积极治疗原发病是MODS治疗的开始。对创伤者进行充分清创、引流,无论有还是没有感染都应积极抗感染,积极进行容量复苏。患MODS时,血液灌流不佳、缺血缺氧、应激等因素均可引起肠道受损,其治疗在于保持肠道通畅,加强营养支持,恢复肠道屏障功能,避免肠源性感染。

改善氧代谢、纠正组织缺氧是MODS治疗的重点。可通过增加全身氧输送($DO_2=CO \times CaO_2 \times 10=CO \times SaO_2 \times Hb \times 10$)、降低全身氧消耗(镇静、降低体温、机械通气等)改善内脏灌注。

代谢支持与调理是MODS治疗的重要组成部分。MODS早期阶段,减轻营养底物不足可防止细胞代谢紊乱，支持器官、组织的结构功能，参与调控免疫功能，减少器官功能障碍的产生。到了MODS后期，营养支持有利于加速组织修复，促进患者康复。

连续性血液净化在MODS治疗中的应用越来越广泛，是MODS治疗方法中的一项突破性进展。血液净化可去除循环中的多种炎症介质。当体内促炎因子和抗炎因子作用达到平衡时，可阻断SIRS的发生，以及MODS的进一步恶化。不同CBP治疗方法、治疗剂量、治疗时机的选择应具体化，这仍需要大量临床研究的支持与完善。

近年来人们逐渐意识到MODS的防治不能局限于某一发病机制的单纯阻断，而需要整体的免疫调节，这与传统医学理论不谋而合。例如：血必净用以降低血清肿瘤坏死因子（tumor necrosis factor-α, TNF-α）、内毒素等炎症、介质的释放，保护血管内皮细胞，改善微循环、促进炎症吸收；MODS胃肠功能衰竭者应用中药大黄后，胃肠功能得到了明显改善；肠道去污治疗，可有效降低MODS患者肠源性感染发生并发症的概率、降低ICU治疗时间、缩短病程，但能否降低病死率有待进一步探讨。

第六节 MODS的预防

MODS的预防措施包括：积极治疗原发病，充分进行容量复苏、清创、引流，预防感染；密切监测生命体征；尽早发现SIRS的征象，采取治疗防止炎症反应进一步扩大；改善全身情况和免疫调理治疗；尽早进食，加强保护肠黏膜屏障功能。

总　结

（1）MODS是机体受到严重感染、创伤、烧伤等打击后，同时或序贯发生的2个或2个以上器官功能障碍以致衰竭的临床综合征。

（2）由感染性因素或非感染因素引起，均具有相似的病理生理过程。

（3）促炎/抗炎平衡失调是MODS重要的发病机制。

思 考 题

（1）MODS定义是什么？

（2）MODS发病机制有哪些？

（3）MODS治疗原则有哪些？

（4）如何预防MODS？

第十三章 心搏骤停

教学目标与内容：
（1）熟悉心搏骤停和猝死的定义；
（2）了解心搏骤停的病因；
（3）掌握心搏骤停的治疗原则；
（4）掌握心搏骤停成功率的影响因素；
（5）了解复苏后综合征。

引 言

2018年10月11日上午8时，中南财经政法大学文澜学院青年教师赵艳云在华中科技大学听课时心搏骤停，经抢救无效去世。赵艳云倒地时，现场一片哗然，众人上前，手忙脚乱，不知所措，有人打急救电话，有人上去掐人中，有人晃他的胳膊呼喊。10～20分钟，120到达现场时，赵艳云已没有了生命迹象，宣布死亡。

心搏骤停是一种临床突发事件，通常没有明显预兆，由于心脏突然停止泵出血液，从而导致脑血管和全身器官组织血流减少，而突发意识丧失。基础生命支持是心搏骤停后挽救生命的基础。基本生命支持包括突发心搏骤停的识别、紧急反应系统的启动、早期的心肺复苏、自动体外除颤仪的迅速使用等。

第一节 心搏骤停和猝死的定义

心搏骤停（cardiac arrest, CA）是由各种原因引起的心脏突然停止跳动、有效泵血功能消失、全身严重缺氧缺血。临床表现为未扪及大动脉搏动和心音消失，继而意识丧失、呼吸停止、瞳孔散大，若不及时抢救可引起死亡。

世界卫生组织将猝死定义为：平素身体健康或貌似健康的患者，在出乎意料的短时间内，因自然疾病而突然死亡。心脏性猝死是指急性症状发作后1小时内发生的以意识突然丧失为特征的、由心脏原因引起的自然死亡。猝死一般发病在6小时之内，而发病在1小时内死亡者多为心源性猝死。

心搏骤停的生存率很低，抢救成功的关键是尽早进行心肺复苏和复律治疗。

第二节 心搏骤停的病因

1.心搏骤停的病因

病因包括心脏因素和非心脏因素。

（1）心脏因素包括冠心病、心肌梗死、心肌炎、心肌病、风湿性心脏病、各种心瓣膜病、先天性心脏病、严重心律失常等。其中冠心病是心搏骤停最常见的病因。

（2）非心脏因素包括肺栓塞、药物及毒物中毒、颅内疾患、严重酸中毒、高钾血症、消化道大出血、过敏、触电、雷击伤、各种创伤、高强度运动等。

2. 心搏骤停的分类

临床上根据心搏骤停后的心电图变化，分为可电击性心律和非可电击性心律。

（1）可电击性心律：心室颤动、无脉性室性心动过速。此类型发病率最高，抢救成功率最高。

（2）非可电击性心律：心室停顿、无脉电活动。此类型发病率较低，复苏效果极差。

第三节　心搏骤停的治疗原则

心搏骤停发生后，由于脑血流突然中断，10秒左右患者即可出现意识丧失。由于脑细胞对缺氧十分敏感，一般循环停止4~6分钟，大脑将发生不可逆性损害。因此，一旦确定为心搏骤停，应立即就地抢救，尽快恢复自主循环，减少因心搏骤停导致的重要脏器损害。心搏骤停患者的处理可分为五个基本方面：评估、基础生命支持、高级生命支持、心搏骤停后处理、长期治疗。

1. 生存链

立即正确实施现场心肺复苏术是抢救成功的最关键环节。2020年，美国心脏协会（American Heart Association, AHA）用"生存链"表明心搏骤停患者紧急抢救时间的紧迫性。

2. 第一目击者

此第一目击者是第一个发现心搏骤停的个体。第一目击者可以完成如下内容。

（1）识别和启动应急反应系统。

（2）即时进行高质量心肺复苏术。

（3）快速除颤。

（4）通过向社会公众普及应急救护知识和技能，建立广泛的"第一目击者"战线，这是提升国家应急救援水平的有力保障。

3. 成人基础生命支持程序

（1）评估周围环境安全，确保施救者生命安全。

（2）心搏骤停的判断。①判断患者意识：拍打患者双肩，大声叫"喂，你怎么啦，你怎么啦！"。②判断脉搏和呼吸：触摸颈动脉脉搏，无呼吸或无正常呼吸（叹气样呼吸）。

（3）启动急救医疗系统，需要提供以下信息：①紧急事件发生的位置；②求救电话的电话号码；③发生了什么事情；④有多少人需要帮助；⑤患者的情况；⑥正接受何种形式的急救；⑦边行心肺复苏术边拨打120。

（4）胸外心脏按压：建立人工循环的主要方法。胸外心脏按压时，血流产生的原理比较复杂，主要是基于胸泵机制和心泵机制。胸外心脏按压可以使胸膜腔内压升高，与直接按压心脏结合可维持一定的血液流动，配合人工呼吸可为心脏和脑组织等器官提供一定的血流。

人工胸外心脏按压时，患者应仰卧平躺于硬质平面，救助者跪在其旁。胸外心脏按压应注意以下几点。①胸外心脏按压的部位：两乳头连线中点。②正确手势：双手重叠，下掌五指应翘起。③按压姿势：肘关节伸直，双上肢呈直线，双肩正对双手，以保证每次按压的方向与胸骨垂直。④按压幅度：5～6 cm。⑤按压频率：100～120次/分。⑥每次按压后使胸廓充分回弹，但双手不要离开胸壁。

（5）开放气道。①徒手开放气道：昏迷患者气道阻塞的常见原因为舌后坠，所以要使呼吸道通畅，关键是解除舌肌对呼吸道的堵塞。开放气道的常用手法有仰头提颏法、仰头抬颌法、仰头拉颌法。其中的仰头提颏法：抢救者左手掌根部放在患者前额处，用力下压使头部后仰，右手的示指和中指并拢放在患者下颌骨处，向上抬起下颌。操作时要注意手指不要压迫患者颈前部颏下软组织，以免压迫气管。②徒手清除气道异物和呕吐物。

（6）人工通气：开放气道后，首先进行2次人工呼吸，每次持续吹气时间在1秒以上，以保证足够的潮气量使胸廓起伏。人工通气方法包括口对口人工呼吸和球囊-面罩辅助通气。施行口对口人工呼吸要注意以下几点：①要确保气道通畅；②捏住患者的鼻孔，防止漏气；③把患者的口全罩住，呈密封状；④每次吹气时间应长于1秒钟；⑤吹气后"正常"呼吸，松开捏鼻子的手；⑥胸外心脏按压：呼吸=30：2。

（7）球囊-面罩辅助通气：在院外患者通常用面罩、简易球囊来维持通气。

（8）心肺复苏：在心肺复苏过程中，30次按压周期内应保持双手位置固定，不改变手的位置，每周期按压与呼吸比为30：2。若为双人心肺复苏，每5个周期（约2分钟）两人换位，换位时间不超过5秒。

（9）早期除颤：心搏骤停时，除颤必须尽早进行。在导致心搏骤停的病因中80%～90%为心室颤动。患者出现心室颤动后，可能在数分钟内即转为心脏停跳，此时最有效的治疗方式是电除颤。电除颤的原理：足够的外加瞬间电流使所有心肌细胞在同一时间除极，然后同时复极，由于窦房结兴奋点最高，它首先发放激动，从而恢复正常的窦性心律。

除颤电极的位置：胸骨电极片置于患者右锁骨下方，心尖电极片放在与左乳头齐平的左胸下外侧部。如果采用双相波电除颤，首次能量选择可根据除颤仪的品牌或型号推荐，一般为120 J或150 J，如果使用单相波电除颤，首次能量应选择360 J。第二次及后续的除颤能量应相当，而且可考虑提高能量。

第四节　心搏骤停成功率的影响因素

1. 患者因素

（1）导致心搏骤停的病因不同，患者复苏的成功率有差异，如心源性猝死、脑心综合征、外伤、窒息。

（2）导致心搏骤停的心电类型不同，患者复苏的成功率有差异，如可电击心律、非可电击心律。

（3）导致心搏骤停的基础疾病不同，患者复苏的成功率有差异，如急性心力衰竭、终末期心力衰竭、高龄。

（4）导致心搏骤停的发生场所不同，患者复苏的成功率有差异，如院外、院内。

（5）导致心搏骤停的自主循环恢复时间不同，患者复苏的成功率有差异。

2. 第一目击者因素

第一目击者因素包括以下几个方面。

（1）施救者实施救治的意愿。

（2）即时性：施救者能否在第一时间去施救。

（3）施救者实施救治的能力。

（4）施救者识别心搏骤停的能力。

（5）施救者实施心肺复苏术的能力：高质量 CPR。

（6）施救者评估心肺复苏术是否有效的能力。

（7）施救者组织协调团队合作的能力。

3. 社会因素

社会因素包括以下几个方面。

（1）社会价值观。

（2）是否有法律提供保障。

（3）急救科普是否得到有效传播。

（4）急救复苏设备的可及性。

（5）急救复苏团队：电话指导 CPR。

4. 高级生命支持因素

高级生命支持因素包括以下几个方面。

（1）能否第一时间转运至高级生命支持中心。

（2）基于 ICU 的复苏后综合征的预防和治疗。

（3）ICU 医护团队的知识与技能。

（4）ICU 设备。

（5）ICU 医护团队的有效协作。

（6）多学科会诊与治疗。

第五节　复苏后综合征

复苏后综合征是以多器官功能障碍为特征的临床综合征。心搏骤停的患者在心肺复苏自主循环恢复后，由于缺血再灌注损伤、炎症反应失衡、细胞凋亡及氧代谢障碍等因素，机体发生全身炎症反应综合征，并进而出现多器官功能衰竭。

复苏后综合征的救治原则包括以下几个方面。

（1）尽快恢复自主循环，缩短心肺复苏术后自主呼吸循环恢复的时间。心搏骤停后常出现血流动力学不稳定，从而导致低血压、低心排血量。其原因可能是容量不足、血管调节功能异常和心功能不全。我们需要将患者收缩压维持在不低于 90 mmHg，平均动脉压不低于 65 mmHg。对于血压低于目标值的患者，应在监测心功能的同时积极进行容量复苏，并根据动脉血气分析结果纠正酸中毒。

（2）及时解除病因：应进行全面的心血管系统及相关因素的评价，仔细寻找心搏骤停的原因，鉴别是否存在诱发心搏骤停的可逆病因，如低血容量性休克、高钾血症、心脏压塞、中毒等，并对心搏骤停的病因和诱因进行积极的治疗。

（3）早期启动集束化治疗。

（4）血流动力学和氧代谢监测。

（5）预防 / 治疗感染。

（6）血糖控制。

（7）以血液净化为核心的炎症调控。

（8）目标温度管理。

总　结

（1）心搏骤停指由各种原因引起的心脏突然停止跳动、有效泵血功能消失、全身严重缺氧缺血。

（2）冠心病是心搏骤停最常见的病因。

（3）心肺复苏术是心搏骤停最有效的治疗方法。

（4）向社会公众普及应急救护知识和技能，建立广泛的"第一目击者"战线，是提升国家应急救援水平的有力保障。

思 考 题

（1）心搏骤停的治疗原则是什么？

（2）影响心搏骤停抢救成功率的因素有哪些？

（3）院外心搏骤停的抢救流程是什么？

第十四章 急诊胸痛流程

教学目标与内容：
（1）熟悉急诊胸痛的临床表现；
（2）了解ACS、主动脉夹层、肺栓塞的鉴别诊断；
（3）掌握急诊胸痛的诊治流程。

引 言

胸痛是一种常见而又危及生命的病症，造成胸痛的原因复杂多样，包括急性冠脉综合征（ACS）、主动脉夹层、肺栓塞、气胸、心包炎、心脏压塞和食管破裂等，其中ACS在这些严重危及生命的疾病中所占比例最高，急性心肌梗死（AMI）的误诊率在3%～5%，主动脉夹层动脉瘤的发病率为0.5～1/10万人，如果误诊其死亡率超过90%。肺栓塞的发病率大约为70/10万人，自发性气胸发病率为2.5～18/10万人，食管破裂发病率为12.5/10万人。据统计，急诊接诊患者中20%～40%的人有过胸痛主诉，胸痛患者占急诊就诊患者的5%，对未收住院的胸痛患者进行30天随访，25%出现院外死亡、再次入院和失访。如何快速、准确诊断和鉴别ACS及其他致死性胸痛的病因，成为急诊处理的难点和重点。

第一节 急诊胸痛的临床表现

1. 胸痛的流行病学

研究显示，人群中20%～40%的个体一生中有过胸痛主诉，年发生率约为15.5%。胸痛症状随着年龄增加而增长，老年人群高发，以男性为主。英国全科医生研究数据库纳入13 740例胸痛患者，对其进行为期1年的观察，结果显示缺血性心脏病是胸痛患者最主要的致死原因，占随访期间死亡人数的36%。此外，中国急性冠状动脉综合征临床路径研究报道，高达20%的患者出院诊断与客观检查的结果不符，提示可能存在漏诊和误诊。

2. 胸痛的临床表现

胸痛是指位于胸前区的不适感，急诊胸痛一般指3天内新发胸痛，包括闷痛、针刺痛、烧灼感、紧缩感、压榨感等，可放射至面颊及下颌部、咽颈部、肩部、后背部、上肢或上腹部，表现为酸胀、麻木或沉重等感觉。

3. 胸痛中心的建立

中国胸痛中心通过多学科合作，为胸痛患者提供快速而准确的诊断、危险评估和恰当的治疗手段，从而提高胸痛的早期诊断和治疗能力，减少误诊和漏诊，避免治疗不足或过度治疗，以降低胸痛患者的死亡率，改善临床预后。2011年，我国在国外机构的帮助下开始建设和认证胸痛中心。

2013年，胸痛中心认证组织机构陆续成立，筹备中国胸痛中心自主认证工作。2015年起，由中国心血管健康联盟联合组织全国心血管病专家，成立胸痛中心认证工作委员会，制定"标准版""基层版"两套认证标准，并不断完善评审流程，相继成立了中国胸痛中心总部及中国胸痛中心联盟，推进胸痛中心系统化建设项目正式启动，建立起我国自主的胸痛中心建设体系，2019年完成了3年建设1 000家胸痛中心的目标。

第二节 胸痛的鉴别诊断

胸痛需要鉴别的诊断很多，其伴随症状多有提示意义。需要重点鉴别的疾病为急性冠脉综合征（ACS）、主动脉夹层、肺栓塞、张力性气胸等高危疾病。

1.ACS

（1）ACS的分类及临床表现。①稳定型心绞痛：疼痛位于胸骨后，呈压榨性疼痛、紧缩感、憋闷或烧灼感等，可放射至颈部、下颌、上腹部、肩部或左前臂，一般持续2～10分钟，休息或含服硝酸甘油后3～5分钟可缓解，诱发因素包括劳累、运动、饱餐、寒冷、情绪激动等。②不稳定型心绞痛：疼痛性质和诱因同稳定型心绞痛，患者一般没有异常的临床体征。与稳定性心绞痛的不同具有以下特点：患者活动耐量下降，或在静息下发作；胸痛持续时间延长、程度加重、发作频率增加；休息或含服硝酸甘油后只能暂时，甚至完全不能缓解症状。③AMI：胸痛持续时间大于30分钟，硝酸甘油无法有效缓解症状；可伴有恶心、呕吐、大汗、呼吸困难等表现；老年、糖尿病等患者症状可不典型；部分患者可出现面色苍白、皮肤湿冷、发绀、颈静脉充盈怒张、低血压、奔马律、肺部啰音等；部分患者可合并心律不齐，出现心动过缓、房室传导阻滞、心动过速，要警惕室性心动过速和心室颤动。

（2）辅助检查。①心电图：早期快速识别ACS的重要工具，标准18导联心电图有助于识别心肌缺血部位。典型NSTE-ACS的心电图同基线心电图比较，至少2个相邻导联ST段压低≥0.1 mV或者T波改变，并呈动态变化，即便初始心电图正常，不能排除NSTE-ACS，如胸痛持续不缓解，需每间隔5～10分钟复查1次心电图。STEMI典型心电图表现为除V2、V3导联外，2个或2个以上连续导联J点后的ST段弓背向上抬高＞0.1 mV；V2、V3导联ST段，女性抬高≥0.15 mV，大于等于40岁男性抬高≥0.2 mV，小于40岁男性抬高≥0.25 mV；新发的左束支传导阻滞也提示STEMI；心电图表现为缺血相关导联的T波高耸提示为STEMI超极性期；在既往合并束支传导阻滞的患者中，对比发病前的心电图有重要的鉴别意义。②心肌标志物：鉴别和诊断患者ACS的重要检测手段。肌钙蛋白（cTn）是首选的标志物，cTnI＜0.2 μg/L为正常值，cTnI＞1.5 μg/L为临界值，cTnT＜0.13 μg/L为正常值，cTnT＞0.2 μg/L为临界值，cTnT＞0.5 μg/L可诊断AMI；肌酸激酶同工酶CK-MB（正常值＜25 U/L）对判断心肌坏死也有较好的特异性。

标志物	开始升高时间 /h	达峰时间 /h	持续时间 /d
CK-MB	6	18～24	3～4
cTnI	2～4	10～24	7～14
cTnT	2～4	10～24	7～21

2. 主动脉夹层

（1）主动脉夹层定义及临床表现：指由于主动脉内膜撕裂，血液进入血管壁内，造成主动脉剥离或破裂。患者常以骤然发生的剧烈胸痛为主诉，部位与夹层的起源部位密切相关；伴有烦躁、面色苍白、大汗、四肢厥冷等休克表现；常由高血压、马方综合征、贝赫切特综合征、梅毒、妊娠晚期及医源性因素引起。

（2）辅助检查：主动脉 CT 血管成像是首选的影像学检查；超声心动图可辅助诊断部分累及主动脉根部的患者；部分主动脉夹层患者的胸部 X 线片可见纵隔增宽。

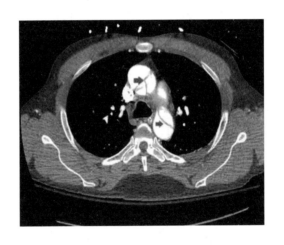

3. 肺栓塞

肺栓塞包括肺血栓栓塞症、脂肪栓塞综合征、羊水栓塞症等，肺血栓栓塞症为最常见的类型，深静脉血栓是肺血栓栓塞症的主要血栓来源。

（1）肺栓塞临床表现：呼吸困难及气促是肺栓塞患者最常见的症状，见于 80% 的肺栓塞患者，严重者可出现烦躁不安、惊恐，甚至有濒死感，可能与患者低氧血症有关，晕厥或意识丧失可以是肺栓塞的首发或唯一症状。

（2）辅助检查：血气分析 PaO_2 < 80 mmHg 伴 $PaCO_2$ 下降；血浆 D- 二聚体 < 500 μg/L，可以基本排除急性肺栓塞；肺血管症多排螺旋 CT 成像为临床首选的影像学检查；肺动脉造影术是诊断的"金标准"，但不作为首选；多数患者胸部 X 线片缺乏特异性诊断价值。

第三节 急诊胸痛的诊治流程

1. 目的

减少误诊和漏诊，提高早期诊断急性冠脉综合征的能力，缩短 D-to-B（door-to-baloon）的时间，推进急诊急救大平台的建设，节约急诊资源，准确筛查心肌缺血低危患者和其他原因导致的胸痛/上腹痛的患者，防止过度诊疗。

2. 急诊胸痛的鉴别诊断流程

首先要排除致命性胸痛，这比明确诊断更重

3. 疑似 ACS 患者院前识别与转运

（1）自行来院：直接到急诊科就诊，分诊护士快速评估并记录患者生命体征、建档、采集病史；心率、双上肢血压、呼吸频率、血氧饱和度；10分钟内在急诊科完成第一份心电图，胸痛诊室医师接待患者，判断是否行心肌标志物检查，急诊科20分钟内出具心肌标志物检查报告，确诊患者绕行冠心病监护治疗病房（coronary care unit, CCU）。

（2）120转运：接诊护士快速评估并记录患者生命体征、建档、采集病史；心率、双上肢血压、呼吸频率、血氧饱和度；10分钟内在救护车上完成第一份心电图并上传；对于明确诊断 AMI 的患者，绕行急诊科送导管室；对于诊断不明确的患者接回急诊科，判断是否行心肌标志物检查；判断胸痛分型及进行下一步治疗。

（3）ACS 筛查流程：新发完全性左束支传导阻滞者进入 STEMI 流程；可能 ACS 者在胸痛发作后10～12小时或入院后6小时需复查心电和进行心肌标志物检查，阳性者确诊 ACS，阴性者需进行心脏负荷试验或冠脉 CT 血管成像检查；心脏负荷试验或冠脉 CT 血管成像阳性低危者到心内科门诊随诊；心脏负荷试验或冠脉 CT 血管成像呈阳性的中高危者，按不稳定型心绞痛或非 ST 段抬高的心肌梗死（UA/NSTEMI）处理。

4. STEMI 高危特征

STEMI 高危特征表现为广泛 ST 段抬高、新发左束支传导阻滞、既往有心肌梗死（MI）病史；Killip 分级大于2级、下壁心肌梗死伴 EF＜35% 或收缩压小于100 mmHg、心率大于100次/分、前壁导联 ST 段下移大于2 mm、右心室导联 V4R ST 段抬高大于1 mm；前壁心肌梗死且至少2个导联 ST 段抬高大于2 mm。

5. STEMI 救治流程

负荷药物：阿司匹林300 mg、氯吡格雷300 mg。告知家属再灌注方法：急诊经皮冠脉介入术（PCI）或溶栓；D-to-B（door-to-baloon）小于90分钟，则首选急诊 PCI；D-to-N（door-to-needle）小于30分钟且无溶栓禁忌证，则院前溶栓；出血高危、转院 D-to-B 小于90分钟，则急诊 PCI；具有高危特征，则溶栓后即刻转院 PCI。

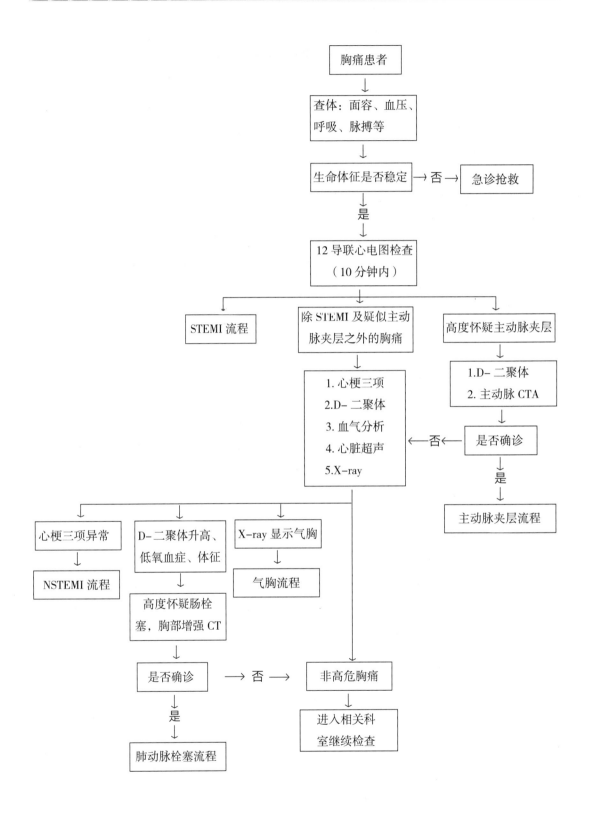

6. 急诊转运至导管室流程

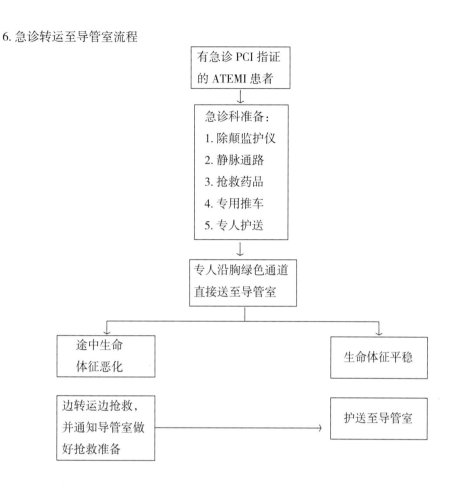

7. 重要原则

（1）根本原则：生命至上。

（2）先诊疗后付费。

（3）绿色通道。

（4）严格按照胸痛中心时间节点标准抢救。

（5）合理检查：禁用中成药。

（6）一键启动导管室。

（7）合理治疗。

总　结

急诊胸痛是急诊科最常见、最重要的急症之一。急诊胸痛最常见的分类为急性冠脉综合征、主动脉夹层、肺栓塞。作为急诊科"六大中心"建设的重要内容，通过规范诊治流程，胸痛中心可以提高早期诊断急性冠脉综合征的能力，节约有限的急诊资源。

思 考 题

（1）急诊胸痛的临床表现是什么？

（2）急诊胸痛的分类是什么？

（3）急诊胸痛的鉴别诊断是什么？

（4）成立胸痛中心的意义是什么？

第十五章 急诊卒中流程

教学目标与内容：
（1）熟悉急诊卒中的临床表现；
（2）了解急诊卒中的鉴别诊断；
（3）掌握急诊卒中的诊治流程。

引 言

脑卒中（stroke）又称中风、脑血管意外，是我国居民死亡原因的第一位，是中国成年人残疾的首位原因。高血压是导致脑卒中的重要可控危险因素。脑卒中可防可治，推动卒中中心建设将有利于脑卒中的规范化治疗。

第一节 急诊卒中的临床表现

1. 卒中的流行病学

脑卒中是常见病、多发病。据不完全统计，目前全国有脑卒中患者600万～700万人，脑卒中发病率为120～180/10万人口，新发病例每年大于200万例，死亡率为80～130/10万人口，死亡病例每年大于150万例，患病率为400～700/10万人口。随着人口老龄化的发展，脑卒中是最大的临床问题之一。以上海为例，脑卒中患病率为420/10万人口，其中75%患者伴有偏瘫，25%～50%的患者日常生活只能部分或完全依赖外界帮助。

2. 脑卒中的临床表现

脑卒中的临床表现主要为"5S"（5 sudden）：突然面瘫、上下肢无力，尤其是在一侧；突然语言、意识或理解能力有障碍；突然头晕、有平衡障碍、行走困难；突然单眼或双眼失明；突然有未曾经历过的剧烈头痛。

3. 卒中中心建设

卒中中心建设的目的是规范脑卒中救治医疗机构的准入标准、改进医疗服务质量、合理分配医疗资源、降低医疗成本。所有类型的急性脑卒中患者应当进入卒中中心进行诊治。对于大面积脑卒中、不明病因、需要特殊检查和治疗、需要多学科救治的患者，推荐直接进入或转入高级卒中中心接受救治。卒中中心包括两个等级，即初级卒中中心（primary stroke center, PSC）和高级卒中中心（comprehensive stroke center, CSC）。PSC是指为脑卒中患者提供基于循证医学证据的规范化诊治，并达到卒中中心认证的初级标准的卒中中心。CSC是指具备更多人员、设备及技术资源的中心，在行使PSC功能的同时，可申请CSC资质认证的卒中中心。

第二节　急诊卒中的鉴别诊断

脑卒中包括缺血性脑卒中和出血性脑卒中,是血管阻塞使血液不能流入或大脑脑部血管突然破裂而引起脑组织损伤的一组疾病。缺血性脑卒中的发病率高于出血性脑卒中,占脑卒中总数的60%～70%。颈内动脉和椎动脉的闭塞和狭窄可引起缺血性脑卒中,发病人群年龄多在40岁以上,男性较女性多,严重者可引起死亡。

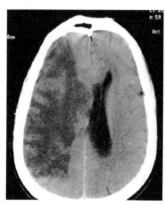
脑梗死CT改变

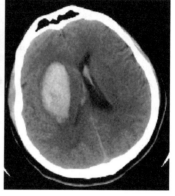
脑出血CT改变

临床上急诊科常用"FAST"评估患者是否发生脑卒中,即"Face is uneven."(面瘫/口角歪斜)、"Arm is weak."(肢体无力)、"Speech is strange."(语言不清)、"Time to call 120."(迅速求助)。

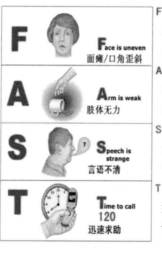

第三节 急诊卒中的诊治流程

1. 卒中中心的基础设施

卒中中心的基础设施包括急诊室,可提供血常规、生化、凝血谱等常规检查的实验室(24 h×7 d),CT(推荐使用大于或等于64排的)(24 h×7 d),脑卒中单元和脑卒中预防门诊,神经重症监护室,MRI检查设备,数字减影血管造影设备,神经外科支持,多学科间网络合作。脑卒中单元是指在医院的一定区域内,针对脑卒中患者的、具有诊疗规范和明确治疗目标的医疗综合体,可延伸到恢复期、后遗症期,是针对脑卒中患者的一个完善的管理体系,包括社区医疗、家庭医疗及各个收治机构,体现"全生命周期健康管理"理念。脑卒中单元主要以神经内科和神经重症监护室为依托,针对脑卒中患者制定规范和明确的诊疗目标,是由神经内科、急诊医学中心、神经介入治疗组、康复科、神经外科等多学科专业人员讨论和护理的医疗综合体。脑卒中单元不是一种具体的疗法,而是针对脑卒中患者的科学管理系统,能充分体现以人为本的医疗服务理念,以及多学科密切配合的综合性治疗方式。

2. 院前识别与转运

(1)接到急救电话,5分钟内出诊,10～15分钟到达现场。

(2)5分钟内初步做出脑卒中可能的判断,通知医院卒中救治小组,开通卒中急救绿色通道。完成ABC监测、测血压、量心率、卒中筛查量表、缺血性脑卒中和出血性脑卒中鉴别。

(3)10～15分钟转运至急诊科。

(4)确定发病时间:起病不超过3小时、伴有神经症状或意识障碍的进入卒中中心接受治疗;起病3～9小时,高级卒中中心会诊,最好转至高级卒中中心;起病超过9小时,确定非急性卒中,根据病情转运。

3. 可疑卒中患者急诊初筛及处理流程

患者达到急诊科后,50分钟内需完善实验室检查(45分钟出结果)、影像学检查(急诊CT＜25分钟);卒中小组确定发病时间、神经功能评估、Glasgow评分、美国国立卫生研究院卒中量表(NIHSS)评分;一般生命体征、全身检查、开通静脉通道。

4. 出血性脑卒中患者急诊评价流程

对于出血性脑卒中,需要神经外科急诊手术的转神经外科,不需神经外科急诊手术的转神经内科卒中单元。

5. 可疑急性缺血性脑卒中患者(非短暂性脑缺血发作)急诊评价流程

非危重患者转入神经内科卒中单元需在急诊科完成阿替普酶(rt-PA)溶栓适应证和禁忌证评估、完善溶栓前检查。危重患者转入重症医学科,进行血压管理、开放静脉通道、对症治疗。符合溶栓流程标准的启动溶栓流程,不符合溶栓流程标准的按缺血性脑卒中治疗指南治疗。

6. rt-PA溶栓适应证

在一定血管分布区内的与缺血性脑卒中一致的局灶性神经系统症状急性发作;在计划开始溶栓

治疗前，明确脑卒中发生时间应小于3小时；如果患者睡醒时发现症状，发病时间应为最后一次看起来正常的时间；年龄为18～80岁；CT扫描无肿瘤、脓肿，未显示进展性脑梗死，未显示颅内出血的早期征象。

7.rt-PA溶栓禁忌证

在计划开始溶栓治疗前，明确卒中发生时间在3～6小时；如果患者睡醒时发生症状，发病时间应为最后一次看起来正常的时间。症状迅速缓解。卒中症状/体征轻微（NIHSS低于4分，相对禁忌症），仅有感觉症状和仅有共济失调，而无其他损失。轻微的运动体征（未致残）视野缺损，而无其他损失。在MCA卒中时，昏睡或者昏迷状态是相对禁忌症。卒中症状发生是rt-PA给药前3小时内有癫痫发作。

8.病史禁忌证

最近3个月内的较大面积的缺血性脑卒中或头外伤、颅内出血或蛛网膜下腔出血的病史、未治疗的脑动脉瘤、动静脉畸形或脑肿瘤。最近21天内的胃肠道或泌尿生殖器出血，最近7天内在无法按压部位的动脉穿刺或最近3天内的腰椎穿刺，最近14天内做过大手术或受过较大外伤，临床表现提示有急性心肌梗死或梗死后心包炎。

9.实验室禁忌证

在给予rt-PA前，应测量血糖，检查其他指标（如果患者近期服用过华法林或肝素，或者有肝病的病史，就应监测INR和APTT），血糖低于50 mg/dl或高于400 mg/dl，血小板计数低于100×10^9/L，INR＞1.5，APTT延长，妊娠试验阳性。

10.影像禁忌证

颅内出血、大面积脑梗死的早期征象（这一类型的早期变化，症状出现早于病史中首先提示的时间，有必要重新核对患者病史和症状出现的时间）、颅内肿瘤、动脉瘤、动静脉畸形或其他有占位效应的损害。

11.评估量表与谈话

评估量表包括NIHSS、GCS昏迷量表、吞咽障碍量表。谈话内容包括溶栓治疗的必要性、溶栓治疗的风险、溶栓治疗的费用。

12.rt-PA静脉溶栓流程

（1）给药：rt-PA使用剂量为0.9 mg/kg，最大剂量为90 mg；根据剂量计算表计算总剂量。将总剂量的10%在注射器内混匀，1～2分钟团注。将剩余的90%混匀后静脉滴注，持续1小时以上；记录输注开始及结束时间；输注结束后以0.9%生理盐水冲管。

（2）溶栓后监测生命体征、神经功能变化：测血压q 15 min×2 h，其后q 60 min×22 h；测脉搏和呼吸q 1 h×12 h，其后q 2 h×12 h；神经功能评分q 1 h×6 h，其后q 3 h×18 h；24小时后每天进行神经系统检查；最初24小时内，收缩压大于185 mmHg或舒张压大于110 mmHg需处理。

13.rt-PA静脉溶栓注意事项

（1）rt-PA 输注结束后严格卧床 24 小时。

（2）rt-PA 输注结束 24 小时后重复进行 CT/MRI 检查。

（3）第一个 24 小时避免中心静脉置管或动脉穿刺。

（4）在药物注入时或注入结束后的 30 分钟内，应避免留置导尿管。

（5）第一个 24 小时内，如果可能应避免插鼻饲管。

（6）第一个 24 小时内，应避免应用抗凝、抗血小板或非甾体抗炎药。

（7）监测中枢神经系统出血。

（8）不可合用的药物：24 小时内不使用静脉肝素和抗血小板药物，24 小时后重复 CT 或 MRI 没有发现出血，可以开始使用低分子肝素和（或）抗血小板药物。

14. 静脉溶栓后并发症

（1）高血压：如果发现 2 次或持续性收缩压大于 185 mmHg 或舒张压大于 110 mmHg（血压检查间隔至少 10 分钟），应处理。

（2）过敏反应：溶栓开始后 45 分钟检查舌和唇，判定有无血管源性水肿，如果发现有血管源性水肿应立即停药，并给予抗组胺药物和糖皮质激素治疗。

（3）脑出血：治疗过程中或治疗结束后 24 小时内发现神经症状加重（如意识障碍加重、肌力减弱、视力减弱、语言障碍加重、严重头痛、呕吐或出现新的神经功能缺损等），应考虑出血并发症或输注过程中发现出血。

15. 并发症处理

（1）立刻停止 rt-PA 输注。

（2）复查头部 CT。

（3）复查血红蛋白、血细胞比容、部分凝血酶原时间、凝血时间、INR、血小板计数、纤维蛋白原（如果需输血还要监测血型和配型）。

（4）输 4 单位红细胞；4 单位新鲜冷冻血浆或冷沉淀；1 单位血小板。

（5）抗血小板治疗者（提前通知血库，需找临时献血员，4 小时以上制备）。

（6）请神经外科（或其他外科）会诊。

16. 急诊卒中流程原则

（1）根本原则：生命至上。

（2）先诊疗后付费。

（3）绿色通道。

（4）严格按照卒中中心时间节点标准抢救。

（5）多学科协作。

（6）合理治疗。

总 结

（1）急诊卒中是急诊科最常见、最重要的急症之一。

（2）急诊卒中分为出血性脑卒中和缺血性脑卒中。

（3）作为急诊科"六大中心"建设的重要内容，通过规范诊治流程，卒中中心可以提高早期诊断急性脑卒中的能力，节约有限的急诊资源。

思 考 题

（1）急诊卒中的临床表现有哪些？

（2）急诊卒中的分类有哪些？

（3）急诊卒中的鉴别诊断有哪些？

（4）成立卒中中心的意义是什么？

第十六章 脓毒症

教学目标与内容：
（1）了解脓毒症的流行病学；
（2）熟悉脓毒症定义；
（3）掌握脓毒症的发病机制；
（4）熟悉脓毒症的诊断流程；
（5）掌握脓毒症的治疗原则；
（6）了解脓毒症的治疗进展。

引 言

脓毒症（sepsis）是ICU临床医生经常需要面对的问题，是严重危及生命的一种疾病。"三头兽"脓毒症具有高发病率、高死亡率、高治疗花费、高并发症发病率等特点，严重影响急危重症患者预后。因此，脓毒症一直是重症医学领域研究的热点和难点。经过近30年急危重症专家的不懈努力，脓毒症基础和临床研究取得了一定进展，但脓毒症发病率和死亡率仍居高不下。

第一节 脓毒症的流行病学

尽管脓毒症的相关死亡率很高，但目前在世界范围内仍缺乏关于脓毒症的全面流行病学数据。发达国家对数据的初步推断表明，美国每年至少有170万成年人患上脓毒症，每年有近27万人死于脓毒症。据调查，2014年美国脓毒症医院住院患者超过150万人，平均住院费用约1.8万美元，这相当于每年费用为270亿美元，是美国平均住院费用最高的疾病。在如此高昂的医疗费用下，脓毒症的平均死亡率为30%，高达50%的幸存者患有脓毒症后综合征。在找到脓毒症治愈方法之前，早期诊断和治疗是提高生存率、减少脓毒症后综合征最可靠的方法。

第二节 脓毒症定义的演变

"sepsis"由古希腊哲学家希波克拉底（前460年—前370年）首次提出，并赋予其腐烂的含义，且和疾病、死亡有关。"sepsis"开始被用于描述与组织分解有关的局限性感染等临床改变。脓毒症的定义和治疗已困扰研究者2000余年。

1991年美国胸科医师学会和美国重症医学会（ACCP/SCCM）联席会议委员会经共同商讨，对脓毒症1.0及其相关的术语做出明确定义。定义脓毒症为由感染引起的全身炎症反应综合征（SIRS）；定义严重脓毒症为脓毒症伴有器官功能障碍、组织低灌注或脓毒症介导的低血压；定义脓毒症休克为严重感染导致的循环衰竭，表现为经充分容量复苏仍不能纠正的组织低灌注和低血压。根据脓毒症 1.0 定义，在感染基础上符合 2 条及 2 条以上 SIRS 诊断标准的患者即可诊断为脓毒症。SIRS 指非特异性损伤引起的临床反应，诊断标准包括以下几点。①体温：T＞38 ℃或 T＜36 ℃。②心率大于 90 次/分。③呼吸大于 20 次/分。④白细胞计数大于 $12×10^9$/L 或小于 $4×10^9$/L 或幼稚杆状核粒细胞大于 10%。该定义及诊断标准虽得到学术界的广泛认同，但临床实践中发现 SIRS 诊断标准过于敏感，可能导致脓毒症的过度诊断和治疗。

2001 年 ACCP、SCCM 联合欧洲危重病医学会（ESICM）、美国胸外科协会及外科感染学会召开脓毒症定义会议。会议发布脓毒症 2.0，表示仍维持原脓毒症及相关定义表述，直至进一步提出改变宿主对感染反应分类的合理证据，但提出包括 20 余条临床症状和体征评估指标构成的诊断标准。该标准过于复杂，且缺乏充分的研究基础和科学研究证据支持，并未得到临床认可和应用。

明确或怀疑的感染，加上以下指标
一般指标：
发热（＞38.3 ℃）
低体温（体内核心温度＜36 ℃）
心率＞90 次/分，或超过年龄校正后正常值的 2 个标准差以上
呼吸急促
严重水肿或液体平衡 (24 小时内＞20 mL/kg)
高血糖 [血糖＞7.7 mmol/L（＞140 mg/dl，无糖尿病）]
炎症指标：
白细胞增多 [白细胞计数（WBC）＞$12×10^9$/L]
白细胞减少（WBC＜$4×10^9$/L）
WBC 正常但未成熟细胞＞10%
C- 反应蛋白超过正常值 2 倍标准差以上
血浆降钙素超过正常值 2 倍标准差以上
血流动力学指标：
低血压 [收缩压（SBP）＜90 mmHg，MAP＜70 mmHg，或 SBP 下降超过年龄校正后正常值的 2 倍标准差以上]
器官功能障碍指标：
动脉低氧血症 [氧合指数（PaO_2/FiO_2）＜300 mmHg]
急性少尿（足量容量复苏，但尿量＜50 mL/kg 超过 2 小时）
肌酐增加＞44.2 μmol/L（0.5 mg/dL）
凝血功能异常 [国际标准化比值（INR）＞1.5，或活化部分凝血活酶时间（APTT）＞60 s]
肠梗阻（肠鸣音消失）
血小板减少 [血小板计数（PLT）＜$100×10^9$/L]
高胆红素血症 [血浆总胆红素（PLT）＞70 μmol/L（＞4 mg/dL）]
组织灌注指标：
高乳酸血症（血乳酸＞1 mmol/L）
毛细血管充盈受损或皮肤花斑

脓毒症的定义和诊断标准存在局限性，导致全世界范围内对脓毒症的诊疗严重混乱，脓毒症 3.0 应运而生。2014 年 1 月，来自 SCCM 与 ESICM 的 19 位专家在美国旧金山组建脓毒定义工作小组，通过电子病例资料分析、文献评阅、投票等方式达成共识，并于 2016 年第 45 届美国重症医学会年会发布了脓毒症新的定义和诊断标准。脓毒症新的定义为宿主对感染反应失控，导致器官功能障碍。诊断标准为：①确定的或可疑的感染；②感染引起的 SOFA 评分改变大于或等于 2 分（注：对于基础器官功能障碍状态未知的患者，可以假设 SOFA 基线为 0）。

第三节 脓毒症的发病机制

脓毒症是机体对感染的反应失控而导致的器官功能障碍，反应是核心。个体反应由许多因素决定，包括机体毒力、接种量的大小，以及患者共存条件、年龄和细胞因子基因的多态性。免疫功能及其在脓毒症患者病程中的演变，对脓毒症患者预后有巨大影响。脓毒症免疫发病机制复杂，固有（innate）免疫和适应性（adaptive）免疫所导致的促炎/抗炎反应动态失衡是脓毒症进展为脓毒性休克和多器官功能障碍综合征（MODS）的中心环节。深入探讨脓毒症中免疫功能的变化机制，可为临床更好地评估患者预后及积极识别危重患者提供有力依据。

1. 脓毒症免疫炎症反应

固有免疫是指机体在种系发育和进化过程中形成的天然免疫防御功能，涉及多种免疫细胞和免疫分子，如中性粒细胞、巨噬细胞、树突细胞、补体、溶菌酶等。与脓毒症发生发展相关的模式识别受体，以 Toll 样受体（Toll-like receptor, TLR）为代表，特异性识别脂多糖（lipopolysaccharide, LPS）并激活包括核因子 κB（nuclear factor-κB, NF-κB）和促分裂原活化的蛋白激酶（mitogenactivated protein kinace, MAPKs）在内的多个信号通路，诱导肿瘤坏死因子-α（TNF-α）、白细胞介素（interleukin, IL）-1、IL-6 等炎症细胞因子/趋化因子表达，启动固有免疫反应。大量异常产生的炎症细胞因子/趋化因子可与 TLR 相互作用，诱发炎症细胞因子级联反应，导致 SIRS 或 MODS。

适应性免疫较固有免疫发挥作用迟，致炎作用弱，但对于特异性持久清除病原微生物具有重要作用。适应性免疫一般指特异性免疫，由 T、B 淋巴细胞介导。调节 B 细胞（Breg）由 TLR 和 IL-35 诱导产生，通过细胞接触介导抑制、同源抑制、旁路抑制和间接抑制发挥免疫抑制效应。初始 T 细胞经 TLR 信号途径活化可分化为 CD4+ 辅助性 T 细胞（T helper cell, Thcell, Th），包括 Th1、Th2、Th17 等诱导巨噬细胞、树突细胞等分泌前炎症细胞因子/趋化因子，参与炎症反应。Th 持续过度活化可能是脓毒症前炎症细胞因子持续增高的原因之一。

2. 脓毒症免疫功能紊乱

无论机体面临的是感染性还是非感染性刺激，只要刺激能达到一定的强度，机体都将迅速启动防御机制，如释放多种促炎症介质 IL-1、IL-6 和 TNF-α 等，来限制新损伤和改善受损组织，同时对抗致病微生物、肿瘤细胞和异种抗原。由于炎症介质的释放，机体可代偿性产生抗炎症反应，释放内源性抗炎介质，如 IL-4、IL-10、TGF-β、NO、PGE2 等。适量的抗炎介质有助于控制炎症，如抗炎介质产生过量，则可引起代偿性抗炎反应综合征（CARS）。

创伤、休克、感染等病损打击导致全身炎症反应与免疫功能紊乱同步发生，两者都是代偿性的自适应反应，具有自身保护的积极的生物学意义。但如果炎症反应加剧并造成免疫功能深度抑制则会导致脓毒症，这是机体免疫炎症反应陷入失代偿的标志。在脓毒症状态下，深度免疫抑制引发的严重感染将进一步加剧全身炎症反应，由炎症反应推动的多种病理学变化也将进一步恶化，导致或加重器官衰竭，甚至死亡。

脓毒症既可存在免疫反应亢进，也可存在免疫抑制，促炎/抗炎反应同时存在，二者强弱不断变化。当促炎反应大于抗炎反应时，机体处于SIRS期，会导致休克、细胞凋亡、组织损伤、器官功能障碍；当促炎反应小于抗炎反应时，机体处于CARS期，体内释放抗炎介质过量则引起免疫功能降低和对感染的易感性增高。这种复杂的免疫紊乱和动态失衡因个人反应、治疗等多种因素的影响而波动。

因此，脓毒症病程中可能存在不同的免疫状态，了解脓毒症患者免疫功能紊乱的波动性和个体差异性对成功救治脓毒症具有重要意义。

第四节 脓毒症的诊断流程

脓毒症的新定义强调了致命性的器官功能障碍，推荐给基础器官功能障碍状态未知的患者，基线SOFA评分设定为0，将感染后SOFA评分快速增加且大于或等于2作为脓毒症器官功能障碍的临床判断标准。对于普通院内疑似感染人群而言，SOFA≥2的整体病死率约为10%，要比SOFA＜2死亡风险增加2.0～2.5倍。然而，SOFA计算繁复，且需要一定的化验结果，难以快速使用。脓毒症3.0中还提出了快速序贯器官衰竭评分（quick SOFA, qSOFA）的评分方法，作为院外、急诊室和普通病房的床旁脓毒症筛查工具，以鉴别出预后不良的疑似感染患者。qSOFA包括：①呼吸频率大于或等于每分钟22次；②收缩压在100 mmHg以下（1 mmHg=0.133 kPa）；③意识状态改变（GCS＜13分），符合其中2条即进入以下脓毒症诊治流程。

第五节 脓毒症的治疗原则

2001年里弗斯（Rivers）等研究发现，脓毒症和感染性休克的早期目标指导治疗（early goal-directed therapy, EGDT）可明显降低患者病死率。拯救脓毒症运动（SSC）于2004年公布了第一版SSC指南，2008年和2012年做过增改。2016年SSC指南第四版发布并提出了脓毒/感染性休克1小时完成项目：①测量乳酸水平，若初始乳酸水平高于2 mmol/L则予重复测量；②在给予抗菌药物前获取血培养；③给予广谱抗菌药物；④对于低血压或乳酸水平大于或等于4 mmol/L的，开始快速输注30 mL/kg晶体液；⑤如果患者在容量复苏期间或之后仍处于低血压状态，则启用血管加压药，维持平均动脉压大于或等于65 mmHg。这一修订更加反映了脓毒血症和感染性休克的重症患者的临床实际情况。尤其是对于出现低血压的患者，临床医生应立即开始治疗，而不是等待或延长复苏措施所需的时间。

1. 血清乳酸水平监测

乳酸是一种人体葡萄糖无氧代谢性产物，可有效反映机体组织的氧合代谢状况，是提示组织灌注的间接指标。脓毒血症患者机体循环血量不足、细胞组织严重缺氧、糖酵解加快，导致机体产生大量乳酸。患者乳酸水平升高，提示组织灌注不足。脓毒症患者乳酸水平大于 4 mmol/L，同时合并低血压会显著增加入院后的病死率，通过乳酸指导复苏能显著降低病死率。如果患者初始乳酸水平升高（＞2 mmol/L），则应在 2～4 小时对患者进行乳酸水平重复测量以指导复苏。

2. 使用抗生素前留取病原学标本

患者血中的细菌可在第一剂选用的抗生素使用后几分钟内即被杀灭清除，因此必须在使用抗生素前留取病原学标本，期望培养出病原体，以进行有针对性的治疗。留取病原学标本应注意：①尽量留取所有可疑感染部位的体液、引流液、分泌物, 行病原学检查, 血液、密闭腔隙体液、下呼吸道标本是理想的标本类型；②若血培养则至少需双份（需氧＋厌氧）；③病原学标本涂片是诊断很多感染性疾病病原的最基本和快速的方法，如墨汁染色、抗酸染色、革兰染色；④宏基因组检测能够分析整个微生物组及患者样本中的人类宿主基因组或转录组，让致病微生物无所遁形。

3. 广谱抗生素的应用

积极抗感染治疗是根本性治疗措施，正确合理地应用抗菌药物是救治成功的关键。由于重症患者的特殊性，初始的抗生素必须是广谱抗生素"经验性"治疗，然后再根据细菌性指示做"目标性"治疗策略。选择抗菌药物应注意：①每天对抗生素的使用效果进行评估，经验性抗生素联合治疗应短于 5 天，然后根据细菌的敏感性行降阶梯治疗，并尽可能使用单一抗生素；②覆盖不典型病原体；③根据高危因素考虑抗甲氧西林金黄色葡萄球菌感染、军团菌感染、真菌感染的风险。不仅如此，还应从患者自身考虑：①患者的既往病史、临床症状、当地的流行病学因素；②患者的症状、感染部位、合并症、慢性器官衰竭、内科疾病、体内植入物、免疫抑制、近期感染病史、特殊病原体定植、近三月内使用过的抗生素等；③患者感染所处在的场所（如社区还是医院）、当地病原体流行特征等。抗生素常规治疗为 7～10 天，但如果治疗反应差、感染源未确定，可适当延长用药。

4. 容量复苏

脓毒症容量复苏被广泛接受的基本原理是改善心输出量和器官灌注，从而限制器官功能障碍。液体反应性是指通过给予患者一定量的液体负荷，引起心脏前负荷增加, 观察是否会使每搏量（stroke volume, SV）或者心排血量（CO）显著增加。评估液体反应性，实际是识别处于 Frank-Starling 曲线上升阶段的患者，只有这类患者才存在容量反应性，可以通过补液扩容达到增加心输出量的目的。

根据 Frank-Starling 曲线原理，当患者处于曲线平坦部分时，由于在较高的切面压力下，舒张期顺应性改变，液体负荷的不利影响与左心室压力－容积曲线的曲线形状有关。容量复苏的终点指标很难确定，一般来说其客观终点是心输出量变成前负荷非依赖性的那一点（处于 Frank-Starling 曲线平台段），超过这一点，静脉输液形成任何额外的前负荷不仅不能显著提高 SV，还会导致液体超负荷，最终引起肺水肿、间质水肿。因为原发病、基础疾病、开始复苏时间不同，所以需要重新考虑"大量容量复苏是脓毒症复苏的基石"的正确性。

脓毒症血流动力学改变的复杂机制，导致很难推荐适合所有情况的容量复苏方法。因此，文森特（Vincent）等于2013年提出容量复苏的四个时期：营救（rescue）、优化（optimization）、稳定（stabilization）、减退（de-escalation）。四个时期的特点显著不同，如过程与患者逐渐恢复至正常生理、疾病严重性逐渐降低相适应。这一观点的提出使容量复苏的进展迈出了关键一步，那就是个体化复苏。多数接受容量复苏的患者需先经历营救阶段，一些并不表现低血压的患者则可进入优化阶段。此时初步的处理是给予液体平衡而不是快速大量补液。随着临床症状的改善，所有患者都会经历稳定期和减退期，液体管理则是为了预防副作用。这四个时期的转换是动态的，处于稳定或减退期的患者如果经历二次打击，随时可能倒退回营救期。

5. 血流动力学监测

血流动力学监测是指依据物理学的定律，结合生理学和病理生理学的概念，对循环中血液运动的规律性进行定量、动态、连续的测量与分析，并将这些数字反馈于对病情发展的了解和对临床治疗的指导。血流动力学监测可分为有创性（如 Swan-Ganz 导管、唯捷流、PiCCO 等）和无创性（如心脏超声等）两大类。血流动力学监测是重症患者循环功能监测的重要组成部分。

6. 血管活性药物

脓毒症休克患者需要血管活性药物维持血压，推荐初始的平均动脉压为 65 mmHg。相关研究发现，平均动脉压维持在 72～82 mmHg 可明显减低相关脏器的损伤。2016 年 SSC 指南提出：①推荐成人把去甲肾上腺素作为首选升压药；②推荐加用血管升压素（最大剂量 0.03 U/min）或肾上腺素，以降低去甲肾上腺素的使用剂量；③推荐高选择性患者（心动过速风险低和绝对或相对心动过缓患者）使用多巴胺替代去甲肾上腺素，不推荐小剂量多巴胺作为肾脏保护治疗的药物。

7. 糖皮质激素

激素作为临床上广泛治疗脓毒症尤其是脓毒症休克的药物，其用量和疗程一直备受争议。2016年，SSC 指南提出：不建议在充分容量复苏及升压药治疗可以维持血液动力学稳定的患者中使用静脉氢化可的松，如果血流动力学目标不能达到，建议每日静脉使用氢化可的松 200 mg。相关研究显示，糖皮质激素可以缩短升压药物的使用时间，更快地逆转脓毒症休克患者的休克状态，但并不能降低脓毒症休克患者 28 天病死率或减少其他次要事件的发生。

8. 血糖控制

应激性高血糖在急危重症患者中发病率高，为 43%～50%，增加了包括感染、酸中毒在内的各种并发症的发生率，与急危重症患者不良预后相关。2016 年，SSC 指南提出：①推荐对脓毒症患者采用标准流程的血糖管理，当连续 2 次血糖水平大于 180 mg/dL 时，开始使用胰岛素，上限目标血糖小于或等于 180 mg/dl（10 mmol/L）；②每 1～2 小时测一次血糖，血糖稳定后，每 4 小时测一次血糖；③床旁毛细血管血糖值测量方法可能无法准确地估计动脉血或血浆的血糖水平，需要谨慎解读血糖水平；④若患者有动脉置管，则建议使用动脉血而非毛细血管血进行血糖指标床旁检测。

第六节　脓毒症的治疗进展

EGDT 是指一旦患者被临床确诊为感染性休克，应尽早尽快给予容量复苏治疗。争取在最早的 6 小时内达到以下目标：①中心静脉压为 8～12 mmHg；②平均动脉压大于或等于 65 mmHg；③每小时尿量大于或等于 0.5 mL/kg；④中心静脉或混合静脉血氧饱和度大于或等于 70%。实施这样的目标指导性复苏策略使得脓毒症患者的病死率明显下降。但近期发表的 PROCESS、ARISE Trial 和 ProMISe 三项研究的研究结果基本否定了 EGDT 的有效性，同时也撼动了其在 SSCG 中的地位。

EGDT 是一种理念，而非目标，不应该强调数值，应该关心目的。EGDT 虽然遭到了前所未有的质疑，但其对于脓毒症早期识别、早期干预的贡献是不容置疑的。EGDT 四个指标所对应的前负荷、泵功能、氧供/氧耗、组织灌注对脓毒症早期容量复苏仍有积极意义，早期循环改善仍是脓毒症治疗的重要内容。

总　结

（1）脓毒症是机体对感染反应失控而导致的器官功能障碍。
（2）脓毒症是危害重症患者预后的重要因素。
（3）qSOFA 是脓毒症筛查的重要方法。
（4）集束化治疗方案是脓毒症整体治疗的核心。
（5）集束化治疗是改善脓毒症患者预后的最重要方法。

思 考 题

（1）脓毒症的定义是什么？
（2）脓毒症 3.0 与之前定义的区别是什么？
（3）什么是脓毒症集束化治疗方案？
（4）qSOFA 的核心内容是什么？

第二篇 病例讨论与思考

第一章 主动脉瓣重度狭窄患者的血流动力学管理

教学目标与内容：
（1）了解血流动力学 ABC 理论；
（2）熟悉主动脉瓣狭窄的血流动力学特点；
（3）掌握主动脉瓣狭窄的治疗。

引 言

血流动力学管理是 ICU 治疗的基石，稳定的血流动力学是重症患者进一步手术、营养、康复的保证。主动脉瓣狭窄（aortic stenosis）是先天性畸形、退行性病变或炎性病变导致的左心室流出道变窄，继而引发一系列病理生理改变的疾病。主动脉瓣狭窄主要累及循环系统，并导致血流动力学紊乱。准确评估主动脉瓣狭窄患者的血流动力学特点，继而有针对性地给予管理，是提高此类患者抢救成功率的关键。

病例导入

患者女性，66 岁，因"胸闷一周"于 2013 年 6 月 25 日入院，既往血压最高为 180/110 mmHg，不规律服药。入院查体：神清，血压（BP）160/80 mmHg，心率（HR）130 bpm，心房颤动心律，双肺可闻及少量湿啰音和哮鸣音。入院后查心脏彩色普勒超声检查示主动脉瓣重度狭窄、心房内血栓。行冠状动脉 CTA 检查后出现胸闷、气促加重、不能平卧，遂至心内科就诊，予胺碘酮复律、硝普钠控制血压后，转为窦性心律，HR 120 次 / 分，BP 130/80 mmHg。半小时后患者神志由清醒转为模糊，继而出现昏迷，遂转入 ICU 进一步治疗。予多巴胺 5 $\mu g \cdot kg^{-1} \cdot min^{-1}$ 维持下，BP 80/45 mmHg，HR 140 bpm，心房颤动心律；喉镜下见喉头水肿，纤维支气管镜下示气道痉挛。

诊断：①造影剂过敏；②主动脉瓣重度狭窄；③休克查因，并诊断类型。

第一节 血流动力学 ABC 理论

一、Frank-Starling 定律

1914 年，Frank-Starling 在动物实验中发现心肌纤维收缩的初长度与心脏功能有关，提出心肌收缩产生的能量是心肌纤维初长度的函数，即 Frank-Starling 定律。心脏的前负荷在一定范围内增加时，心室舒张末期容积增加，心肌纤维收缩的初长度也会变长，心肌收缩力变大，心输出量增多。根据这个理论绘制的曲线称为 Frank-Starling 曲线。

二、血流动力学 ABC 理论

根据 Frank-Starling 定律，可以绘制出一条以每搏输出量为 Y 轴，心室舒张末期容积为 X 轴的改良心功能曲线。D 点定义为心功能正常患者的最佳容量点。当患者心功能不全时，曲线向右移动，将 B 点定义为心功能不全时的最佳容量点，将 B 点左侧的 A 点定义为心功能不全时的容量不足点，将 B 点右侧的 C 点定义为心功能不全时的容量过多点。针对心功能不全合并容量不足的患者，即 A 点到 D 点，可以通过使用正性肌力药物和（或）扩容来实现。第一路径：A 点通过虚线移向 D 点，即使用正性肌力药物。第二路径：A 点先到 B 点再到 D 点，即先扩容提高前负荷达到 B 点，再通过使用正性肌力药物达到 D 点。其中第二条路径（A→B→D）为最优路径，其使用正性肌力药物剂量最小。针对心功能不全合并容量过多的患者，即 C 点到 D 点，可以通过使用正性肌力药物和（或）扩容来实现。第一路径：C 点通过虚线移向 D 点，即使用正性肌力药物。第二路径：C 点先到 B 点再到 D 点，即先利尿降低前负荷达到 B 点，再通过使用正性肌力药物达到 D 点。其中第二条路径（C→B→D）为最优路径，使用正性肌力药物剂量最小。从以上路径中，可以发现调整心室舒张末期容积是获得最佳每搏输出量的首要治疗措施，这就是血流动力学的 ABC 理论。

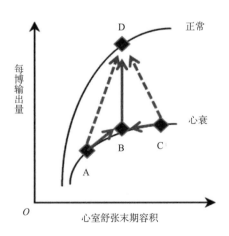

三、血流动力学监测

血流动力学监测贯穿重症患者治疗始终,分为有创或无创方法,其中各有特点、各有利弊。PiCCO 具有客观、准确、便捷、低风险的优势,已在 ICU 护理中广泛开展。

方法	客观	准确	便捷	风险
PiCCO	√	√	√	√
Swan-Ganz 导管	√	√		
唯捷流(Vigileo)	√		√	√
心脏彩色多普勒超声			√	√

四、PiCCO 参数解读

基于 PiCCO 的血流动力学参数众多,我们需要深入理解不同参数的临床意义和监测原理,以便正确选择参数和准确评价真实的血流动力学状态。在对 PiCCO 参数解读过程中,应重视直接参数和间接参数的区别。流量指标(如心输出量)是直接参数,是最准确的参数;外周血管阻力由平均动脉压、中心静脉压和心输出量推导而出,是间接参数。

指标	意义
心输出量(CO)	机体有效循环
中心静脉氧饱和度($ScvO_2$)	组织灌注,即氧代谢状态
全心舒张末期容积指数(GEDI)	前负荷
外周血管阻力指数(SVRI)	后负荷
左心室收缩力指数(dPmx)	心肌收缩力
血管外肺水(EVLW)	肺水肿程度

第二节 主动脉瓣狭窄的血流动力学特点

主动脉瓣正常的面积为 $3\sim4\ cm^2$,其狭窄分为轻度($1.0\sim1.5\ cm^2$)、中度($0.75\sim1.00\ cm^2$)、重度($\leqslant 0.75\ cm^2$)。当面积减少小于 1/3 时,血流动力学改变不明显;当瓣口面积小于 $1.0\ cm^2$ 时,心室流出道出现梗阻,出现左室后负荷及流出道阻力增加,左心室和主动脉在收缩期的压力差明显增加,最终出现梗阻性休克。

第三节 主动脉瓣狭窄的治疗

一、主动脉瓣重度狭窄患者的血流动力学管理及体会

1. 主动脉瓣重度狭窄患者的血流动力学管理

时间	6月27日 19:30	6月27日 23:00	6月28日 2:00	6月28日 5:00	6月28日 8:00
NE/($\mu g \cdot kg^{-1} \cdot min^{-1}$)	2.5	0.4	0	3.0	1.5
DA/($\mu g \cdot kg^{-1} \cdot min^{-1}$)	25	4	2	30	25
MAP/mmHg	45	70	50	68	72
HR/bpm	130	110	135	105	100
CI/($L \cdot min^{-1} \cdot m^{-2}$)	1.7	3.2	1.8	3.6	3.8
GEDI/($mL \cdot m^{-2}$)	620	780	650	750	720
SVRI/($dy^{-n} \cdot s \cdot cm^{-5} \cdot m^{-2}$)	850	3700	1200	3800	3600
CVP/mmHg	16	15	15	15	13
EVLWI/($mL \cdot kg^{-1}$)	8.0	11.0	14.0	10.0	8.0
Lac/($mmol \cdot L^{-1}$)	12.0	8.6	11.1	9.0	5.4
$ScvO_2$/%	43	67	52	62	67

2. 体会

主动脉瓣重度狭窄患者需要合理的外周血管阻力：①一旦外周血管阻力在短时间内出现明显下降，会代偿性引起心排血量升高；②左心室内血液由于主动脉瓣重度狭窄不能有效泵出，可出现梗阻性休克；③维持适当的外周血管阻力是改善主动脉瓣重度狭窄患者血流动力学的主要措施；④禁忌是过度地减轻前负荷和不适当地使用降压药物。因此，单纯依据外周血管阻力这一间接参数来指导血流动力学管理的做法是错误的。

二、2006年ACC/AHA瓣膜病患者管理指南

1. 主动脉瓣狭窄内科治疗

（1）合并高血压：慎用降压药物。

（2）在患者还没有发展至有症状时，没有特异的治疗方案。

（3）有症状的患者需要手术，而不是内科治疗。

（4）没有内科治疗方法证明可以预防或阻止病情进展。

（5）对于主动脉瓣病变患者，重要的是评估和鉴别心脏危险因素，以预防合并缺血性心脏病。

（6）没有能延长生命的治疗，有能缓解症状的治疗。

2. 不能手术的主动脉瓣狭窄患者的内科治疗

（1）过分地减轻前负荷可能抑制心输出量并降低全身动脉压，应特别注意重度患者。

（2）急性肺水肿：硝普钠应在血流动力学监测下应用。

（3）收缩功能的抑制或心房颤动：地高辛。

（4）合并心绞痛：硝酸酯类及β受体阻滞剂（β-B）。

总 结

（1）PiCCO 是进行血流动力学管理的有效手段。

（2）合理的前后负荷是维持主动脉瓣重度狭窄患者血流动力学稳定的前提。

（3）合理解读 PiCCO 参数，重症患者没有正常值。

思 考 题

（1）什么是血流动力学 ABC 理论，其指导意义是什么？

（2）主动脉瓣重度狭窄患者的血流动力学特点是什么？

（3）主动脉瓣狭窄的治疗原则是什么？

第二章　院内获得性 MRSA 肺炎诊断与治疗

教学目标与内容：
（1）掌握 HAP 的定义；
（2）了解 MRSA 肺炎高危因素；
（3）熟悉 MRSA 肺炎治疗原则。

引　言

人类文明史就是一部不断"抗生"的历史。抗甲氧西林金黄色葡萄球菌（methicillin resistant Staphylococcus aureus, MRSA）感染的流行是严重的公共卫生问题。自 1961 年首次发现 MRSA 以来，MRSA 已成为医院感染重要的病原体。世界各地相继发现致病力极强的社区获得性抗甲氧西林金黄色葡萄球菌（community-acquired MRSA, CA-MRSA），其流行范围不断扩大，防治形势十分严峻。

病例导入

患者女性，65 岁，因"多饮、多尿 8 年，双下肢麻木半年，加重 1 个月"于 2013 年 5 月 30 日入院内分泌科。既往有 2 型糖尿病病史 8 年，血糖控制不佳。肌酐 150.7 μmol/L、肝功能正常、WBC 4.5×10^9/L、中性粒细胞（N）65%。入院后 2 周（2013 年 6 月 16 日）出现咳嗽、咳痰症状，T 38.5 ℃，RR 35 bpm，WBC 14×10^9/L、N 89%，予三代头孢进行抗感染治疗。胸部 CT 提示双肺感染，多发渗出。患者于 2013 年 6 月 20 日拟诊"肺炎"转入 ICU。转入后（2013 年 6 月 21 日），T 40 ℃，HR 136 bpm，BP 120/70 mmHg，SpO_2 85%，WBC 26×10^9/L，N 95%，血小板（platelets, PLT）14×10^9/L，尿量 0.3 mL/kg·h。胸部 CT 提示双肺多发渗出，较前明显增多。

诊断：院内获得性 MRSA 肺炎、2 型糖尿病、糖尿病周围神经病变、糖尿病肾病。

第一节　HAP 的定义

1.HAP 的定义

医院获得性肺炎（hospital-acquired pneumonia, HAP）指住院患者入院后 48 小时或 48 小时以上发生的肺炎，包括在住院期间发生的感染和在医院内获得出院后发生的感染，但不包括入院前已开始或入院时已存在的感染。医务人员在医院内获得的感染属于医院感染。

2.VAP 的定义

呼吸机相关性肺炎（ventilator-associated pneumonia, VAP）指气管插管后 48 小时以上发生的肺炎，也包括严重 HAP 需要气管插管治疗者。

3.HAP 诊断标准

（1）无明确潜伏期的感染，入院 48 小时后发生的感染。

（2）有明确潜伏期的感染，自入院时起超过平均潜伏期后发生的感染。

（3）本次感染直接与上次住院有关的感染。

（4）在原感染基础上出现其他部位的新的感染（除了脓毒血症迁徙灶）或在原感染已知病原体基础上又分离出新的病原体（排除污染和原来的混合感染）的感染。

4.健康护理（医疗）相关肺炎

新版 HAP 诊治指南中，将健康护理（医疗）相关肺炎（healthcare-associated pneumonia, HCAP）列入 HAP 和 VAP 范畴。此类患者往往需要使用针对多重耐药病原体的抗菌药物进行治疗。HCAP 患者定义为在 90 天内因急性感染曾住院两天或两天以上，居住在护理院或长期需要医疗看护的机构，最近接受过静脉抗生素治疗、化疗或者 30 天内有感染伤口的治疗，住过一家医院或进行过透析治疗的患者。

5.HAP、VAP、HCAP 常见的病原菌

HAP、VAP、HCAP 常见的病原菌是革兰氏阴性菌和革兰氏阳性菌。革兰氏阴性菌包括铜绿假单胞菌、肺炎克雷伯菌和不动杆菌。金黄色葡萄球菌大多为抗甲氧西林金黄色葡萄球菌。

第二节 MRSA 肺炎定义及高危因素

一、MRSA 定义

含有 $mecA$ 基因或者苯唑西林 MIC ≥ 2 μg/mL 的金黄色葡萄球菌菌株，称为抗甲氧西林金黄色葡萄球菌（MRSA）。MRSA 对甲氧西林、苯唑西林、头孢西丁耐药。青霉素结合蛋白 2a 阳性、$mecA$ 基因阳性，MRSA（CA-MRSA）应视为对所有 β 内酰胺类抗生素耐药。目前，MRSA 多重耐药现象日益严重，国外部分地区已出现对万古霉素耐药或中介的金黄色葡萄球菌。MRSA 又分为社区相关性 MRSA（community-associated MRSA, CA-MRSA）及医疗机构相关性 MRSA（health-care-associated MRSA, HA-MRSA）。尽管 CA-MRSA 这种感染病例的发生率极低，但其通常会危及那些幼龄或健康的人群，并有可能快速产生破坏性结果。

HA-MRSA 指在接触过医疗机构的个体间相互传播的 MRSA 菌株。HA-MRSA 感染可以在医院内发病，也可在社区内发病。社区发病需具备下列至少一项医疗机构相关性感染的危险因素：①入院时存在侵入性检查或治疗；②有 MRSA 定植或感染病史；③在 1 年内有过住院、手术、透析经历，或住在长期护理机构（如养老院等）。医院发病是指患者入院 48 小时后，从正常无菌部位分离出 MRSA，无论这些患者是否有医院获得性感染的危险因素。

CA-MRSA 是从门诊、住院 48 小时内的患者中分离到的一种新型 MRSA 菌株。这些患者既往无 MRSA 感染和定植病史，无留置导管或经皮肤的医疗装置，无手术、血液透析病史，1 年内未曾住过医院、疗养院及养老院。

CA-MRSA 和 HA-MRSA 在微生物学、细菌耐药及临床特点方面有较大差异，根据这些特点可以将两者进行区分。但由于人员在医院和社区间不断流动，CA-MRSA 和 HA-MRSA 的差异日渐缩小。

二、感染 HA-MRSA 高危因素

（1）近期使用抗生素：氟喹诺酮类、头孢菌素类。

（2）住院时间超过 2 周。

（3）入住 ICU 或烧伤病房。

（4）脑血管病后遗症 / 昏迷患者。

（5）外科伤口感染或烧伤患者。

（6）糖尿病患者。

（7）长期腹膜透析 / 血液透析的患者。

（8）接触 MRSA 感染或定植者的患者。

第三节　MRSA 肺炎治疗原则

一、MRSA 肺炎治疗原则

新版 HAP 诊治指南推荐所有患者在抗生素治疗前均应收集呼吸道分泌物做细菌培养，但也不应延误危重患者的初始治疗，认为下呼吸道分泌物可以通过纤维支气管镜或非支气管镜的方法获得。下呼吸道分泌物做"半定量"或"定量"细菌培养，其结果对 HAP 的诊治都有价值。

（1）当我们考虑患者可能感染了葡萄球菌时，对其的诊断和治疗过程包括回答下述问题。

①患者病情的严重程度如何？

②是否可以确定其病原菌类型，即 MSSA 或 MRSA？

③若怀疑其感染了 MRSA，是否可以确定其属于 CA-MRSA 或 HA-MRSA？

④是否有必要进行微生物学评估或鉴定？采取何种方法？

⑤在获得微生物学鉴定结果前，需要立即开始抗生素经验疗法吗？

⑥应该给患者的陪护和家属何种建议。

（2）针对本病患者，在使用万古霉素的同时还需考虑以下几个问题。

①万古霉素的有效性历经数十年的临床验证。

②目前的研究均为非劣性 / 等效性研究。

③万古霉素安全吗？

④万古霉素的不良反应：急性肾功能不全。

⑤万古霉素是否可用于肾功能不全的患者。

（3）万古霉素（vancomycin）是糖肽类抗生素的代表，是治疗 MRSA 感染的经典药物。万古霉素的常见不良反应是过敏反应、红人综合征和肾损害。

（4）在中国专家的共识中，我们可以了解以下几点信息。

①万古霉素是安全的。
②肾功能损害发生率为 1%～5%，与其他常用抗感染药物相当。
③常规用药剂量（15～20 mg/kg）导致的肾功能损害，少见。
④万古霉素血药谷浓度应控制在 10～20 mg/L。

二、本病例治疗经过

（1）治疗前胸外情况：心功能不全，胸部 X 线片提示肺门淤血，容量负荷较大。
（2）血小板入院前情况：患者血小板在逐渐下降，已低于安全范围，慎用影响血小板的药物。
（3）药物使用。
（4）胸部 X 线片比较。
（5）血肌酐情况。
（6）治疗后血小板情况。
（7）治疗前后胸部 X 线片对比。
（8）患者转归。

6 月 27 日：体温降至正常。
6 月 29 日：停呼吸机。
6 月 30 日：肌酐降至入院时水平。
6 月 30 日：拔除气管插管。
7 月 3 日：白细胞降至正常。
7 月 4 日：停用万古霉素，转出 ICU。

总　结

（1）应重视 HA-MRSA 高危患者的早期诊断。
（2）万古霉素是 HA-MRSA 的一线治疗药物。
（3）万古霉素常规剂量导致肾功能损害的病例很少见，对肾功能的影响可能被高估。
（4）对于 HA-MRSA 肺炎患者，应结合肺外情况（心功能与容量负荷、血小板）选择抗菌药物。

思　考　题

（1）院内获得性肺炎的定义是什么？
（2）院内获得性 MRSA 肺炎高危因素有哪些？
（3）院内获得性 MRSA 肺炎治疗原则是什么？

第三章 急性呼吸窘迫综合征

教学目标与内容：
(1) 掌握 ARDS 的定义；
(2) 了解 ARDS 的高危因素和临床表现；
(3) 熟悉 ARDS 的治疗原则。

引 言

急性呼吸窘迫综合征（ARDS）是一种常见的危重症，病死率极高，严重威胁重症患者的生命并影响其生存质量。随着医疗技术水平的进步，ARDS 患者的治疗期得到延长，但 ARDS 的诊断率仍不足 60%，病死率仍为 35%～40%。当前 ARDS 的诊治原则和手段还远未达到令人满意的程度，需要及时总结、审慎对待，以便迎接更大的挑战。

病例导入

患者女性，43 岁，因"阑尾炎术后 2 天，呼吸困难 1 天"由外院转入本院急诊科。患者 2 天前因"急性阑尾炎合并腹膜炎、感染性休克"住院手术治疗。术后第 1 天出现呼吸困难，呼吸频率 30～35 次/分，面罩高流量氧疗下 SpO_2 85%～90%，T 37.3 ℃，脉搏（pulse, P）115 次/分，呼吸（respiration, R）35 次/分，BP 120/80 mmHg，SpO_2 91%（吸氧 8 L/min）。双上肺呼吸音增粗，可闻及少量细湿啰音，双下肺呼吸音稍低。腹部平软，右下腹部切口敷料干，右下腹部压痛，肝脾肋下未扪及，无移动性浊音，肠鸣音弱。

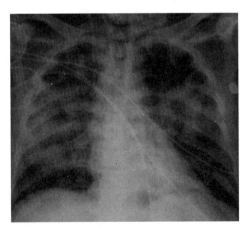

诊断：①急性呼吸窘迫综合征；②急性化脓性阑尾炎合并腹膜炎。

第一节 ARDS 定义

ESICM 与美国胸科学会（American Thoracic Society, ATS）组成的联合委员会于 2012 年发表了 ARDS 柏林定义。根据柏林定义，ARDS 是指由各种肺内外致病因素导致的一种急性弥漫性肺部炎症反应。主要病理特征是炎症反应导致的肺泡上皮和肺毛细血管内皮通透性增加，进而导致非心源性肺水肿。其临床特征为肺泡水肿、肺泡塌陷导致通气/血流（V/Q）比例失调，特别是肺内分流明显增加，从而产生严重的低氧血症。

欧美共识会议（American-European consensus conference, AECC）提出了急性肺损伤（acute lung injury, ALI）的概念，并制定了 ALI/ARDS 的定义与诊断标准。ARDS 柏林诊断标准在 AECC 制定的标准的基础上，进一步完善了 ARDS 的诊断依据，包括：①确定具体时间，说明了急性起病的时间窗；②不再有 ALI 的概念，而是直接将 ARDS 根据氧合指数分为轻、中、重度三组；③不再将肺动脉楔压（PAWP）或中心静脉压（CVP）升高作为 ARDS 的排除标准，认为 ARDS 与心功能不全可能同时存在；④氧合指数考虑到了机械通气的因素，在评估氧合指数时要使用 PEEP。与 AECC 的诊断相比，柏林诊断在临床上更具可操作性和可靠性，诊断的敏感性和特异性都有所提高。

通过 CT 观察发现，ARDS 肺形态改变具有两个特点：一是肺损伤在肺内呈"不均一性"分布，尤以重力依赖区（仰卧位时靠近背部的肺区）的肺水肿和肺不张最为严重；二是由于肺水肿和肺泡塌陷导致严重通气/血流比例失调，特别是肺内分流明显增加，肺容积明显减少，导致功能残气量下降。肺血管痉挛和肺微小血栓形成而引发肺动脉高压。

ARDS 肺部渗出性改变并不是均匀一致的，而主要发生在低垂部位，位于非低垂部位的肺泡通气却是相对正常的。在重力的影响下，低垂部位的肺泡更容易受到重力的影响和渗出液体的压迫，出现肺不张。ARDS 时肺损伤的不均一性决定了肺上部过度通气与肺下部肺不张并存。

正压通气可以增加患者的氧供，帮助通气和减少患者的呼吸功，但是正压通气时气体首先分布在气道阻力较小的肺上部，加重 V/Q 比例失衡。设定合适的气道压力可保持肺组织膨胀，有利于 ARDS 患者肺张开，改善低氧状态。潮气量的减少减小了吸气末容积，降低了跨肺压和吸气峰压，使呼吸时对肺泡上皮的牵拉刺激减轻，同时 CO_2 轻度上升减少肿瘤坏死因子（tumor necrosis factor, TNF）的信使核糖核酸（messenger RNA, mRNA）的表达和白介素 IL-6 的释放。ARDS 患者潮气量的设置需考虑肺泡塌陷程度和呼气末肺容积。因此，设定气道压力和潮气量尤为关键。一定的 PEEP，一方面可以明显减少肺泡出血，减少来源于血液的炎性介质，减少从受损肺泡经气道分布向其他较轻受累部位漏出血清蛋白和介质，另一方面可以使萎陷的肺泡复张，减轻病损不同组织的接合处和萎陷肺泡复张时的剪切力，从而使 TNF、IL-6 释放减少，减轻血管内皮细胞的损伤。

ARDS 在通气前，如果潮气量过低，肺容积明显减少，动脉血二氧化碳分压就会高于正常，即高碳酸血症，还会导致肺不张、低氧血症；如果潮气量过高或者 PEEP 不适当，导致肺组织过度膨胀或者血流动力学不稳定，就会造成 V/Q 比例失调、肺泡-毛细血管损伤、气压伤。

第二节 ARDS 高危因素和临床表现

1. 高危因素

多种危险因素可诱发 ARDS，主要分为肺内因素（直接因素）和肺外因素（间接因素）两大类。

（1）肺内因素：严重的肺部感染，吸入性肺炎（胃内容物返流或误吸、有毒气体、高或低浓度氧等），肺挫伤，肺栓塞，等等。

（2）肺外因素：腹腔感染，重症急性胰腺炎，血性感染，等等。

2. 症状及体征

ARDS 大多数于 7 天内有诱因或无明显诱因起病，除原发病的相应症状和体征外，主要症状为呼吸困难、喘憋、气促、胸闷，患者常有濒死感。检查体征呈现发绀、呼吸浅快、心率增快、脉搏血氧饱和度下降等。

3. 辅助检查

（1）实验室检查：动脉血气分析提示呼吸衰竭，氧合指数（PaO_2/FiO）降低，肺泡–动脉血氧分压差增大，白细胞计数和中性粒细胞比例可升高，继发其他脏器功能损害。

（2）胸部 X 线片：早期可无异常或有轻度间质改变；进展期融合成大片状的磨玻璃或实变浸润影，伴肺容积下降；晚期可出肺纤维化。

（3）脉搏指数连续心输出量监测技术：提示肺水增高。

第三节 ARDS 治疗原则

治疗原则主要包括原发病处理、呼吸支持、肺保护性通气、俯卧位通气、严格液体管理、其他脏器的监测与支持、体外膜式氧合等。

1. 原发病处理

原发病处理是治疗 ARDS 的首要原则和基础，应积极寻找原发病并予以彻底治疗。

（1）去除直接病因：抗感染、重症急性胰腺炎等。

（2）清除炎症介质：连续血液净化、细胞因子拮抗剂、小剂量激素。

2. 呼吸支持

（1）氧疗：ARDS 患者吸氧治疗的目的是改善低氧血症，使动脉血氧分压在 60～80 mmHg。ARDS 患者往往低氧血症严重，大多数患者一旦明确诊断，常规的氧疗常常难以奏效，机械通气仍然是最主要的呼吸支持手段。

（2）无创机械通气：预计病情能够短期缓解或合并免疫功能低下的 ARDS 早期患者可尝试无创机械通气。

3. 肺保护性通气策略（LPVS）

LPVS 是针对呼吸机相关肺损伤的。综观已经提出的一系列 LPVS，PEEP 最早被采用，是 LPVS 的第一个里程碑，小潮气量、高 PEEP 是第二个里程碑，肺开放/复张是第三个里程碑，也是目前最具有代表性的 LPVS。

4. 俯卧位通气

俯卧位通气可以改善肺通气/灌注匹配（更有效地将氧气输送到血液中），并使肺泡在呼气末时保持开放，促进肺泡内气体均匀分布和氧的弥散（改善气体交换并预防呼吸机相关性肺损伤）。通常认为俯卧位可以改善 ARDS 患者的生存率。

5. 严格液体管理

为减轻肺水肿，应合理限制液体入量，以可允许较低循环容量来维持有效循环，保持肺脏处于相对"干"的状态。在保证血压稳定和组织灌注的前提下，液体出入量宜轻度负平衡，可使用利尿剂或者血液净化来促进水肿的消退。由于毛细血管通透性增加，胶体物质可渗透到肺间质，所以可提升胶体渗透压。

6. 其他脏器的监测与支持

动态监测其他脏器的功能，以便及时调整治疗方案。例如，心血管系统与心功能、呼吸系统与呼吸力学、消化系统与肠内营养耐受性、凝血系统与凝血功能紊乱、泌尿系统与急性肾损伤。

7. 体外膜式氧合

体外膜式氧合能够完全或部分替代心肺功能，应用于重度 ARDS 且具有诸多优势，包括减少呼吸机相关肺损伤、纠正低氧血症、辅助撤机等。

总　结

（1）ARDS 是肺泡上皮和肺毛细血管内皮通透性增加导致的非心源性肺水肿。

（2）ARDS 的临床表现为呼吸窘迫及难治性低氧血症。

（3）ARDS 的治疗原则包括原发病处理、呼吸支持、肺保护性通气、俯卧位通气、严格液体管理、其他脏器的监测与支持、体外膜式氧合。

思 考 题

（1）ARDS 的定义是什么？

（2）ARDS 的高危因素有哪些？

（3）ARDS 的临床表现有哪些？

（4）ARDS 的影像学特征是什么？

（5）ARDS 的治疗原则是什么？

第四章 中毒

教学目标与内容：
（1）熟悉有机磷中毒的临床表现；
（2）掌握有机磷中毒的治疗原则；
（3）了解硫酸铜中毒的临床表现、诊断和治疗原则。

引 言

毒物和中毒一直伴随着人类的进化过程。在原始社会，人类就将动物的毒物和有毒植物的浆汁用于狩猎和获取食物。近现代，毒物曾被用于战争和谋杀。随着人类社会经济的发展，职业中毒屡见报道，是急诊医学重要的病种之一。

病例导入

患者男性，32岁，因"跌入化学原料池，伴误食少量化学原料"入当地医院。2天后出现神志不清、排浓茶样小便，为进一步治疗转入本科。转入时：重度贫血貌；呼吸急促，双肺呼吸音粗，右侧呼吸音减弱；烧伤创面17%，呈黑褐色，未见水泡、溃破、出血及溶痂。辅助检查：血红蛋白61.4 g/L，白细胞 33.89×10^9/L，中性粒细胞59%，幼稚细胞 0.06×10^9/L，有核红细胞（2+），尿色深红，尿红细胞（2+），尿蛋白（2+），肌酐936 μmol/L；总胆红素25.8 μmol/L，直接胆红素11.4 μmol/L，谷丙转氨酶、谷草转氨酶升高，尿铜255 μg/24 h（正常值小于100 μg/24 h），血清铜1.0 mg/L（正常值在0.70～1.55 mg/L）。

诊断：急性硫酸铜中毒、皮肤中度烧伤、继发性急性肝肾功能损害。

治疗：给予青霉胺驱铜、连续血液净化、抗氧化治疗，同时给予碱化尿液、抑制胰酶分泌、空肠营养、烧伤创面处理等对症治疗。经过治疗：溶血得到控制；尿铜降至30 μg/24h；肌酐接近正常，进入多尿期；感染得到控制。病情稳定后出院，ICU 住院时间30天。

第一节 中毒总论

1. 概述

毒物（poison）指所能引起中毒的化学物质。现代医学鼻祖、瑞士医生巴拉塞尔萨斯（Paracelsus）有一句名言："万物皆有毒，关键看剂量。"毒物通常指在小剂量或日常接触途径下，即可与生物体相互作用、发生反应，引起生物体功能性或器质性改变，导致生物体损害，甚至危及生命的外源性化学物质。

中毒（poisoning）是指当机体摄入一定量的某种化学物质，发生暂时或持久性损害，甚至死亡的过程。中毒可分为生活中毒和职业中毒。生活中毒是指意外、投毒、自杀、滥用药物等发生的中毒。职业中毒指由于在生产和使用过程中不注意劳动保护，密切接触有毒原料、中间产物或成品而发生的中毒。

2. 毒物的吸收、排出

毒物可以通过呼吸道、消化道、皮肤黏膜等途径进入人体，经血液循环到达全身，主要在肝脏代谢，多数经代谢后毒性可减弱，也有部分经代谢后毒性增强。毒物大多经肾脏排泄，气体和易挥发毒物可随呼吸道排出，重金属类毒物多由消化道和乳汁排出。

3. 临床特点

中毒往往存在毒物接触史，部分中毒有隐匿的毒物接触史。对于合并精神病的中毒患者，可检查家中药品/农药；怀疑一氧化碳中毒时，注意查看家中炉火及门窗通风情况；怀疑食物中毒时，应调查同食者有无类似症状。某些中毒有特征性临床表现，如皮肤呈樱桃红色常见于一氧化碳中毒，口腔有苦杏仁味常见于氰化物中毒，苯酚味常见于苯酚中毒。

4. 急诊处理

（1）立即脱离中毒现场，终止与毒物的接触。对于毒物由呼吸道进入机体或者局部环境内存在大量毒物的情况，应立即转移至安全环境。

（2）检查并稳定生命体征。如患者出现呼吸、循环障碍，立即行心肺复苏术进行生命支持。

（3）迅速清除体内已被吸收或尚未吸收的毒物。常有方法有催吐、洗胃、导泻、全肠道灌洗、强化利尿、改变尿液酸碱度、高压氧治疗及血液净化治疗。

（4）尽早使用特效解毒药。金属中毒可采用氨羧络合剂、巯基型络合剂，与进入体内的某些金属形成无毒、难解离的可溶性螯合物并随尿液排出；氰化物中毒多采用亚硝酸盐-硫代硫酸钠疗法；高铁血红蛋白血症常用亚甲蓝（美蓝）；有机磷中毒涉及多种临床症状，常用阿托品、盐酸戊乙奎醚、碘解磷定等。

（5）对症支持治疗。

第二节　有机磷农药中毒

1. 概述

有机磷农药在农业生产中被广泛应用，大多呈油状或结晶状，色泽由淡黄色至棕色，有蒜味。按动物半数致死量可将有机磷农药分为剧毒（LD50＜10 mg/kg）、高毒（LD50在10～100 mg/kg）、中度毒（LD50在100～1 000 mg/kg）、低毒（LD50在1 000～5 000 mg/kg）。有机磷农药中毒可分为生产性中毒和生活性中毒。生产性中毒是指生产和使用过程中，由于防护措施不当或设备密闭不严，农药经皮肤和呼吸道进入人体内而导致的中毒。生活性中毒主要见于误服或自杀，也可见于他人投毒。

（1）高毒类：久效磷、磷胺、速灭磷、杀螟畏、对硫磷、甲基对硫磷、甲基异柳磷、治螟磷、水胺硫磷、氧乐果、蝇毒磷、甲拌磷、三硫磷、地虫硫磷、杀扑磷、甲胺磷、甲基环硫磷、谷硫磷、丙氟磷、异丙硫磷、内吸磷、苯硫磷、丰索磷、乙基谷硫磷、灭蚜硫磷、氧环胺磷。

（2）中毒类：敌敌畏、二嗪磷、倍硫磷、杀螟硫磷、嘧啶氧磷、三唑磷、喹硫磷、毒死蜱、乐果、稻丰散、伏杀硫磷、亚胺硫磷、乙硫磷、二溴磷、丙虫磷、溴氯磷、钙敌畏、甲基1059马拉氧磷、异丙硫磷、茂果、芬硫磷、甲乙丙拌磷。

（3）低毒类：敌百虫、辛硫磷、甲基嘧啶磷、乙嘧硫磷、哒嗪硫磷、杀螟腈、增效磷、马拉硫磷、乙酰甲胺磷、皮蝇磷、杀虫畏、氯硫磷、溴硫磷、乙基稻丰散。

2. 发病机制

胆碱酯酶是存在于突触间隙的一类酶，其作用是水解由突触前膜释放的神经递质，以保证信息的正确传递。胆碱酯酶由于某些因素失效后，游离在突触间隙内的神经递质持续作用于突触后膜，因错误的信息传导而产生一系列临床表现。有机磷农药中毒时，有机磷农药与胆碱酯酶酯解部位结合，形成的磷酰化胆碱酯酶化学性质稳定且无分解乙酰胆碱的能力，继而出现有机磷农药中毒的临床表现。

3. 临床表现

（1）毒蕈碱样症状。①眼：患者瞳孔缩小，严重中毒几乎全部出现，并可呈针眼大小，对光反应消失。瞳孔缩小不宜作为早期诊断的主要依据。敌敌畏经皮肤吸收中毒时，瞳孔缩小出现较晚，部分轻度患者早期往往瞳孔不缩小。严重患者晚期由于缺氧可出现瞳孔散大。②腺体：唾液腺、汗腺、泪腺、鼻腺、支气管腺分泌增多，患者流涎、出汗、流泪、流涕，严重患者可见口吐白沫、大汗淋漓等。③呼吸系统：支气管平滑肌痉挛和腺体分泌增多，引起支气管阻塞、水肿，患者出现不同程度的呼吸困难，甚至肺水肿，最终可因周围性或中枢性呼吸衰竭而死亡。严重患者常在病程中发生窒息，甚至在急性期症状缓解后，突然发生窒息死亡。④消化系统：由于胃肠平滑肌的收缩、蠕动增加，加之有机磷农药对胃肠黏膜的刺激作用，患者出现食欲减退、恶心、呕吐、腹痛、腹泻、肠鸣音亢进、大便失禁等，其中以呕吐最为常见，严重患者可出现应激性溃疡。⑤泌尿系统：患者可因膀胱逼尿肌的收缩出现尿频，也可因膀胱括约肌的松弛而出现小便失禁。

（2）烟碱样症状。①骨骼肌：肌肉纤维颤动出现较早，可作为中度中毒早期诊断的依据。患者肌颤常见于眼睑、颜面肌、舌肌等，随病情进展逐渐发展至全身，甚至出现牙关紧闭、颈项强直、全身肌肉抽搐，严重者出现肌无力，最后因呼吸肌麻痹而死亡。②体温：呼吸道吸入或皮肤吸收的急性中毒患者体温多在37.5～39.5 ℃，与肌肉震颤、痉挛产热增加、肾上腺素分泌过多、代谢增加、皮肤血管收缩影响散热有关。口服中毒患者由于病情发展快，体温多正常或偏低；病情缓解及"阿托品化"后，患者体温常升高。

（3）心血管系统症状。患者以毒蕈碱样症状为主时表现为心动过缓、血压下降，以烟碱样症状为主时表现为心率加快、血压升高。有机磷农药中毒后3～15天，由于有机磷农药对心脏的迟发毒性作用，患者可于病情恢复期间发生"电击式"死亡。

（4）神经系统症状。①中枢神经系统症状：患者中毒早期可出现头晕、头痛、疲乏、无力等症状，继而出现焦虑不安、失眠或嗜睡、多梦、神志恍惚、运动失调、语言不清，甚至昏迷、惊厥、抽搐等，严重者可出现颈项强直，提腿试验和屈颈试验阳性。随着胆碱酯酶活性逐步降低，神经反射可由增强转入抑制，并出现脑电图异常，且脑电图异常与中毒的程度相一致。严重患者可发生呼吸循环衰竭而死亡。②迟发性周围神经病：常见于甲胺磷、敌百虫、敌敌畏、乐果、氧乐果、对硫磷、马拉硫磷、甲拌磷、丙氟磷、丙胺氟磷、内吸磷、苯硫磷、氯硫磷、毒死蜱、水胺硫磷、倍硫磷、三硫磷、溴苯磷、环虫磷等急性重度中毒患者恢复期，少数中毒患者在急性重度中毒症状消失后的2～3周内，出现与胆碱酯酶抑制无关的一种毒性反应。原因是有机磷农药抑制神经组织中的神经病靶标酯酶并使其老化。临床表现包括患者四肢远端麻木、刺痛，腓肠肌疼痛，四肢无力（尤以下肢为重），抬腿困难，走步呈跨步态，继而出现双手活动不灵活、难以完成精细动作，重者呈足下垂或腕下垂、四肢肌肉萎缩、腱反射减弱或消失。

（5）中间综合征（intermediate syndrome, IMS）：多见于倍硫磷、乐果、氧乐果、久效磷、敌敌畏、甲胺磷等急性中毒后1～4天，个别案例7天出现肌无力，因呼吸肌麻痹而表现出不同程度的呼吸困难，严重者可致死。患者常伴有肢体近端肌肉和屈颈肌无力，脑神经运动元所支配的肌肉也常受累。患者不能抬头，关节屈曲困难，睁眼困难，眼球活动受限，复视，面部表情肌运动减少，声音嘶哑，吞咽困难，咀嚼肌无力。症状持续4～18天逐渐恢复，脑神经首先恢复，继之呼吸困难减轻、肢体近端肌力恢复，屈颈肌力恢复最晚。

（6）反跳：多见于口服乐果、马拉硫磷中毒，指患者经治疗后症状缓解或控制后突然出现再度昏迷，出现肺水肿而死亡。反跳多发生在急性中毒后稳定期数天至一周。反跳发生前多有先兆，如面色苍白、精神萎靡、皮肤湿冷、胸闷、气短、轻咳、肺部湿啰音、血压升高、瞳孔缩小、心率缓慢、流涎、肌束震颤，继而出现重度中毒症状，甚至多脏器衰竭。口服患者易发生反跳，皮肤吸收患者较少见；中、重度患者易发生反跳，轻度中毒不易发生反跳。反跳的原因：①主要与毒物清除不彻底、毒物继续吸收有关；②久效磷、氧乐果等农药种类对复能剂治疗效果不佳，易发生反跳；③阿托品停用过早或减量过快；④复能剂注射速度太快或剂量过大。

4. 实验室检查

（1）胆碱酯酶活力测定：依据胆碱酯酶活力可分为轻、中、重三度。轻度为胆碱酯酶活力50%～70%，中度为胆碱酯酶活力30%～50%，重度为胆碱酯酶活力30%以下。

（2）心电图检查：患者可单独或联合存在窦性心动过速、过缓或不整，ST段下移，T波低平、倒置，室性或室上性期前收缩，Q-T间期延长，扭转性室性心动过速，等等。

（3）血常规：外周血细胞总数及中性粒细胞增多，伴核左移，嗜酸性粒细胞（如红细胞）减少。研究发现血小板计数增多及血小板压积变化与中毒程度有相应的关系，对诊断有一定意义。

5. 诊断及鉴别诊断

有机磷诊断大多根据毒药接触史结合特征性临床表现，如呼气有大蒜味、大汗淋漓、腺体分泌增多、肌纤维颤动和意识障碍，一般可做出诊断。依据血中胆碱酯酶活力降低可确诊。有机磷农药中毒一般与拟除虫菊酯类杀虫药中毒和杀虫脒中毒相区别，前者呼出气中无大蒜味，后者无针尖样瞳孔、大汗淋漓等表现，且胆碱酯酶活力正常。

6.治疗

（1）清除毒物。①立即脱离中毒现场，脱去污染的衣服，用肥皂水清洗被污染的皮肤、毛发和指甲。眼部污染时用清水或生理盐水冲洗。②洗胃：口服中毒者用清水、2%碳酸氢钠溶液或1：5 000高锰酸钾溶液洗胃。敌百虫中毒时禁用碳酸氢钠洗胃，因为碳酸氢钠可将敌百虫转化为毒性更强的敌敌畏。对硫磷中毒时禁用高锰酸钾洗胃，因为高锰酸钾可将对硫磷氧化为毒性更强的对氧磷。对于不明种类有机磷农药中毒使用清水洗胃。③导泻：洗胃后常用硫酸镁（20～40 g，溶于20 mL水中，一次性口服，30分钟后可追加用药1次）导泄。④血液净化治疗：血液灌流或血液灌流加血液透析/滤过等方式，可有效消除血液中的有机磷农药。血液净化治疗应在中毒后1～4天进行。

（2）特效解毒药。①应用原则：早期、足量、联合、重复用药。②胆碱酯酶复活剂：胆碱酯酶复活剂为肟类化合物，含有季胺基和肟基（–NOH）两个不同的功能基团。季胺基带正电荷，被磷酰化胆碱酯酶的阴离子部位吸引，而肟基与磷原子有较强亲和力，可与磷酰化胆碱酯酶中磷结合形成复合物，使其与胆碱酯酶酯解部位分离，从而恢复胆碱酯酶活力。胆碱酯酶复活剂能有效解除烟碱样症状，迅速控制肌纤维颤动。常用药物有氯解磷定（PAM-CI）、碘解磷定（解磷定，PAM）及双复磷（DMO）。③抗胆碱药：可与乙酰胆碱争夺胆碱能受体，从而阻断乙酰胆碱的作用。阿托品主要阻断乙酰胆碱对副交感神经和中枢神经系统毒蕈碱受体（M受体）的作用，能有效解除M样症状及呼吸中枢抑制。因其不能阻断烟碱受体（N受体），故对N样症状和呼吸肌麻痹导致的周围性呼吸衰竭无效，对胆碱酯酶复活亦无帮助。阿托品治疗时，应根据皮肤、心率和肺部啰音变化情况及时调整用药，使患者尽快达到阿托品化并维持适当剂量及间隔时间，同时防止阿托品中毒。盐酸戊乙奎醚是一种新型抗胆碱药，在使用盐酸戊乙奎醚时同样要求达到阿托品化，但心率增快不再为判断标准。

（3）对症支持治疗：有机磷农药中毒患者主要死因为肺水肿、脑水肿、呼吸衰竭、休克、心脏停搏等。对症支持治疗重在维护心、肺、脑等重要器官功能。

第三节　硫酸铜中毒

1.概述

硫酸铜为白色或灰白色粉末，其水溶液为天蓝色，呈弱酸性，俗名胆矾、石胆、胆子矾、蓝矾。硫酸铜是制备其他铜化合物的重要原料，同石灰乳混合可得波尔多液，可作为杀菌剂。硫酸铜是电解精炼铜时的电解液，也被用于医疗，作为催吐剂。铜盐主要经消化道进入人体，分布于肝、脑、肾、红细胞及肌肉，主要经胆汁随粪便排除，部分可随尿液排出。

2. 发病机制及临床表现

（1）误食硫酸铜水溶液，使用硫酸铜催吐时超过规定剂量。

（2）硫酸铜与人体皮肤接触后可引起接触性皮炎及湿疹，若浓度过高可致皮肤坏死。不慎入眼可导致结膜炎、眼睑水肿、角膜溃疡和浑浊、葡萄膜炎、失明等。小剂量硫酸铜进入人体后大多产生剧烈呕吐，大剂量可引起肝、肾损害。铜进入人体后经肝脏释放入血，与红细胞膜上的巯基（-SH）结合，使红细胞内还原性谷胱甘肽减少及降低 6-磷酸葡萄糖脱氢酶活性，使红细胞脆性增加引起溶血。口服硫酸铜或其他铜盐后，一般在 5～10 分钟出现剧烈呕吐，呕吐物为蓝色或绿色表现为口腔黏膜感染、口腔炎、胃部有灼烧感、腹痛剧烈，可出现呕血或黑便。由于呕吐、腹泻而致失水可出现休克。病程持续 2～3 日，可因溶血和肝损害出现黄疸、贫血、血红蛋白尿，部分患者出现肾小管坏死、肾功能衰竭。长期接触由硫酸铜及石灰乳配置的消毒液可发生肺纤维化、肺癌、肝硬化、门静脉高压、血管肉瘤等。实验室检查中尿酮正常值小于 100 μg/24 h，血清铜正常值在 0.70～1.55 mg/L。血清铜超过 5 mg/L，则有很高的毒性。

3. 诊断

依据毒物接触史和呕吐物性质结合实验室铜测定可做出诊断。

4. 治疗

立即脱离中毒环境，清洁皮肤，用清水清洗眼部残留毒物。

（1）误食硫酸铜一般不进行催吐治疗。若服入大量铜盐，可洗胃。洗胃液用 1% 亚铁氰化钾 600 mL，使其形成不溶性亚铁氰化铜而沉淀，也可用硫代硫酸钠。洗胃后服牛奶、蛋清来保护胃黏膜。

（2）剧烈呕吐、腹泻致低血容量性休克时，应积极进行抗休克治疗。

（3）解毒剂的应用：依地酸钠钙、二巯丁二酸钠、二巯丙磺酸钠、二巯丙醇、青酶胺等。

（4）溶血性贫血可输血并口服碳酸氢钠碱化尿液。

（5）有急性肾功能损害时，可用血液净化治疗。

总　结

（1）应从中毒途径入手，重视有机磷中毒的预防。

（2）胆碱酯酶活力测定是判断中毒程度、疗效和预后评估的重要指标。

（3）阿托品和胆碱酯酶复活剂是有机磷中毒的重要治疗措施。

思 考 题

（1）有机磷中毒的临床表现是什么？

（2）胆碱酯酶活力测定是判断中毒程度的标准吗？

（3）有机磷中毒的治疗原则有哪些？

第五章 肝衰竭

教学目标与内容：
（1）掌握肝衰竭定义、发病机制；
（2）熟悉肝衰竭病因、分类、分期、治疗；
（3）了解肝性脑病防治原则。

引　言

肝脏作为人体的重要器官之一，因其具有合成、解毒、代谢、分泌、生物转化及免疫防御等功能，故又称为"加工厂"。当受到多种因素（如病毒、酒精、药物等）引起的严重损害时，肝细胞大量坏死，导致上述功能发生严重障碍或失代偿，进而出现以凝血机制障碍和黄疸、肝性脑病、腹水等为主要表现的一组临床症候群，称为肝衰竭。肝功能衰竭是一种危及生命的疾病，需要紧急医疗救治。当肝脏受到严重损害且无法修复而不能正常工作时，即可发生肝功能衰竭。大多数时候，肝功能衰竭是逐渐发生并持续多年的，因此了解并掌握肝衰竭的相关知识尤为重要。

病例导入

患者男性，47岁，因"发热6天，目黄、尿黄5天"于2019年10月1日收入感染科。既往无肝炎、胆结石、胆囊炎等传染病史，一周前因感冒自服感冒药（具体不详）。查体：T 36.5 ℃，P 90次/分，R 18次/分，BP 90/53 mmHg，神清，呼吸平稳，皮肤黏膜及巩膜中度黄染，无肝掌、无蜘蛛痣，浅表淋巴结无肿大，心肺无异常，腹平坦，右上腹压痛（+），无反跳痛，肝脏、脾脏未触及，肝区轻叩痛，移动性浊音阴性，双下肢无浮肿，病理征阴性，扑翼样震颤阴性。血常规：WBC 8.5×10^9/L，PLT 98×10^9/L↓。凝血功能：APTT 43.90 S↑，PTA 18.00%↓，FIB 1.30 g/L↓。乙肝：HBsAg（+），HBeAb（+），HBcAb（+）。肝功能：AST 2969 U/L↑，ALT 3749 U/L↑，总蛋白 47.0 g/L↓，白蛋白 32.6 g/L↓。胆红素：总胆红素 289.4 μmol/L↑，直接胆红素 233.2 μmol/L↑，间接胆红素 56.2 μmol/L↑。血氨 60 μmol/L↑。甲胎蛋白 9.18 ng/mL↑。腹部CT：脂肪肝，脾大，肝S4段低密度灶。胸部CT：双肺下叶少许渗出灶。

病情变化：入院第5天（2019年10月5日）患者出现血压低，意识模糊，对答不切题，计算力和定向力异常，皮肤巩膜重度黄染，扑翼样震颤阳性。转入ICU加强监护治疗。

日期	AST/(U/L)	ALT/(U/L)	血氨/(μmol/l)	INR	DBIL/(μmol/l)	IBIL/(μmol/l)	APTT/S	PTA/%	INR
10月1日	2969	3749	60	289.4	233.2	56.2	56.6	18.0	3.98
10月5日	195	917	89	337.2	263.4	73.8	35.7	52	1.66

诊断：①肝性脑病。②慢加急性肝衰竭。③慢性乙型病毒性肝炎。④自发性腹膜炎。⑤低血容量性休克。

转归：患者经内科综合治疗及人工肝治疗一周后神志转清，对答切题，黄疸减轻，血压平稳，扑翼样震颤阴性，复查肝酶、胆红素、凝血等各项指标明显好转，2019年10月19日转回感染科，继续治疗7天后出院。

第一节 肝衰竭定义及分类、分期

1. 肝衰竭定义

多种因素引起的肝细胞严重损害，导致其合成、解毒、排泄和生物转化等功能发生严重障碍，出现以黄疸、凝血功能障碍、肝性脑病和腹水为主要表现的临床综合征。

2. 肝衰竭分类

根据病理组织学特征和病情发展速度，肝衰竭被分为四类：急性肝衰竭（acute liver failure, ALF）、亚急性肝衰竭（subacute liver failure, SALF）、慢加急性（亚急性）肝衰竭（acute-on-chronic liver failure, ACLF）和慢性肝衰竭（chronic liver failure, CLF）。

（1）急性肝衰竭：急性起病，2周以内出现肝功能迅速恶化。

诊断标准：①极度乏力，有明显厌食、腹胀、恶心、呕吐等消化道症状。②黄疸迅速加深，TBiL≥10倍正常值上限（ULN）或每日上升≥17.1 μmol/L。③有出血倾向，PTA≤40%或INR≥1.5，并排除其他原因。④肝脏进行性缩小。

（2）亚急性肝衰竭：起病较急，2～26周出现肝衰竭综合征。

诊断标准：①极度乏力，有明显消化道症状。②黄疸迅速加深，TBiL≥10×ULN或每日上升≥17.1 μmol/L。③伴或不伴肝性脑病。④APTT明显延长，PTA≤40%（或INR≥1.5），并排除其他原因。

（3）慢加急性肝衰竭：在慢性肝病基础上出现的急性肝衰竭。

诊断标准：①极度乏力，有明显的消化道症状。②黄疸迅速加深，TBil>10 ULN或每日上升≥17.1 μmol/L。③有出血表现，PTA≤40%（或INR≥1.5）并排除其他原因。④失代偿性肝硬化伴腹水。⑤伴肝性脑病、腹水、电解质紊乱、感染、肝肾综合征、肝肺综合征等并发症。

（4）慢性肝衰竭：在肝硬化基础上，缓慢出现肝功能进行性减退和失代偿。

诊断标准：①TBiL升高，常<10× ULN。②白蛋白（Alb）明显降低。③血小板明显下降，PTA≤40%（或INR≥1.5），并排除其他原因。④有顽固性腹水或门静脉高压、凝血功能障碍等表现。⑤出现肝性脑病。

3. 肝衰竭分期

根据临床表现的严重程度，亚急性肝衰竭和慢加急性肝衰竭可分为三期。每期临床诊断标准如下。

（1）早期：①极度乏力，并有明显厌食、呕吐和腹胀等严重消化道症状；② ALT 和/或 AST 继续大幅升高，黄疸进行性加深（TBil≥171 μmol/L 或每日上升≥17.1 μmol/L）；③有出血倾向，30%＜PTA≤40%（或 1.5＜INR≤1.9）；④无并发症及其他肝外器官衰竭。

（2）中期：在肝衰竭早期表现基础上，病情进一步发展，出现以下两条之一者。①出血倾向明显（出血点或瘀斑），20%＜PTA≤30%（或 1.9＜INR≤2.6）；②伴有 1 项并发症和/或 1 个肝外器官功能衰竭。

（3）晚期：在肝功能衰竭中期表现基础上，病情进一步加重，出现以下两条者。①严重出血倾向（注射部位瘀斑等），PTA＜20%（或 INR＞2.6）；②出现 2 个以上并发症和/或 2 个以上肝外器官功能衰竭。

第二节 肝衰竭发病机制、病因和临床表现

1. 肝衰竭发病机制

（1）病毒因素。

（2）免疫功能紊乱。

（3）肝细胞丧生/再生失衡。

（4）残存肝细胞缺血缺氧性损伤。

（5）内毒素血症及其对肝脏的损伤。

（6）某些原发疾病对肝细胞的直接损伤。

2. 肝衰竭病因

常 见	少见或罕见
病毒性肝炎 甲，乙，丙，丁，戊	代谢异常 肝豆状核变性，糖代谢缺陷
非肝炎病毒 CMV，EB，肠道病毒	缺血，缺氧 休克，充血性心衰
药物及毒物 抗结核药物、解热镇痛药、酒精、毒物及中药等	自身免疫性肝损害 肝移植，部分肝切除，肝脏肿瘤 先天性胆道闭锁
细菌及寄生虫 严重细菌感染、血吸虫等	其他 创伤，热射病，妊娠急性脂肪肝

3. 中外肝衰竭病因差异

目前在我国，肝衰竭的主要病因仍然是肝炎病毒（主要是乙型肝炎病毒，占 80%～85%），其次是药物或肝毒性物质（如酒精、化学制剂等）；而在欧美国家，药物是引起急性、亚急性肝衰竭的主要原因，酒精则常导致慢性肝衰竭。另外，妊娠急性脂肪肝、自身免疫性肝病、寄生虫感染等

也可导致肝衰竭。

4. 肝衰竭诱因

肝衰竭可以由单一因素导致,如感染某种肝炎病毒、酒精中毒、服用某种药物等,也可以由多种因素共同导致,如在慢性肝炎基础上重叠感染其他病毒、在慢性酒精中毒基础上合并病毒感染等。

(1)酗酒:酒精常导致慢性肝衰竭。

(2)高胆固醇、高脂肪饮食。

(3)熬夜、劳累。

(4)乱服药物:药物是引起急性、亚急性肝衰竭的主要原因。

(5)感染:最常见的为肝炎病毒感染,其中乙型肝炎病毒是最主要的因素,其他病毒(如单纯疱疹病毒、巨细胞病毒等)引起的 ALF 不常见。细菌及立克次体感染可以引起败血症、感染性休克,导致肝功能损害,严重可引起 ALF。

(6)消化道出血。

第三节 肝衰竭的治疗

一、内科综合治疗

1. 一般支持治疗

(1)卧床休息,减少体力消耗,减轻肝脏负担。

(2)高糖、低脂、适当蛋白饮食。

(3)纠正低血糖、低钠和低钾。

(4)补充白蛋白、维生素 K_1,给予支链氨基酸支持。

(5)维持水、电解质及酸碱平衡。

(6)预防肺部、口腔和腹腔等感染。

(7)监测肝功能和凝血功能异常,加强病情监测。

2. 病因治疗

(1)病毒性肝炎:如乙型肝炎病毒阳性,尽早使用抗病毒药物(拉米夫定、阿德福韦等),坚持足够疗程,避免过早停药。

(2)药物:如对乙酰氨基酚,可用 N-乙酰半胱氨酸解毒。

(3)毒蕈中毒:可应用青霉素或 N-乙酰半胱氨酸。

(4)妊娠急性脂肪肝/HELLP 综合征:立即终止妊娠。

(5)临床研究显示:积极有效的抗病毒治疗可抑制病毒复制,近期可遏制肝衰竭的炎症过程,远期可抑制炎症发作、延缓肝纤维化、降低肝癌发生;但应注意后续治疗中病毒变异和停药后有病情加重的可能。对于药物或酒精导致的肝衰竭,应及时停用可疑药物和严格戒酒。

3. 肝保护药物治疗

（1）还原型谷胱甘肽、门冬氨酸钾镁等。

（2）促肝细胞生长治疗。

（3）促肝细胞生长素、前列腺素 E。

（4）微生态调节治疗。

（5）乳果糖导泻、食醋灌肠。

4. 出血治疗

（1）推荐常规预防性使用 H_2 受体阻滞剂或质子泵抑制剂。

（2）门静脉高压性出血，首选生长抑素类药物；食管胃底静脉曲张破裂出血，采用三腔二囊管压迫止血，或内镜下硬化剂注射、套扎止血，或介入治疗。

（3）凝血障碍，输新鲜血浆、凝血酶原复合物和纤维蛋白原等补充凝血因子；血小板减少输注血小板；DIC 可酌情给肝素，纤溶亢进者应用氨甲环酸或止血芳酸等。

5. 脑水肿治疗

（1）颅内压增高，给予甘露醇 $0.5\sim1.0$ g/kg。

（2）袢利尿剂、呋塞米与渗透性脱水剂交替使用。

（3）控制液体量。

（4）连续性血液净化。

（5）低温疗法可防止脑水肿，降低颅内压。

6. 合并细菌或真菌感染治疗

（1）常规进行血液和体液病原学检测。

（2）应根据经验选择抗菌药物，并及时根据培养及药物敏感试验结果调整用药。

（3）使用强效或联合抗菌药物治疗时，应同时注意防治真菌二重感染。

7. 顽固性腹水治疗

（1）使用利尿剂，注意低钠血症。

（2）应用托伐普坦。

（3）定期放腹水，同时补充白蛋白。

（4）血液净化。

8. 肝肾综合征治疗

（1）维持有效循环血容量。

（2）保持平均静脉压 $\geqslant 75$ mmHg。

（3）限制入量，24 小时总入量不超过尿量加 500 mL。

（4）血液净化治疗。

9. 肝肺综合征治疗

（1）$PaO_2 < 80$ mmHg 时通过鼻导管或面罩给予高流量氧（$8\sim10$ L/min）。

（2）氧气需要量增加的患者，可行无创通气或者行有创通气。

二、人工肝支持

人工肝可暂时替代肝脏功能，清除各种有害物质，补充必需物质，改善内环境，协助治疗肝衰竭或相关疾病，为肝细胞再生及肝功能恢复或等待机会进行肝移植创造条件。人工肝支持系统分为非生物型、生物型、中间型和混合型。

分型	常用技术	功能
Ⅰ型（非生物型）	血液透析/滤过 血液灌流	解毒功能为主
Ⅱ型（中间型）	血浆置换	清除毒性物质 补充生物活性物质
Ⅲ型（生物型）	体外生物反应装置	生物合成及转化
Ⅳ型（混合型）	Ⅲ型与Ⅰ型、Ⅱ型结合	兼有Ⅰ型，Ⅲ型功能

三、肝移植

肝移植是中、晚期肝功能衰竭最有效的挽救性治疗手段，适用于各种原因导致的中、晚期肝衰竭。

第四节 肝性脑病

1. 肝性脑病分期

肝衰竭时，肝脏功能的全面障碍可引起不同程度的神经系统失调综合征，诱发肝性脑病，主要表现为意识障碍、行为失常和昏迷，最终导致死亡。

分期	精神改变	扑翼样震颤	脑电图改变
Ⅰ（前驱期）	轻度性格改变和行为异常，欣快或淡漠，失定向，思维变慢，言语不清	+	轻度
Ⅱ（昏迷前期）	意识错乱，性格改变，嗜睡，举止异常	++	轻度
Ⅲ（昏睡期）	木僵，能说话并听从简单命令，言语不清，明显意识模糊	+/-	重度
Ⅳ（昏迷期）	神志完全丧失，不能唤醒，对疼痛无反应	-	重度

2. 肝性脑病临床表现

临床表现因肝病的类型、肝细胞损害的程度、起病的急缓及诱因的不同而有所差异。肝性脑病的基础疾病不同,其临床表现比较复杂、多变,早期症状的变异性是本病的特点。但也有其共性的表现,反映为神经精神症状及体征。既有原发肝脏基础疾病的表现,又有其特有的临床表现,一般表现为性格、行为、智能改变和意识障碍。

(1)起病:可急可缓。急性肝性脑病起病急骤,前驱期极为短暂,可迅速进入昏迷,多在黄疸出现后发生昏迷,也有在黄疸出现前出现意识障碍而被误诊为精神病者。慢性肝性脑病起病隐匿或渐起,起初常不易发现,易误诊和漏诊。

(2)性格改变:常是本病最早出现的症状,主要是原属外向型性格者表现为抑郁,而原属内向型性格者表现为欣快多语。

(3)行为改变:最初可能仅限于一些"不拘小节"的行为,如乱写乱画、乱洒水、乱吐痰、乱扔纸屑和烟头、乱摸乱寻、随地便溺、房间内的桌椅随意乱拖乱放等毫无意义的动作。

(4)睡眠习惯改变:常表现为睡眠倒错,也有人称为近迫性昏迷;有人发现此现象与患者血清褪黑激素分泌紊乱有关,提示患者中枢神经系统的兴奋与抑制处于紊乱状态,常预示肝性脑病即将来临。

(5)肝臭的出现:由于肝衰竭,机体内含硫氨基酸代谢中间产物(如甲硫醇、乙硫醇及二甲硫化物等)经肺呼出或经皮肤散发出的一种特征性气味。此气味被学者称为烂苹果味、大蒜味、鱼腥味等。

(6)扑翼样震颤:肝性脑病最具特征性的神经系统体征,具有早期诊断意义,但遗憾的是并非所有患者都可出现扑翼样震颤。判断方法:嘱患者伸出前臂,展开五指,或腕部过度伸展并固定不动时,患者掌、指及腕关节可出现快速的屈曲及伸展运动,每秒钟常可出现1~2次,也有每秒钟5~9次者,且常伴有手指的侧位动作。此时患者可同时伴有整个上肢、舌、下腭、颌部的细微震颤及步态的共济失调,或发于单侧,也可出现于双侧。这种震颤不具有特征性,也可见于心衰、肾衰、肺衰等患者。震颤常于患者睡眠及昏迷后消失,苏醒后仍可出现。

(7)视力障碍:不常见。但近年来国内外文献报道逐渐增多,肝性脑病发生时患者可出现视力障碍、失明,这种视力障碍是短暂的、功能性的,可随着肝性脑病的加深而加重,也可随肝性脑病的恢复而好转。其发病机制不明,多数人认为与肝性脑病一样复杂,为多种因素综合作用的结果。

(8)智力障碍:随着病情的进展,患者的智力发生改变,表现为对时间、空间概念不清,人物概念模糊,吐字不清,颠三倒四,书写困难,计算、计数能力下降,数字连接错误,等等。这也是早期鉴别肝性脑病的简单、可靠的方法。

(9)意识障碍:继智力障碍后即出现比较明显的意识障碍,由嗜睡、昏睡逐渐进入昏迷状态,各种反应、反射均消失,也有由躁狂状态逐渐进入昏迷的。而肝脑变性型肝性脑病主要临床表现为智力减退、构音困难、记忆下降、思维迟钝、共济失调、震颤强直、痉挛性截瘫(肝性脊髓病)等,但无明显意识障碍。

3.肝性脑病防治原则

（1）去除诱因：①及时控制感染。②控制消化道出血，止血和清除肠道积血。③避免快速、大量排钾利尿。④避免放腹水过快、过多。⑤不用镇静药、麻醉剂。⑥纠正低钾及碱中毒。

（2）减少肠源性毒物的生成和吸收：①限制蛋白质饮食。②减少肠内氨的生成和吸收，应用乳果糖导泻，用食醋灌肠以酸化肠道，促进氨的排出。③应用非吸收性抗生素抑制肠道细菌。

（3）全身支持疗法：①维持水、电解质平衡。②供给充足的维生素和热量。③合理治疗原发肝脏疾病。

（4）纠正氨基酸代谢紊乱。

酌情使用支链氨基酸或支链氨基酸与精氨酸混合制剂，以纠正氨基酸失衡。

（5）人工肝支持治疗。

人工肝是治疗肝衰竭不可或缺的重要手段，通过体外的一个理化或生物装置暂时性替代肝脏功能，清除体内有毒物质，代偿肝脏生理功能，从而使得肝细胞得以再生直至自体肝脏恢复或等待机会进行肝移植。常用方法如下。①血浆置换：将全血引出体外分离成血浆和细胞成分，将患者的血浆舍弃，然后以同等速度将新鲜血浆、白蛋白溶液、平衡液等血浆代用品，代替分离出的血浆回输进体内的过程。血浆置换可达到减轻病理损害、清除致病物质的目的，已经成为一种常见的体外循环血液净化疗法。②血浆灌流+血液滤过：血浆灌流是将患者的血液引入装有固态吸附剂的灌流器中，通过吸附作用，清除血液透析中不能清除的外源性或内源性毒素、药物或代谢废物的一种血液净化技术。血液滤过是指在血液净化过程中不使用透析液，而是在血管通路中持续补充一定量的置换液，与血液充分混合，再以相同的速度进行超滤，以达到清除体内过多的水和毒素的目的。③血浆胆红素吸附：特异性胆红素吸附治疗的本质也是血浆灌流。所应用的灌流器对胆红素有特异性的吸附作用，对胆汁酸有少量的吸附作用而对其他代谢毒素则没有作用或吸附作用很小。④连续性血液透析滤过：利用半透膜原理，通过扩散、对流将体内各种有害及多余的代谢废物和过多的电解质移出体外，达到净化血液、清除体内某些代谢产物及外源性药物或毒物等目的。⑤血浆置换联合持续血液滤过：将患者的血液引出体外，采用膜式血浆分离方法将患者的血浆从全血中分离出来弃去，然后补充等量的新鲜冷冻血浆或人血白蛋白等置换液，这样便可以清除患者体内的各种代谢毒素和致病因子，从而达到治疗的目的。血浆置换法不仅可以清除体内中、小分子的代谢毒素，还可以清除蛋白、免疫复合物等大分子物质，因此对有害物质的清除率远比血液透析、血液滤过、血液灌流高。同时，又补充了体内所缺乏的白蛋白、凝血因子等必需物质，较好地替代了肝脏的某些功能。⑥血浆置换联合体外血浆吸附和血液滤过。

（6）终末期行肝移植。

肝移植是治疗终末期肝病的唯一有效手段，手术效果良好，术后可正常工作、学习、生活。

总　结

（1）肝衰竭是临床危急重症之一，病死率极高。

（2）应积极从病因、诱因方面预防肝衰竭。

（3）临床应根据肝衰竭病因、分类，合理地选择不同方法进行个体化治疗。

（4）非生物型人工肝可以提高肝衰竭患者救治成功率，具有广阔的应用前景。

思 考 题

（1）肝功能衰竭的常见病因有哪些？

（2）简述肝衰竭的分类及诊断标准？

（3）如何防治肝性脑病？

第六章 军团菌肺炎

教学目标与内容：
（1）了解军团菌肺炎的流行病学特征；
（2）熟悉军团菌肺炎的临床表现和诊断；
（3）掌握军团菌肺炎的治疗原则。

引 言

军团菌病是由军团菌属细菌引起的一组临床综合征，因首次在1976年7月美国费城召开的退伍军人会议期间暴发而命名，221例肺炎中死亡34例，死亡率15.38%。

第一节 军团菌肺炎的流行病学特征

1. 军团菌病的定义及特点

军团菌病是一种由革兰氏阴性杆菌引起的社区获得性或院内感染性细菌性肺炎，好发于孕妇、老年和吸烟、酗酒及免疫力低下者，主要以肺部感染和多系统损害为特点。

军团菌病分为三种亚型：①肺炎型军团菌病是以肺炎为主要临床表现的军团菌感染，又称军团菌肺炎；②肺外综合征即感染从肺部播散至肺外其他系统；③庞蒂亚克热主要表现为急性发热，病程呈自限性。

2. 军团菌及其传播途径

军团菌在自然界广泛存在，如水源、潮湿土壤等25～37 ℃易于繁殖的环境中。夏秋季多见，潜伏期一般为2～10天，平均为6天。当吸入气溶胶感染时，可在肺泡巨噬细胞内增殖；可在阿米巴、四膜虫等原生动物内寄生。人与人之间无传播证据，其主要的传播途径为接触被污染的空调或空调冷却塔、被污染的饮用水、温泉洗浴、园艺工作、管道修理、去军团菌病源地旅游等。

3. 军团菌的易感人群

军团菌可能发生于任何年龄，但多见于中年男性、年迈体弱者。目前已确定危险的因素包括吸烟、酗酒、滥用酒精和免疫抑制。因此，易感人包括以下几种。

（1）吸烟酗酒者。
（2）原有心肺疾病、糖尿病、肾衰竭、肿瘤、艾滋病者。
（3）使用糖皮质激素或免疫抑制剂者。
（4）孕妇、幼儿。
（5）透析或器官移植者。

（6）入住 ICU 患者。

4.军团菌的致病性

该菌具有其他革兰氏阴性杆菌所具有的内毒素，同时含有溶解细胞的外毒素及多种活性酶。巴斯克奈尔（Baskelnile）等提取到的分泌性含锌蛋白能分解多肽、明胶和酪蛋白，可引起肺组织损伤。细胞膜含许多活性酶，多数菌株能产生 β-内酰胺酶。

第二节 军团菌病的临床表现和诊断

1.军团菌病的临床表现

军团菌病的临床表现分为非肺炎型和肺炎型。前者为轻型军团菌病，也称庞蒂亚克热，呼吸道症状不明显，影像学检查无异常发现，其他表现与肺炎型相似。后者称重型或典型军团菌病，潜伏期 2～10 天，平均 4 天，起病先缓后急，初有疲倦、头痛和肌痛，继而出现高热 40 ℃左右伴寒战、呼吸时胸痛、咳嗽、咳黏痰和痰中带血，部分病例转为脓痰，使用多种抗生素治疗无效。

从军团菌病的临床表现来看，咯血发生率为 10%～33%；胸痛发生率为 33%，其程度较剧烈；呼吸困难为 60%，干咳、胸痛、呼吸困难逐渐加重；肺部啰音出现较早而实变体征较迟，可闻及胸膜摩擦音；60% 以上患者有心动过缓，可有心内膜炎、心肌炎、心包炎，高热并心动过缓有提示诊断的意义。

由于该病对肝肾功能造成损害，转氨酶、肌酐会上升；尿中可见蛋白，可有镜下血尿；低钠血症、低镁血症；C 反应蛋白、红细胞沉降率升高较明显，降钙素原（PCT）也可升高；严重时会引起全身症状、肺外症状更加突出；重症病例可发生心、肝、肾功能损害，甚至功能衰竭致死，亦可迁延并发肺脓肿等。

2.组织病理学

（1）肺急性期。

Ⅰ型：急性纤维素性化脓性肺炎，以大量纤维素渗出、嗜中性白细胞崩解、细胞碎片及巨噬细胞为主。

Ⅱ型：急性弥漫性肺泡损伤，病变中可见肺泡上皮增生和脱屑及透明膜形成。

（2）肺急性后期。

病理渗出物和透明膜机化及间质纤维化，严重者可导致蜂窝肺。

3.影像学表现

军团菌病病变复杂多样，多叶受侵犯是重要的影像学特征性改变。影像学可表现为大片状实变影、斑片状模糊阴影、纱网状阴影、边界清楚的小结节样增殖影、条索状阴影，肺纹理增多、紊乱、模糊等。多种表现常合并存在，可以相互转化，表现为动态演变过程。呈肺叶、肺段肺炎改变，病变可由一叶一段发展至多叶多段，也可局限于一侧或一叶一段，部分跨叶段分布。

（1）右肺尖见斑片状影，密度不均，内有小的空洞形成，边缘模糊。

（2）较典型的影像学改变：呈小叶肺炎状改变，病变大小以肺小叶为单位的支气管肺炎，呈弥漫性的单侧或双侧分布，局部可融合呈高密度的团片状影像。该型病变主要分布在肺的外围，肺门结构清晰，肺野内带几乎无病灶存在。

（3）双肺多发小斑状影、小点状影，密度不均，边缘模糊。右肺上叶前段还有大片状影。

（4）病变常伴有胸腔积液出现（约1/3），肺部阴影多变的情况下伴有胸腔积液，应高度怀疑军团菌感染。胸腔积液均较一般的结核性胸膜炎吸收迅速，胸膜增厚亦能恢复正常。

（5）右肺上叶大片状实变，内有支气管空气征；右侧胸腔积液。

（6）少部分病例呈肺间质性改变。双肺散在小斑状影、条索状影，边缘模糊。

4. 指南对军团菌筛查的建议

《中国成人社区获得性肺炎诊断和治疗指南（2016版）》推荐在以下特定情况下进行军团菌筛查：群聚性发病；初始经验性治疗无效；重症社区获得性肺炎；免疫缺陷患者；合并胸腔积液；双肺多叶病变；发病前2周内有外出旅行史。

5. 实验室检查

军团菌病的实验室检查有多种方法，主要有分离培养、抗体检测、直接免疫荧光、抗原检测、核酸检测、MALDI-TOF、流式细胞仪等。

（1）军团菌的培养与分离是诊断"金标准"。采集下呼吸道标本，标准培养基培养后结果为：BCYE-α 培养基（含缓冲剂 N-2-乙酰氨基-2-胺基乙烷磺酸的酵母浸膏培养基）。3～5天出现单菌落，8天培养出理想菌落。

（2）军团菌抗体检测：主要应用血清特异性抗体检测法，分为间接荧光抗体法与酶联免疫。①间接荧光抗体法：双份血清抗体效价增高4倍以上，其特异性在95%～100%，且大于或等于1：128，或者恢复期单份血清效价大于或等于1：956者可以诊断本病，多数3周（少数6周）血清抗体效价可达诊断标准。本法阳性率约80%，免疫抑制患者可影响抗体滴度的升高。②酶联免疫：敏感性高，应用本法后结果出现假阳性较多。

（3）直接免疫荧光：可采集检测物为呼吸道分泌物、支气管肺泡灌洗液、胸腔积液、肺组织等，由已知抗体检测患者呼吸道分泌物的致病菌，阳性率可达50%，可做早期诊断。此法相对快速，2～4小时即可得出结果。但敏感性低（11%～75%），对检测者要求高，可有交叉反应。如果呈阳性，可视为支持诊断，但不能确诊。

（4）军团菌尿抗原检测：主要检测技术有酶免疫分析、酶联免疫法、快速免疫层析试验。其敏感度为70%～90%，特异性为95%～100%，特点是检测快速。但该法仅能检测LP-1，阴性结果不能排除军团菌感染，但临床上80%～90%病例由该菌引起。

（5）基因探针（核酸检测）：特点是简单、快速。其特异性为99%～100%，敏感性为70%～74%，虽然特异性高，但尚未被美国及欧洲认可为确诊标准，目前建议作为支持诊断。

（6）MALDI-TOF-MS 检测：基质辅助激光解吸电离飞行时间质谱。特点是快速、简便，不受菌体生长状态影响，有可重复性且稳定性好，敏感性为 99.2%，特异性为 89.9%，但需要进行培养。目前还不能区分血清型、蛋白质层面的相似性和交叉反应。

（7）流式细胞仪检测技术：主要是由军团菌单克隆抗体和荧光染料组成的检测技术。优缺点：①时间相对短；②技术相对复杂；③可检测耐药性；④易受组织碎片的影响。

第三节　军团菌肺炎治疗原则

1. 军团菌的治疗

军团菌肺炎以药物治疗为主，药物主要分为大环内酯类、喹诺酮类、四环素类等。

（1）大环内酯类以红霉素、阿奇霉素为代表药。红霉素是首选药物，2～4 g/d，至少应用 3 周。阿奇霉素对军团菌有杀灭和不可逆的抑制作用，首剂 500 mg，维持剂量 250 mg，连续 4 天。克拉霉素每次 250 mg，Q12 h。

（2）喹诺酮以左氧氟沙星、环丙沙星、莫西沙星为代表药，是免疫抑制或病情严重病例的首选药物。氟喹诺酮类药物是杀菌剂，作用强于红霉素。左氧氟沙星、莫西沙星抗菌活性强，分别为 500 mg 及 400 mg，静滴，Qd。环丙沙星口服 500 mg，或静滴 400 mg，Q12 h。口服或静脉应用氧氟沙星 400 mg，Q12 h。

（3）四环素类代表药是多西环素。红霉素治疗失败者可用多西环素。首剂 200 mg，Q12 h；维持剂量 200 mg/d，Qd 或 Q12 h。

（4）其他类药物，如利福平、TMP-SMZ。常在治疗开始的 3～5 天应用。利福平对军团菌有抑制作用，易产生耐药性，不能单独使用，需与其他药物联合。利福平剂量 600 mg，Q12 h。TMP-SMZ 与利福平合用，治疗免疫抑制患者，剂量为 TMP 5 mg/kg（kg 为体重），Q8 h。

2. 军团菌肺炎的抗感染治疗

军团菌肺炎以抗感染治疗为主，其治疗对象为轻、中度患者。一线治疗方案多为早期使用大环内酯类抗生素、喹诺酮类抗生素、四环素类抗生素单药物进行的治疗。

对于危重症、单药无效、免疫缺陷患者，可选择联合用药，即氟喹诺酮与大环内酯药物联合使用，但使用期间需要警惕心脏相关的不良反应，观察是否发生心律失常等情况；或氟喹诺酮与利福平联合使用，同时注意肝功能情况。

3. 用药疗程

军团菌肺炎的用药疗程是依据免疫功能情况来决定的。免疫功能正常的轻、中度患者对治疗反应迅速，疗程 10 天；更轻度感染者，应用阿奇霉素 3～5 天即可；对有多种基础疾病、免疫功能抑制及侵入性疾病的患者，为了避免复发，用氟喹诺酮或大环内酯类（阿奇霉素除外）药物，疗程 3 周。

4. 支持治疗

与其他细菌性肺炎一样，应给予患者止咳、化痰等对症处理。伴有低血压、呼吸衰竭的患者应积极升压并给予呼吸支持。应用免疫抑制剂者，应停用或减量。无肾上腺功能减退的患者，禁用皮质激素。

总　结

（1）军团菌肺炎是一种由革兰氏阴性杆菌引起的社区获得性或院内感染性细菌性肺炎，分为非肺炎型和肺炎型。

（2）军团菌肺炎好发于孕妇、老年和吸烟、酗酒及免疫力低下者，主要以肺部感染和多系统损害为特点。

（3）军团菌肺炎的治疗以药物治疗为主，药物主要分为大环内酯类、喹诺酮类、四环素类等。

思 考 题

（1）军团菌肺炎的流行病学特征是什么？

（2）军团菌肺炎临床表现有哪些？

（3）军团菌肺炎的病理表现有哪些？

（4）军团菌肺炎如何治疗？

第七章　糖尿病酮症酸中毒

教学目标与内容：
（1）了解糖尿病酮症酸中毒的定义；
（2）熟悉糖尿病酮症酸中毒的临床表现；
（3）掌握糖尿病酮症酸中毒的治疗原则。

引　言

糖尿病酮症酸中毒（diabetic ketoacidosis, DKA）是糖尿病常见的急性并发症之一，发病患者数约占住院患者的30%。临床表现以发病急、病情重、变化快为特点。最常发生于已有糖尿病的1型糖尿病患者。1型糖尿病患者有自发DKA倾向；2型糖尿病亦可发生，但一般不会自发地发生DKA，通常是在一定诱发因素下发生。DKA的发生有时可能先于1型糖尿病的出现。DKA一经确诊，应立即进行紧急处理。

病例导入

患者，男性，34岁，因"被人发现意识障碍1小时"于2020年8月19日收入ICU科。既往有糖尿病病史2年，未进一步诊治，否认有高血压、冠心病等病史。体格检查：T 36.5 ℃，P 122次/分，R 22次/分，BP 80/53 mmHg。表现为浅昏迷状态，烦躁，深大呼吸，皮肤干燥，黏膜及巩膜无黄染，浅表淋巴结无肿大，双下肺闻及细湿啰音，腹软，无反跳痛，肝脏、脾脏未触及，移动性浊音阴性，双下肢无浮肿，病理征阴性。

实验室检查如下。

血常规	感染指标	生化	肾功能
WBC 19.4 ↑ NE 88% ↑ RBC 3.37 ↓ HGB 92 ↓ PLT 325 ↑ HCT 0.29 ↓	PCT 8.53 ↑ CRP 118.86 ↑	K^+ 5.67 ↑ Na^+ 118.4 ↓ Cl^- 113.8 ↑	BUN 3.7 Cr 509 ↑ CO_2 CP 11.1 ↓

血气分析	血糖	尿常规	其他
pH 7.09 ↓ HCO$_3^-$ 7.6 ↓ AB 23.2 ↓ BE 20.3 ↓ Lac 2.4 ↑	GIU 120 ↑ HbA1c 9.5% ↑	尿糖 4+ 尿酮 + − 尿蛋白 −	AMY 563 ↑ β-羟丁酸 9112 ↑ 肝功能、心肌酶未见异常

影像学检查：腹部 CT 提示重度脂肪肝；头部、胸部 CT 未见异常；心电图提示窦性心动过速。

入院诊断：①糖尿病酮症酸中毒昏迷；②低血容量性休克；③急性肾损伤；④高钾血症；⑤2 型糖尿病；⑥重度脂肪肝；⑦肺感染。

入院治疗情况如下。①扩容、抗休克：第 1 天补液量达 10 350 mL，第 2 天补液量 7 500 mL。②胰岛素降血糖：普通胰岛素 6 U/h 静脉泵入，每小时监测血糖值调整剂量。③抗休克：去甲肾上腺素 0.01～0.02 μg/min/kg，2 天后血压稳定，停用。④呼吸机辅助通气：SIMV 模式，VT400，F16 次 / 分，FIO 55%，PEEP 3 cmH$_2$O。⑤抗感染：哌拉西林钠他唑巴坦 4.5 Bid。⑥补钾纠酸：每日静脉补钾 7～8 g。⑦抑制胰液分泌、护胃：奥曲肽 0.6 mg /d，西米替丁 0.4 bid。⑧血液净化：HP+CVVH。

治疗效果：治疗第 2 天，钾恢复正常。第 3 天血糖下降至 13.7 mmol/L。治疗第 5 天，各指标逐渐恢复正常，酸中毒改善。治疗第 8 天，感染指标下降至正常，转内分泌科继续治疗。第 17 天出院。

第一节 DKA 的概念

1. 定义

DKA 是指各种诱因导致的胰岛素严重不足、升糖激素升高，糖、蛋白质、脂肪及水、电解质、酸碱平衡失调，最终以高血糖、高血酮、酮尿、脱水、电解质紊乱、代谢性酸中毒为特征的临床综合征。

2. DAK 的分型

（1）糖尿病酮症：当生化异常仅表现高血糖和高血酮，pH 仍处于代偿状态时。

（2）糖尿病酮症酸中毒：当酮体大量堆积使血 pH 失代偿呈现酸中毒时。

（3）糖尿病酮症酸中毒昏迷：当病情严重，酸中毒和水、电解质代谢紊乱加重，患者出现昏迷时。

第二节 DKA 发病机理和发病原因

1. 发病机制

（1）激素异常：主要为胰岛素绝对或相对分泌不足；胰高血糖素分泌过多；其他调节激素，如肾上腺素、生长激素和糖皮质激素等升糖激素水平升高。这些导致脂肪代谢紊乱，出现以高血糖、高血酮、代谢性酸中毒等为主的临床表现。

（2）代谢紊乱：在正常生理状态下，胰岛素在机体代谢中起到促进合成、抑制分解的作用。

胰岛素分泌绝对或相对不足,或者拮抗胰岛素的激素绝对或相对增多,促进了体内的分解代谢,抑制合成代谢,从而引起葡萄糖代谢紊乱,脂肪和蛋白质加速分解,脂肪动员增加,酮体生成增多,导致 DKA。

2. 病理生理

(1)酸中毒:蛋白质分解产生的有机酸增加,循环衰竭、肾脏排出酸性代谢产物减少导致酸中毒。酸中毒可使胰岛素敏感性降低。严重酸中毒可使微循环功能恶化,降低心肌收缩力,导致低体温和低血压。当血 pH 降为 7.2 以下时,可刺激呼吸中枢,引起呼吸加深加快;pH 在 7.0~7.1 时,可抑制呼吸中枢和中枢神经功能,诱发心律失常。

(2)严重失水:发生 DKA 时,高血糖、高血酮和酸性代谢产物可引起渗透性利尿,酮体增多从肺排出带走大量水分,厌食、呕吐使水分入量减少,引起机体细胞外失水;血浆渗透压增加,水从细胞内向细胞外转移引起细胞内失水。

(3)电解质平衡紊乱:渗透性利尿使钠、钾等电解质大量丢失,厌食、呕吐使电解质摄入减少,引起电解质代谢紊乱。

(4)酮体的组成和代谢:酮体是在肝脏中生成的,脂肪酸氧化分解的中间产物乙酰乙酸、β-羟基丁酸及丙酮,三者统称为酮体。肝脏具有较强的合成酮体的酶系,但却缺乏利用酮体的酶系。酮体是脂肪分解的产物。微量丙酮在人体代谢上不占重要地位,一般随尿排出体外;当机体内胰岛素严重不足及升糖激素升高时,会出现糖利用障碍,脂肪酸成为主要功能物质,在肝内氧合生成大量酮体。血中酮体显著增高时,丙酮也可从肺直接呼出,呼出气体有烂苹果味。

3. 发病原因

1 型糖尿病患者发生 DKA 的原因多为胰岛素减量、用量不足。2 型糖尿病多由于应激因素,如感染、创伤等。1 型糖尿病在应激状态下也可发生 DKA。DKA 常见的诱因如下。

(1)感染,最常见的为呼吸系统感染,其次为泌尿系统感染。

(2)胰岛素治疗中断或不适当减量。

(3)严重应激,如创伤、手术、严重的心脑血管病变等。

(4)饮食不当、胃肠功能紊乱。

(5)妊娠和分娩时胰岛素需求量增加,导致机体易诱发酮症,甚至发生酮症酸中毒。

第三节 DKA 的临床表现和诊断

1. 临床表现

临床以糖尿病症状加重、酸中毒、脱水、电解质紊乱为主要表现。部分患者虽然常有感染,但其临床表现可被 DKA 的表现掩饰,且往往因外周血管扩张而体温不高,甚至偏低,这是预后不良的表现。

(1)糖尿病症状加重:肢软无力,极度口渴,多饮多尿,体重下降。

(2)消化道症状:厌食、恶心、呕吐,部分患者有腹痛,酷似急腹症。

（3）呼吸系统症状：呼吸深而快，可有颜面潮红或唇樱桃色，部分患者呼出丙酮味（烂苹果味）。

（4）神经系统症状：早期有头痛、头晕、萎靡、倦怠，继而烦躁、嗜睡；部分患者有不同程度的意识障碍，昏迷者约10%。

（5）脱水和休克症状：脱水达体重5%，可出现少尿、皮肤干燥、眼球下陷等；脱水达体重15%，可出现血压下降、心率加速等循环衰竭表现，重者危及生命。

2. 实验室检查

（1）高血糖：一般为16.7～33.3 mmol/L，甚至大于33.3 mmol/L，多伴有高渗及肾功能不全。

（2）高血酮、尿酮症：血酮＞5 mmol/L，尿酮阳性，尿糖强阳性。

（3）pH：pH＜7.3，HCO_3^-＜15 mmol/L，BE＜-3.0 mmol/L。

（4）血电解质：血钠一般小于135 mmol/L，少数正常或升高，血钾初期正常或减低，少尿而失水和酸中毒严重时血钾升高。

（5）尿素氮、肌酐：因失水、循环衰竭及肾功能不全而升高，BUN/Cr为30∶1，提示血容量不足。

（6）血浆渗透压正常或轻度升高，失水严重时明显升高，大于330 mOsm/L。

（7）外周血象：血细胞比容及血红蛋白常升高，升高幅度与失水程度有关，白细胞升高与感染有关。

3. 诊断

诊断DKA必须具备的三个条件。

（1）糖尿病条件：随机血糖≥13.9 mmol/L，至少2次不同时间证实。

（2）酮症条件：血酮＞5 mmol/L（或β-羟基丁酸≥3 mmol/L），尿酮阳性，少数尿酮阴性。

（3）代谢性酸中毒条件：pH＜7.3，HCO_3^-＜15，BE＜-3.0 mmol/L。

DKA的分级是根据血气、酸中毒程度分级的。轻度：pH 7.25～7.3，HCO_3^- 15～18 mmol/L。中度：pH 7.0～7.25，HCO_3^- 10～15 mmol/L。重度：pH＜7.0，HCO_3^-＜10 mmol/L。

4. 鉴别诊断

临床上凡出现高血糖、酮症和酸中毒表现之一者都需要排除DKA。对原因不明的意识障碍、酸中毒、血压低而尿量多者，应考虑DKA的可能。鉴别诊断包括高渗性糖尿病昏迷、低血糖昏迷、乳酸酸中毒昏迷等。

第四节　DKA的治疗

治疗重点是恢复有效循环血量和纠正水、电解质紊乱，控制高血糖，同时积极寻找和消除病因。治疗原则是尽快补液恢复血容量，尽快纠正失水状态，胰岛素降低血糖、纠正电解质紊乱和酸碱失衡，积极消除诱因，防治并发症。

1. 补液治疗

补液是治疗的关键。DKA 常严重脱水,胶水可在体重的 10% 以上,导致血容量不足及组织微循环灌注不足。补液总量约为体重的 10%,前 2 个小时补液 1 000～2 000 mL,第一天总量 4 000～6 000 mL,严重者日输液量可达 10 000 mL。无心衰者,前 2 个小时补液 1 000～2 000 mL,先快后慢,再根据血压、心率、尿量进行调整;高龄、心功能不全者,在监测 CVP 下补液,可同时胃肠补。先盐后糖,先输 0.9% NaCl,血糖降至 13.9 mmol/L 时改 5% GS。低血压或休克,补液效果不佳时,可考虑输一定量胶体。

2. 胰岛素治疗

一律采用短效胰岛素,主张小剂量胰岛素微泵注射,按每小时 0.1 U/kg 速度开始。根据血糖波动调整胰岛素剂量,血糖下降速度一般以每 2 小时 2～5 mmol/L 为宜。当血糖降为 13.9 mmol/L 以下,改输 5% 葡萄糖液加入普通胰岛素(按每 3～4 g 葡萄糖加 1 U 胰岛素计算)。尿酮转阴后胰岛素改为皮下注射。

3. 纠正酸中毒

血 pH＜7.1 或 HCO_3^-＜5.3 mmol/L 时,补碱;纠酮治疗后 2 小时血 pH＜7.1,酸中毒直接危及生命时,补碱;对输液无反应的低血压,补碱;治疗后期出现严重的高氯性酸中毒,补碱;出现乳酸性酸中毒,补碱。补碱用碳酸氢钠,不宜用乳酸钠;首次给 5% 碳酸氢钠 100～200 mL,以后再根据 pH 及 HCO_3^- 决定用量;pH＞7.2 或 HCO_3^-＞15 mmol/L 后,停止补碱;严重酸中毒,尤其伴严重肾功衰竭者,可考虑血液净化。

4. 纠正低钾血症

输液和胰岛素治疗的同时,即开始补钾;血钾＞5.5 mmol/L,尿量＜30 mL/h,不补钾;补钾量每小时不应超过 20 mmol/L(每小时 1.5 g 氯化钾),第 1 天可补氯化钾 6～10 g,能进食者联合口服补钾;补钾后每 2～4 小时定时复查血钾;补钾速度快者,必须有心电图监护;酮症酸中毒纠正后继续口服 5～7 天。

5. 防治并发症

并发症包括休克、心律失常、心力衰竭、肺水肿、脑水肿、急性肾衰竭,甚至常导致死亡,必须及早防治。

总 结

(1)DKA 是威胁糖尿病患者生命的严重并发症,早期和积极的抢救可降低死亡率。

(2)补液是抢救 DKA 首要的、极其重要的措施。

(3)普及糖尿病健康教育,正确处理诱因,可以有效预防和减少 DKA 的发生。

思 考 题

（1）引起DKA的诱因有哪些？
（2）DKA的诊断标准有哪些？
（3）DKA患者应如何补液？
（4）简述DKA患者胰岛素治疗的方法？

第八章 侵袭性真菌病

教学目标与内容：
（1）了解侵袭性真菌病的定义；
（2）掌握侵袭性真菌病的诊断；
（3）熟悉侵袭性真菌病的治疗原则。

引 言

据调查，侵袭性真菌病（invasive fungal disease, IFD）发病率呈增高趋势，其死亡率明显高于非侵袭性真菌病患者，已成为 ICU 患者死亡的重要原因之一。重症患者侵袭性真菌病尚无统一定义，根据危险因素、临床特征、微生物学检查、组织病理学四部分，将重症患者侵袭性真菌病的诊断分为拟诊、临床诊断、确诊三个级别。目前，治疗方法包括抗真菌治疗、免疫调理、外科治疗。侵袭性真菌病治疗时，临床医师存在难以区分定植菌与致病菌、缺乏临床可用的临床指标、存在抗真菌治疗过度与不充分治疗等问题。

病例导入

患者，男性，85岁，因"咳嗽、气促1年多，加重1周"于4月20日入本院呼吸内科，既往有胃大部分切除病史和慢性贫血病史。入院情况：T 37.7 ℃↑，WBC 12.3×10^9/L↑，N 93%↑，血清白蛋白（ALB）19.2 g/L↓，血红蛋白（Hb）66 g/L↓。体质指数（BMI）13 kg/m²↓，PaO_2 54.2 mmHg（鼻导管吸氧下）↓。

入院诊断：肺炎，胃大部分切除术后，慢性贫血、重度营养不良。

一、第一阶段治疗

1. 拟诊

（1）危险因素：患者因素有高龄、营养不良；治疗因素为多种广谱抗感染药物。

（2）临床特征：肺炎加重的症状和体征、影像学改变。

2. 入院后治疗

（1）抗感染：先后覆盖革兰氏阴性杆菌和球菌；氟康唑（400 mg, Qd）经验性治疗。

（2）纠正贫血。

（3）营养支持。

病情变化：入院治疗10天，患者出现意识模糊，痰多难以咳出。查体：T 39.2 ℃↑，RR 45 bpm↑，SpO_2 80%↓，HR 124 bpm↑，BP 70/40 mmHg↓。辅助检查：WBC 17.5×10^9/L↑，血肌酐（Cr）450 μmol/l↑，

降钙素原（PCT）1.2 ng/mL↑，胸部CT可见渗出增多。5月1日转入ICU进一步监护治疗。

转入诊断：肺炎、感染性休克、急性肾功能不全。

疑问一：如何区分白色念珠菌为定植菌或致病菌？

念珠菌评分用于区分定植和致病：全肠外营养、外科手术、多部位定植各1分，严重脓毒症2分，共5分，超过3分的患者患侵袭性真菌病的风险升高。

疑问二：临床可用指标？

（1）低PCT可能与IFD有关。

（2）念珠菌评分联合降钙素原可用于早期IFD，PCT增加念珠菌评分的预测价值。

二、第二阶段治疗

1. 临床诊断IFD

（1）危险因素：患者因素有高龄、营养不良；治疗因素为多联广谱抗感染药物。

（2）临床特征：肺炎加重的症状和体征、影像学改变。

（3）痰培养结果：白念珠菌（5月10日、12日、16日）。

2. 转入ICU治疗

（1）机械通气、抗休克。

（2）抗感染：覆盖革兰氏阴性杆菌和球菌；根据念珠菌评分联合患者PCT值，考虑白色念珠菌为致病菌，使用卡泊芬净经验性治疗。

（3）病灶清除：定期行纤维支气管镜。

（4）营养支持。

（5）免疫调理。

疑问三：选用何种抗真菌药？

（1）对于临床上稳定且未接受唑类治疗的患者，建议使用氟康唑或棘白菌素（BⅡ）；对于临床上不稳定的患者，建议使用两性霉素B或棘白菌素（BⅢ）。

（2）对于肾功能不全（肌酐清除率小于50 mL/min）的患者，建议氟康唑剂量减少50%（BⅢ）。

三、转归

5月4日尿量逐渐增加；5日休克纠正；7日停用镇静剂，神志转清，呼吸平顺；8日体温降至正常；10日肌酐降至正常；18日停呼吸机；20日转出ICU。

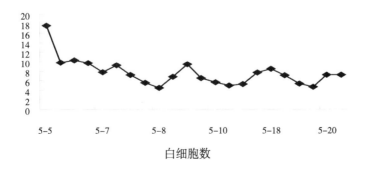

白细胞数

第一节 侵袭性真菌病的定义

侵袭性真菌病是指真菌侵入人体组织、血液,并在其中生长、繁殖,致组织损害、器官功能障碍、炎症反应的病理改变及病理生理过程。对于重症患者 IFD 的定义目前尚无统一定论,危险因素、临床特征、微生物学检查构成了此定义的基础。2003 年,美国对 1979—2000 年共计 10 319 418 例脓毒症病例进行流行病学调查显示,1987 年后革兰氏阳性细菌和真菌日益成为脓毒症的常见原因。ICU 常见 IFD 病原菌为念珠菌(白念珠菌、非白念珠菌)和霉菌。

第二节 侵袭性真菌病的诊断

根据《重症患者侵袭性真菌感染诊断和治疗指南(2007)》,IFD 的诊断一般由危险因素、临床特征、微生物学检查、组织病理学四部分组成,而组织病理学是诊断的金标准。重症患者 IFD 的诊断分三个级别:拟诊、临床诊断、确诊。

1. 拟诊

至少具有 1 项危险因素,具有可能感染部位的 1 项主要临床特征或 2 项次要临床特征。

2. 临床诊断

具有 1 项以上危险因素,具有可能感染部位的 1 项主要临床特征或 2 项次要临床特征,微生物学检查结果阳性。

3. 确诊

(1)深部组织感染:正常本应无菌的深部组织经活检或尸检,证实有真菌侵入性感染的组织学证据;或除泌尿系、呼吸道、副鼻窦外,正常无菌的封闭体腔/器官中发现真菌感染的微生物学证据。

(2)真菌血症:血液真菌培养阳性并排除污染,同时存在符合相关致病菌感染的临床表现。

(3)导管相关性真菌血症:对深静脉留置的导管行体外培养,当导管尖(长度 5 cm)半定量培养菌落计数大于 15 CFU/mL,或定量培养菌落计数大于 102 CFU/mL,且与外周血培养为同一致病菌,并排除其他部位的感染时,可确诊。

4. 参照标准

(1)危险因素:

①无免疫功能抑制者,经抗菌药治疗 72~96 小时仍有感染征象,并满足下列条件之一为高危人群。患者因素:老年(年龄大于 65 岁)、营养不良、肝硬化等;存在念珠菌定植。治疗相关因素:各种侵入性操作;药物治疗(长时间使用 3 种或 3 种以上抗菌药物);高危腹部外科手术。

②存在免疫功能抑制者,满足下列条件之一为高危人群。存在免疫功能抑制的证据:中性粒细胞缺乏且持续 10 天以上;60 天内出现过中性粒细胞缺乏且持续 10 天以上;30 天内接受过或正在接受免疫抑制治疗或放疗;长期应用糖皮质激素。高危实体器官移植受者:肝移植术中大量输血、心脏移植伴巨细胞病毒感染、肾移植伴糖尿病、肺移植术前曲霉支气管定植等。

5. 临床特征

（1）主要特征

存在相应部位感染的特殊影像学改变的证据，但 ICU 中大部分无免疫功能抑制的患者可无典型影像学表现。

（2）次要特征

有可疑感染部位的相应症状，可疑感染部位的相应体征，至少 1 项支持感染的实验室证据。

6. 微生物学检查

在新鲜合格的标本中检测出真菌感染的结果。

第三节　侵袭性真菌病的治疗原则

1. 抗真菌治疗

由于真菌感染的复杂性，目前多提倡分层治疗，包括预防性治疗、经验性治疗、抢先治疗及目标性治疗。

（1）经验性治疗：拟诊 IFD 患者，在未获得病原学结果前，可考虑进行经验性治疗。药物选择综合考虑可能的感染部位、病原真菌、患者预防用药的种类及药物的广谱、有效、安全性等因素。

（2）抢先治疗：针对临床确定 IFD 患者，立即开始抗真菌治疗，即抢先治疗。尽可能降低不恰当的经验性治疗导致的抗真菌药物的不必要使用，降低真菌耐药及医疗花费增加的可能。

（3）目标治疗：确诊 IFD 的患者，根据真菌种类进行特异性抗真菌治疗。

2. 免疫调理

免疫调理的目的是增加中性粒细胞、吞噬细胞的数量，激活中性粒细胞、巨噬细胞和树突状细胞的杀真菌活性，增强细胞免疫。

3. 外科治疗

部分 IFD 需要行外科手术治疗，如曲霉肿。外科摘除是明确的治疗方法。

总　结

（1）早期诊断是治疗 IFD 的关键。

（2）对于拟诊 / 临床诊断 IFD 的重症患者，应积极给予抗真菌治疗。

（3）棘白菌素是治疗 ICU 念珠菌感染合并感染性休克患者的一线选择。

（4）棘白菌素具有良好的安全性。

思 考 题

（1）重症患者 IFD 的高危因素有哪些？

（2）如何早期诊断 IFD？

（3）拟诊/临床诊断 IFD 的依据是什么？

（4）ICU 念珠菌感染合并感染性休克治疗原则是什么？

第三篇 操作技能与实践

第一章 徒手心肺复苏术

教学目标与内容：
（1）了解心肺复苏术的发展史；
（2）熟悉心肺复苏术的适应证与禁忌证；
（3）掌握心肺复苏术的操作流程。

引 言

心肺复苏（cardiopulmonary resuscitation, CPR）是一项针对任何人发生心跳、呼吸骤停后所采取的最为紧迫的救命技术。20世纪60年代以来，心肺复苏术成为全球最为推崇的医学技术，主要通过胸外心脏按压形成暂时人工循环以恢复心脏自主搏动和血液循环，并用人工呼吸暂时代替自主呼吸，达到促进患者苏醒和挽救生命、提高患者生存质量的目的。

第一节 心肺复苏术发展史

1. 心肺复苏术的发现

1878年贝母（Boehm）首次报道胸外心脏按压术。20世纪50—60年代，彼得·沙法与詹姆斯·伊拉姆共同发明由仰头举颏法开放气道、口对口人工呼吸和徒手胸外心脏按压组成的心肺复苏术。彼得·沙法于1957年出版《急救ABC》一书，并被誉为"现代心肺复苏术之父"。当时心肺复苏术还处于理论阶段，彼得·沙法的数据主要来自志愿者，尚无通过口对口人工呼吸挽救生命的案例报道。直到1960年，高文厚（Kouwenhoven）等报道，利用封闭式胸外心脏按压与人工呼吸相结合的方法成功挽救了患者的生命，标志着现代心肺复苏术的诞生。

2. 心肺复苏术的发展

1966年，卓尔（Zoll）提出电击除颤、胸外心脏按压与人工呼吸共同组成的现代心肺复苏术。1974年，ABC步骤急救培训法被美国心脏协会（AHA）采纳，并制定了世界上第一个心肺复苏指南。1985年，随着医学的进一步发展，由于强调脑和神经功能恢复的重要性，诞生了心肺脑复苏术的标准。在此期间，CPR从心泵机制向胸泵机制，从低频浅按压向高频深按压，从低按压/通气比向高按压/通气比方向发展。2020年AHA指南突出康复在心肺复苏术中的重要地位，延续至今的"生存链"发生变化，标志着心搏骤停治疗理念的进步。

第二节 心肺复苏术的目的

（1）早期识别心脏停搏并迅速启动急救医疗服务体系（EMSS）。
（2）尽快实施心肺复苏术及电除颤。
（3）重建自主循环及呼吸功能。
（4）最终实现拯救生命的目的。

第三节 心肺复苏术的适应证及禁忌证

1. 适应证

心肺复苏术的适应证主要是各种原因、疾病导致的急性的心跳、呼吸骤停，或者急性的呼吸停止，出现呼吸、循环衰竭或停止的患者。

2. 禁忌证

心肺复苏术无绝对禁忌证，但在下列情况下可不实施心肺复苏术：①周围环境可能对施救者造成严重或致命的损害，且被抢救者无法移动；②被抢救者已经出现不可逆的明显的临床体征（如尸僵、尸斑、断头、尸体腐烂等），此时患者已有明确的心、肺、脑重要器官衰竭，无法逆转。

第四节 徒手心肺复苏术步骤

基础生命支持（basic life support, BLS），又称心肺复苏，是指采用徒手和（或）辅助设备来维持心搏骤停患者循环和呼吸的最基本抢救方法。CPR的关键要点包括胸外心脏按压、开放气道、人工通气（C-A-B），有条件时可考虑实施电除颤（D）治疗等。

第五节 心肺复苏术操作流程

1. 评估现场环境

确认现场环境安全，是抢救的最基本条件。在确认现场环境安全后，看表记录时间，然后迅速靠近患者并跪在患者身边。

2. 判断意识

采取轻拍双肩或轻摇患者的方法，但注意不要过分拍打、摇晃患者头颈部。分别在患者两侧耳旁大声呼叫"喂，喂，您能听到我讲话吗？"判断患者是否有反应，若无反应，则立即进行下一步骤。

3. 呼叫、启动紧急救援系统

呼叫助手或旁人拨打120，并取得除颤仪或自动体外除颤器及急救设备。

4. 摆放体位

将患者置于硬板或平坦的地面上或垫上复苏板，不要放在软床垫或者沙发上，以免影响心肺复苏的效果。头部位置尽量低于心脏，使血液容易流向头部。

5. 判断呼吸、脉搏

立即检查呼吸和大动脉搏动。判断有无有效呼吸时，可观察患者面部、呼吸情形和胸廓有无呼吸起伏。成人和儿童检查其颈动脉，方法是示指和中指指尖平齐并拢，从患者的气管正中部位向旁滑移2～3 cm，在胸锁乳突肌内侧轻触颈动脉搏动。婴儿可检查其肱动脉。在检查颈动脉的同时，观察患者胸廓有无起伏，时间至少5秒但不超过10秒。

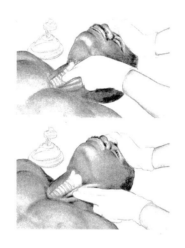

6. 胸外心脏按压

一旦判断患者发生心脏停搏或无颈动脉搏动时，应立即开始胸外心脏按压，尽快提供循环（circulation, C）支持。

（1）胸外心脏按压的部位：成人胸外心脏按压的位置是胸骨下半部分，相当于男性两乳头连线之间的胸骨处。

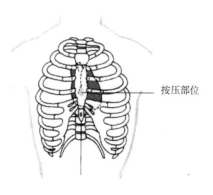

按压部位

（2）胸外心脏按压的方法：急救者以一手的掌根部放于按压处，掌根部为着力点，另一手掌重叠于手背上；两手交叉互扣，指尖抬起，保证手掌根部用力在胸骨上，避免发生肋骨骨折。按压时身体前倾，以髋部为轴，腰部用力，肘关节伸直，垂直下压，同时观察患者面部变化。

（3）胸外心脏按压的要点。①保证按压频率和深度：按压频率为每分钟100～120次（15～18秒完成30次按压），按压深度5～6 cm。当按压频率大于每分钟120次时，按压深度也会随着频率增加而减少。②确保胸廓回弹充分：按压与回弹比例1∶1。按压放松时，手掌根部不要离开胸部，也不要依靠在胸部上面施加压力，以免影响按压效果。③保持按压连贯性：尽量减少胸外心脏按压中断的次数及缩短每次中断的时间。④不要过度通气。按压/通气比例 为30∶2，不应给予过多的人工呼吸。

（4）按压者的更换：为保证高质量的胸外心脏按压，避免按压者疲劳和胸部按压质量降低，2个及2个以上施救者时应每2分钟更换按压者。

7. 开放气道（airway, A）

详见第47页。

8. 人工通气（breathing, B）

（1）口对口人工呼吸：在保持气道完全打开的前提下，抢救者用置于患者前额的一只手的拇指与示指捏住患者的鼻子，另一只手抬起患者下颌，然后用嘴唇把患者的口完全罩住，再缓慢呼气。

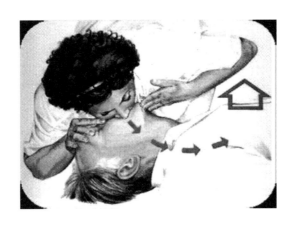

（2）口对口面罩：用拇指和鱼际置于面罩顶部，其余和口对口人工呼吸法相同。

（3）球囊面罩辅助呼吸（EC手法）：用左手拇指和示指将面罩紧扣于患者口鼻部，其余手指放于患者耳垂下方的下颌角处，将下颌向上抬起，达到开放气道的效果；右手挤压球囊。

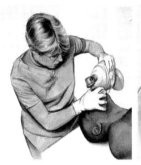 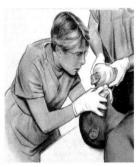

人工通气每按压 30 次后通气 2 次，匀速吹气，每次吹气时间长于 1 秒，吹气量以患者胸廓起伏为准。胸外心脏按压与人工呼吸比例为 30∶2，此为 1 个心肺复苏周期。按 30∶2 行 5 个心肺复苏周期后进行复检。

9. 复检

（1）检查内容：①呼吸。②脉搏：恢复搏动。③瞳孔大小。④面部及口唇颜色变化。

（2）CPR 有效的指标。①瞳孔：对光反射由散大开始回缩，即由大变小/等大等圆。②面色（口唇）：可见由发绀变红润。③颈动脉搏动：按压停止后，触摸颈动脉发现恢复搏动，说明自主循环已恢复。④神志：可见患者有眼球活动，睫毛反射与对光反射，甚至手脚开始抽动，肌张力增加。（注：自主呼吸出现，并不意味可以停止人工呼吸，如自主呼吸微弱，仍应坚持人工呼吸。）

（3）如有条件确定下列指标，可考虑终止 CPR。①脑死亡。②深度昏迷，对任何刺激无反应。③脑干反射（瞳孔对光反射、角膜反射、吞咽反射、睫毛反射）全部消失。④自主呼吸停止。⑤无心跳及脉搏。（注：有以上 2 条出现再加上已做 CPR 30 分钟以上，可以考虑患者真正死亡，可以终止心肺复苏术。）

10. 并发症

①胸骨、肋骨骨折。②气胸。③血胸。④腹腔脏器破裂。

总　结

（1）心肺复苏术是一项针对任何人发生心跳、呼吸骤停后所采取的最为紧迫的救命技术。

（2）主要通过胸外心脏按压形成暂时人工循环，以恢复心脏自主搏动和血液循环，并用人工呼吸暂时代替自主呼吸，达到促进患者苏醒和挽救患者生命、提高患者生存质量的目的。

思 考 题

（1）高质量 CPR 包括哪些内容？

（2）如何判断人工呼吸是否有效？

（3）面对心跳、呼吸停止的患者，如果急救者无法接受对患者进行口对口人工呼吸，那现场该如何对患者进行施救？

附 件

　　心脏停搏是急诊医学的重要课题和研究方向。经过50余年的发展，心肺复苏学已成为集研究导致机体氧代谢突然停止的流行病学、病理生理学、急救技能及治疗于一体的急诊医学重要分支。在临床医学本科生和急诊与重症医学硕士研究生培养中，贯穿心肺复苏学知识及技能培训、规范心肺复苏学培训课程设置、运用新的教学理念及教学方法不断优化心肺复苏学培训课程，具有重要的现实意义。目前，针对临床医学本科生和急诊与重症医学硕士研究生的心肺复苏学培训课程已不能满足教学及实践的需要，体现在以下几个方面：课程定位不高，只是传播知识和技能，忽略了情感价值观的培养；传统的教学方法和考核模式单一，缺乏新技术的支持，难以满足院前急救培训工作的实际需要；培训课程主要依托"急诊与灾难医学"课程讲授，缺乏通用教材，同时学习资源来源单一，不能满足新时代临床医学本科生和急诊与重症医学硕士研究生对心肺复苏学知识和技能培训的需求；目前心肺复苏学培训课程大多以志愿者活动为载体，难以形成成果转化和共享。除此之外，心肺复苏学培训课程在"教学—科研—实践"中缺乏有效联结，不利于心肺复苏学培训课程的深入和持续改进。在教学实践中，应以临床医学本科生和急诊与重症医学硕士研究生心肺复苏学培训课程中存在的问题为导向，以提高胜任力为目标，优化心肺复苏学培训课程，突出"在特定环境下能快速将急救知识转换成临床能力"的核心要求，给予学生在心脏停搏及心肺复苏这一"最危急病情"的特定环境下进行临床实践的充分体验，旨在进一步提高心肺复苏学培训课程的效果。

　　在教学改革和实践中，打造以"成果共享化"为核心的"四化"，并将"四化"融入"教学—科研—实践"，实现在不同维度促进基于岗位胜任力理论的心肺复苏学培训课程建设。

　　（1）"课程情怀化"是指始终坚守高校教师立德树人的职责，关注"珍爱生命、尊重生命"的主题，是一门有温度的思政课，也是一门"将爱传播、造福社群"的学科。心肺复苏学的学科体系自始至终都包含"如何让受训人员愿意施救"这一重要内容。"课程情怀化"要求我们站在命运共同体的高度，厘清社会负面思想，打造一门有温度的思政课。

　　（2）"知识可视化"是指自觉运用新技术，将传授抽象的急救技术转变为演练具体的急救场景。心肺复苏学是一门实用科学，其应用场景复杂、多变，对教学方法和考核模式提出了更高要求。新技术条件下，虚拟现实技术（VR）、增强现实技术（AR）、人工按压质量反馈技术层出不穷，可极大地增强培训效果。"知识可视化"要求我们融合先进的教学理念与教学方法，让新技术为教学服务。

　　（3）"资源立体化"是指教材与实践、线上培训与线下培训、传统培训模式与新媒体传播融合。目前心肺复苏学培训课程主要依托"急诊与灾难医学"课程讲授，缺乏通用教材，对诸如心肺复苏学领域重点关注的特殊人群心肺复苏及科普社会化等内容缺乏介绍。"资源立体化"要求我们正视心肺复苏学培训过程中普遍存在的资源缺乏、层次单一的问题，多层次打造立体化的心肺复苏学培训资源体系。

（4）"成果共享化"是指构建从本科生到研究生、从志愿者到专业技术人员的成果共享体系。心肺复苏学是急诊与重症医学的重要分支，具有独特的学科体系和内涵。构建从本科生到研究生、从志愿者到专业技术人员的成果共享体系将使心肺复苏学培训实现从社会科普向科普与学术并重的转变。"成果共享化"要求自觉将心肺复苏学学科内涵和研究方法融入心肺复苏学培训，实现成果转化和共享。

"课程情怀化""知识可视化""资源立体化""成果共享化"的"四化"要求是心肺复苏学培训课程建设的宗旨。"教学—科研—实践"相结合是基于岗位胜任力理论的心肺复苏学培训课程建设的有效形式。将课程情怀化、知识可视化、资源立体化融入"教学—科研—实践"并实现成果共享化，是"四化"要求的最终目标。教学是"课程情怀化"和"资源立体化"的展示，科研是"资源立体化"和"知识可视化"的衔接，实践是"课程情怀化"和"知识可视化"的升华。

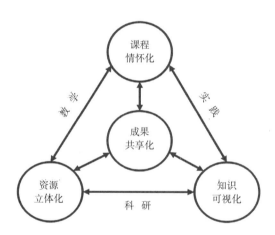

第二章　心脏电复律

教学目标与内容：
（1）了解电复律的概念和发展史；
（2）熟悉电复律的适应证和禁忌证；
（3）掌握电除颤的操作步骤。

引　言

随着时代的发展，心律失常日益成为威胁人们健康的主要疾病之一。心律失常通常有进展快、致残率和致死率高的特点。那么，在面对这类疾病时，究竟能不能有一种方法去挽救患者的生命呢？答案是有。电复律应运而生，电复律能通过同步除极心肌细胞，达到快速纠正心律失常的目的，大大降低了患者的致残率和致死率。

第一节　电复律的概念和发展史

心脏复律（cardioversion）是指在严重快速型心律失常时，用外加的高能量脉冲电流通过心脏，使全部或大部分心肌细胞在瞬间同时除极，造成心脏短暂的电活动停止，然后由最高自律性的起搏点（通常为窦房结）重新主导心脏节律的治疗过程。

1775年，实验研究发现鸟可以电击而死亡，再电击又可飞走。1947年，德国鲍克于开胸手术中应用胸内复律使患者恢复心跳，世界上第一台除颤器就此诞生了。1960年，德国医生卓尔（Zoll）证明电击还可以用于心室颤动以外的其他心律失常。1980年，电复律成为终止心室颤动的最有效的方法。自动体外除颤器、植入型心律转复除颤器的广泛应用，大大提高了抢救成功率。

电复律主要分为六种：①交流和直流电除颤；②体外与体内电除颤；③同步电复律与非同步电除颤；④经食管内低能量电复律；⑤经静脉电极导管心脏内的电复律；⑥植入型心脏转复除颤器。

需要注意的是：交流电除颤存在安全隐患，已停用；直流电除颤，除颤时所产生的心肌损伤比交流电复律轻，放电量易于控制，且较为安全又有利于同步，因此得到广泛使用；非同步电除颤，用于无心动周期者，应尽快实施，可于任何时刻放电。

第二节　电复律的适应证和禁忌证

1.适应症

电复律的适应证根据是否同步直流电，可分为非同步直流电转复适应证（也称紧急适应证）和同步直流电复律适应证（也称选择适应证）。

非同步直流电转复适应证：①心室颤动；②心室扑动；③无脉性室速。

同步直流电复律适应证：①心房颤动；②心房扑动；③室上性心动过速；④有脉性室速。

2. 禁忌证

电复律的禁忌证主要有：洋地黄过量导致的心律失常；严重低钾；心房颤动、心房扑动伴高度或完全性房室传导阻滞；病态窦房结综合征；近期有栓塞史；已用大量抑制性抗心律失常药物者。

第三节　掌握电除颤操作步骤

（1）成人电复律的波形分为单相波和双相波。成人单相波首先调节的能量为 360 J，成人双相波首先调节的能量为 200 J。

心律失常类型	能量 /J
心房颤动	100～150
心房扑动	50～100
室上性心动过速	100～150
室性心动过速	100～200
心室颤动	200～360

（2）除颤时机选择：越快越好，心室颤动患者能否生存，取决于从心室颤动发生到进行除颤的时间。

（3）电极板的选择：成人 10～13 cm，儿童 8 cm，婴儿 4～5 cm。12 cm 的电极板除颤成功率高于 8 cm 的电极板，4.3 cm 的小电极板比 8 cm 或 12 cm 的大电极板能明显增加心肌损害。

（4）除颤电极板分别放置在主动脉瓣区和心尖部。

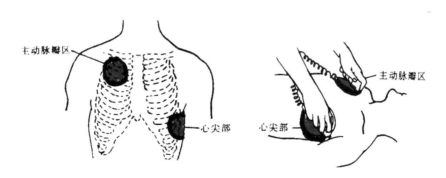

（5）操作要点：①迅速携除颤仪至患者床旁，置患者卧于硬板床或床下垫木板，松解患者衣扣、腰带。②打开除颤器开关，连接好心电监护仪监测心电波形。③选择能量，首次（双相波）200 J 能量。

④将电极板分别均匀涂以导电糊（或覆四层盐水纱布），正确安放电极板，两块电极板之间的距离不应小于10 cm。⑤充电。⑥放电：将两电极板贴紧患者皮肤，在每一个电极上施加10～12 kg的压力，确定周围人员无直接或间接与患者接触。双手同时按下按钮放电。⑦电击后立即观察是否恢复自主心律。⑧击后5秒内无心室颤动，则除颤成功。

（6）电击除颤注意事项：①积极纠正低氧血症、酸碱失衡。②除颤前心电图显示心室颤动为细颤，应将其转变为对电击反应性较高的粗颤再进行除颤。③如果患者体内已安装植入型心律转复除颤器，则在实施体表除颤时，电极板必须远离它们10 cm以上。④经多次电击除颤均无明显效果的顽固性心室颤动，除纠正和处理不利因素外，还可以静脉注射胺碘酮后再电击，以提高除颤成功率。⑤导电糊涂抹均匀，两块电极板之间的距离应超过10 cm，不可用耦合剂替代导电糊。⑥两电极板之间的皮肤应保持干燥，以免灼伤。⑦电复律前要识别心电图类型，以正确选择除颤方式。⑧放电前一定要确保任何人不得接触患者、病床及与患者接触的物品，以免触电。⑨电复律时电极板的按压力度为10～12 kg。

总 结

（1）电复律是指在严重快速型心律失常时，用外加的高能量脉冲电流通过心脏，使全部或大部分心肌细胞在瞬间同时除极，造成心脏短暂的电活动停止，然后由最高自律性的起搏点（通常为窦房结）重新主导心脏节律的治疗过程。

（2）非同步电除颤是终止心室颤动的主要治疗措施。

思 考 题

（1）电复律的种类有哪些？
（2）电复律的适应证和禁忌证分别是什么？
（3）电除颤的操作步骤是什么？

第三章 止血包扎

教学目标与内容：
（1）了解院前创伤评分和院前分拣；
（2）熟悉多发伤与复合伤的临床特征与诊断；
（3）掌握止血包扎操作。

引 言

创伤是常见的对人体的意外伤害，无论是刀割碰伤，还是车祸碰撞，都需要尽快处理。因此，掌握创伤救护，一旦遭遇意外，可以在专业医务人员到达之前，为自己、为他人科学施救，可以在医务人员到达现场后，搭建一条绿色生命通道。

第一节 院前创伤评分

院前急救（pre-hospital care），也称院外急救，是指创伤发生到伤员进入医院前这段时间，现场或转运中的救治。

1. 创伤指数（trauma index, TI）

主要参照创伤部位及伤员生理变化，加上创伤类型估计测算的分数。TI 值：5～9 分为轻伤；10～16 分为中度伤；17 分以上为重伤。现场急救人员可将 TI＞10 分的伤员送往创伤中心或大医院。

项目	计分			
	1	3	5	6
部位	皮肤	腰背部肢体	胸部、骨盆	头、颈、腹部
伤型	裂伤	挫伤	刺伤、撕脱伤	弹片伤、爆炸伤、骨折、脱位、瘫痪、血腹
血压	外出血	70～100 mmHg	50～70 mmHg	＜50 mmHg
脉搏	正常	100～140 次/分	＞140 次/分	无脉或＜55 次/分
呼吸	胸痛	呼吸困难、费力、浅快或＞36 次/分	发绀、血（气）胸或反常呼吸	窒息或呼吸停止
神志	嗜睡	木僵或淡漠、答不切题	浅昏迷、逆行健忘	深昏迷、再昏迷

2. 院前创伤指数（pre-hospital index, pHI）

收缩压/mmHg	计分	脉搏/bpm	计分	呼吸程度	计分	意识程度	计分
>100	0	51～119	0	正常	0	正常	0
86～100	1	≥120	3	费力或浅	3	模糊或烦躁	3
收缩压/mmHg	计分	脉搏/bpm	计分	呼吸程度	计分	意识程度	计分
75～85	2						
0～74	5	≤50	5	<10次/分/插管	5	言语不能理解	5

第二节 院前分拣

1. 多发伤

在同一机械致伤因素（直接、间接暴力，混合性暴力）作用下机体同时或相继遭受两种以上解剖部位或器官的较严重的损伤，至少一处损伤危及生命或并发创伤性休克。

2. 复合伤

两种或两种以上致伤因素同时或相继作用于人体所造成的损伤，常较多发伤和多部位伤更严重而复杂，常见的原因是工矿事故、交通事故、火药爆炸事故、严重核事故等各种意外事故。

3. 临床诊断流程

（1）简要询问病史，了解伤情。

（2）监测生命体征，判断有无致命伤。

（3）按照"CRASH PLAN"顺序检查。

（4）辅助检查。

（5）多学科诊疗。

（6）穿刺：胸腹创伤首选方法。

（7）X线：骨关节伤首选方法。

（8）B超：在床边进行，主要用于胸腹部创伤。

（9）CT：实质性脏器损伤。

（10）血管造影。

（11）内镜技术。

4. 治疗

（1）保持气道通畅。

（2）容量复苏及输血治疗。

（3）心肺复苏术。

（4）注意事项。

（5）诊断与治疗同步：放置胸腔引流管、心包穿刺管；选择最准确、最便捷的诊断方法，如CT；损伤控制外科；等等。

5. 损伤控制外科

对严重创伤患者进行阶段性修复的外科策略，先救命，再进行ICU容量复苏并纠正酸中毒，最后确定性再手术，核心为快速有效最优解决危及生命的情况，有效降低严重创伤患者的死亡率。

第三节 止血包扎操作

1. 止血

（1）止血材料：①无菌敷料、创可贴、止血包。②各种止血带：气囊、橡胶带等。③就地取材：三角巾、手绢、布料、衣物、毛巾。④禁止用电线、铁丝、绳子等代替止血带。

（2）指压止血法。

（3）加压包扎止血法：适用于全身各部位的小动脉、静脉及毛细血管出血。

（4）加垫屈肢止血法：适用于外伤出血量较大、肢体无骨折损伤者。

（5）填塞止血法：适用于较深较大、出血多、组织损伤严重的伤口。

（6）止血带止血法：适用于四肢大动脉出血用其他止血方法无效时，上肢结扎于上臂上1/3处，下肢结扎于大腿的中上段。

注意事项：①止血带不能与皮肤直接接触。②松紧度要适宜，以能止住血为宜。③扎止血带时间不宜过长，应每隔60分钟放松1次，每次放松30秒～1分钟。④上完止血带后应有明显标志，要注明上止血带时间。

2. 包扎

（1）目的：①压迫止血。②保护创面。③减轻疼痛。④减少污染。⑤固定敷料及夹板。⑥便于搬运。

（2）材料：①纱布、敷料及胶布。②绷带。③三角巾。④其他材料：手绢、布料、衣物、毛巾等。

（3）操作要点：①暴露伤口、保护伤口、检查伤情。②加盖敷料、封闭伤口、防止污染。③动作轻、部位准、包扎牢固、松紧适中。④不要用水冲洗伤口。⑤不要在伤口上用消毒剂或涂药。⑥注意自我保护。

（4）绷带包扎法：①环形包扎。②螺旋形包扎。③螺旋反折包扎。④"8"字形包扎。⑤回返式包扎。⑥头部包扎。⑦躯干包扎。⑧腹部包扎。⑨四肢包扎。⑩膝关节包扎。

注意事项：①动作轻、快、准、牢，避免碰触伤员的伤口，以免加重病情。②对充分暴露的伤口，尽可能先用无菌的敷料覆盖伤口，再进行包扎。③不要在伤口上打结，以免压迫伤口。④包扎不可过紧过松，以防压迫神经血管或滑脱。⑤四肢包扎时露出指（趾）末端，以便观察肢端循环。

总 结

（1）院前创伤急救遵循先救命后治病的原则。

（2）对严重创伤患者实行阶段性修复的外科策略，即先救命，再ICU容量复苏和纠正酸中毒，最后确定性再手术。

（3）损伤控制外科核心为快速有效最优解决危及生命的情况，有效降低严重创伤患者的死亡率。

思 考 题

（1）院前创伤急救原则是什么？

（2）多发伤与复合伤的定义是什么？

（3）急诊创伤救治与专科救治的区别是什么？

第四章 经口气管插管术

教学目标与内容：
（1）了解人工气道的分类；
（2）熟悉气管插管术的适应证和禁忌证；
（3）掌握经口气管插管术的操作流程。

引 言

人工气道建立是急诊与重症医学最主要的临床操作之一，目的是保证呼吸道通畅、为机械通气提供可靠的通路。人工气道建立的方式多种多样，应根据患者情况选择最适合的人工气道。

第一节 人工气道的概念

人工气道是指将导管直接插入气管或经上呼吸道插入气管所建立的气体通道。目的在于保证气道通畅，为有效引流、机械通气及治疗肺部疾病提供条件。

第二节 人工气道的分类

常见的人工气道包括上人工气道和下人工气道，上人工气道包括口咽通气道和鼻咽通气道，下人工气道包括经口气管插管、经鼻气管插管、气管切开。

（1）口咽通气道：适用于存在舌后坠引起上呼吸道闭塞、癫痫大发作，以及在气管插管后放置于气管插管旁，可以起到限制舌后坠、防止呼吸道阻塞、预防患者咬伤舌头、防止患者咬瘪气管插管的作用。

（2）鼻咽通气道：与口咽通气道一样，作为一种简易声门外通气装置，用于限制舌根后坠，维持气道开放，可以减少吸痰对鼻黏膜的损伤。特别适用于口咽通气道植入困难的情况，如患者难以张口、张口度受限、口腔病变等。

（3）经口气管插管：指将气管导管通过口腔，经声门置入气管的技术。用于各种原因导致的呼吸衰竭或停止，这是最常用的方法。适用于多数急症的抢救。

（4）经鼻气管插管：指将气管导管通过鼻腔，经声门置入气管的技术。用于张口困难、口腔内手术、上气道病变无法窥喉者。适宜困难气管插管，需长时间机械通气者。

（5）气管切开：指从颈部开口（一般在喉结下，2～4气管环间），逐层切开或穿刺至气管壁后放入气管套管的过程。适用于需长时间维持气道或无法经喉气管插管的患者。

第三节 气管插管术的适应证和禁忌证

1. 气管插管的适应证

（1）呼吸、心搏骤停需紧急建立人工气道行机械通气的患者。

（2）有误吸及堵塞气道危险的患者。

（3）下呼吸道分泌物过多或出血需要反复吸引的患者。

（4）各种原因导致的呼吸衰竭、呼吸肌麻痹、呼吸抑制合并高碳酸血症，需机械通气的患者。

（5）上呼吸道损伤、狭窄、阻塞等影响正常通气的患者。

（6）行外科手术和全身麻醉的患者。

2. 气管插管的禁忌证

（1）绝对禁忌证：①喉头严重水肿；②声门或声门下狭窄；③急性喉炎；④喉头黏膜下血肿。需注意的是：当气管插管以抢救为目的时，没有绝对禁忌证。

（2）相对禁忌证：①颈椎骨折脱位，咽喉部烧灼伤，咽喉部肿瘤或异物残留未清除；②严重凝血功能障碍，存在出血性血液病；③主动脉瘤压迫气管，尤其位于主动脉弓部；④有鼻息肉、鼻咽部血管瘤，不宜行经鼻气管插管。

第四节 经口气管插管术的操作流程

1. 插管前评估

（1）是否存在困难插管：可以通过判断张口切牙间距、甲颏间距、Mallampati 分级、有无上颌前突畸形、有无颈项强直、下颌尖是否能触及前胸等相关因素来预测困难气道。

（2）是否需要麻醉：一般的情况下不需要进行麻醉，特别是对于昏迷的患者。对于清醒且难以配合的患者，可以适当镇静，但需密切监测患者心率、血压及氧合情况。

（3）需选择何种插管方法：经口气管插管或经鼻气管插管。

2. 插管前准备

（1）术前检查：体格检查及必要的实验室检查，如血常规、凝血功能。

（2）术前交代：交代插管目的、意义、安全性及可能的并发症，消除患者及家属的顾虑，签署知情同意书。

（3）物品检查：检查插管用具是否齐全，特别是喉镜是否明亮。

（4）无菌准备：术者及助手戴好帽子和口罩。

3. 物品准备

①准备合适的喉镜；②选择合适的气管插管、导芯；③牙垫、10 mL 注射器、胶布、无菌石蜡油、治疗巾；④吸痰器、吸痰管；⑤带活瓣的复苏球囊。

4. 气管插管的应用

（1）气管导管内径的选择：成年男性 7.5～8.5 mm，成年女性 7.0～8.0 mm。

（2）插管深度：成年男性距门齿 22～24 cm，成年女性距门齿 20～22 cm。

（3）小儿气管插管：插管型号 = 年龄 ÷ 4+4；插管深度 = 年龄 ÷ 2+12（气管导管尖端至门齿的距离）。

5. 插管操作步骤

（1）第一步：患者取仰卧位，肩部垫高 10 cm，头后仰，颈部处于过伸位，使口腔、声门和气管处于一条直线上，检查口腔（取出异物及活动义齿、观察有无舌后坠）。

（2）第二步：术者用右手拇、示、中三指拨开上、下唇，启开口腔。

（3）第三步：左手持喉镜沿右口角置入口腔，将舌体稍向左推开，再将喉镜片移至正中位，此时可见悬雍垂。

（4）第四步：沿舌背慢慢推进喉镜片，看到咽腔后镜片继续向前，使喉镜顶端达舌根底部，可见如小舌样会厌，然后左臂用力上提喉镜，挑起会厌，暴露声门。

注意：喉镜在挑起会厌时，不可以牙齿或下颌为支点上撬，否则容易导致牙齿脱落和下颌脱位。

（5）第五步：右手以握笔式手势持气管导管，斜口端对准声门裂，轻柔地插过声门而进入气管内。

（6）第六步：助手协助拔出导芯，调整好插管深度后，放入牙垫，退出喉镜，用简易呼吸器连接气管插管（由助手协助挤压气囊 8～10 次/分），听诊双肺确定气管导管位置。

（7）第七步：听诊两肺确定气管导管在气管内，位置适当后，用注射器向气囊内注气 5～8 mL，密闭气道，最后固定导管与牙垫。

6. 确认插管成功

（1）看：挤压胸部时，导管口有温热气流呼出，呼气时管壁可见有白雾；人工通气时，可见双侧胸廓对称起伏，上腹部无隆起。

（2）听：双肺可闻及清晰的呼吸音；双肺呼吸音均匀一致及对称；上腹部未听到气过水声。

（3）测：SpO_2 迅速上升至 95% 以上；呼气末 CO_2 监测；床边行胸部 X 线片检查。

7. 插管注意事项

（1）插管前先吸氧，以免因插管增加患者缺氧时间。

（2）插管操作不应超过 40 秒。

（3）动作应迅速、轻柔，待声门开启时再插入导管。

（4）插入长度不宜过深或过浅。

（5）吸痰持续时间每次不应超过 30 秒。

（6）备好急救药品和器械。

（7）监测并调整气囊压力。

总 结

（1）人工气道建立是急诊与重症医学最主要的临床操作之一。
（2）应根据患者病情选择最合适的人工气道。
（3）经口气管插管术是临床最常用的人工气道建立方式。

思 考 题

（1）人工气道的分类有哪几种？
（2）经口气管插管的适应证及禁忌证有哪些？
（3）简述经口气管插管的操作流程。
（4）气管插管后如何判断导管是否在气管内？

第五章　深静脉穿刺

教学目标与内容：
（1）了解深静脉穿刺术的优劣；
（2）熟悉深静脉穿刺术适应证和禁忌证；
（3）掌握颈内静脉/锁骨下静脉穿刺术的操作流程。

引　言

深静脉穿刺术是临床常见的一种重要的有创诊疗措施。在急救复苏、危重患者、大手术中的监测与治疗、静脉给药、术后营养支持等方面发挥着重要作用。深静脉穿刺术目前广泛应用于临床，是临床医生必须掌握的基本技能之一。

第一节　深静脉穿刺术的优劣

（1）深静脉置管相对于浅静脉置管具有以下三点优势。

①确定输液通道，便于患者抢救。深静脉置管可以推注/泵注急救药物，如血管活性药物，同时深静脉置管可以滴注高渗透压（如三升袋等）液体。

②快速液体输注及输血。在患者休克缺血状态下，可以使用输液泵通过深静脉置管快速补液和输血。

③便于监测生命体征。深静脉穿刺后，可以实现监测CVP和氧代谢指标的目标。

（2）深静脉置管相对于浅静脉置管也具有一定的风险和不足。

①穿刺风险：深静脉穿刺可能会导致患者气胸、出血。

②留置风险：长期留置可能导致血流相关感染。

③经济花费：相对于浅静脉穿刺，深静脉穿刺费用更高，且潜在的诊治费用也水涨船高。

第二节　深静脉穿刺术适应证和禁忌证

熟悉掌握深静脉穿刺适应证和禁忌证是临床运用的前提。临床中深静脉穿刺没有绝对禁忌证，需要判断患者实际情况合理运用。

1. 深静脉穿刺适应证

（1）患者存在严重创伤、休克、急性循环衰竭，需容量复苏、输血。

（2）患者需长期输液、静脉营养治疗、血液净化。

（3）肿瘤化疗患者。

(4)需监测患者CVP。

(5)需给患者放置临时或永久性起搏器、肺动脉漂浮导管。

(6)术中可能出现血流动力学波动。

2. 深静脉穿刺禁忌证

(1)深静脉穿刺无绝对禁忌证。

(2)一般禁忌证：穿刺部位局部感染、静脉血栓形成。

(3)相对禁忌证：凝血功能障碍、重症肺气肿、呼吸急促、上腔静脉综合征。

3. 深静脉穿刺并发症

并发症	原因
气胸、血气胸	穿刺时针干角度太大和针尖方向不当
感染	多方面因素，如常见操作不当、导管留置时间过长
出血和血肿	误穿动脉按压不充分或反复穿刺使静脉壁破损
液胸	置管时穿透静脉而送入胸腔内
乳糜胸及损伤神经	左侧锁骨下静脉穿刺误伤胸导管
心律失常	多因导丝插入过深激心室壁
堵管	长时间静脉营养、输注白蛋白、红细胞等血制品，无严格进行封管措施
空气栓塞	导管与输液管连接不良，操作不当、穿刺前未头低位
血栓形成和栓塞	导管留置时间过长或导管扭曲
心脏穿孔	导管太硬且送管太深直至右房，由于心脏的收缩而穿破心房壁
折管	术后患者躁动或术后颈部活动频繁

4. 三种置管优缺点比较

置管途径	优点	缺点
颈内静脉	成功率高 并发症低 最佳PAC选择 适合长时间置管	插管后颈部活动受限，患者舒适感低 固定不方便，气切时易引起感染 有重要并发症可能，如误穿动脉、误伤迷走、臂丛神经、胸导管 肥胖、水肿患者解剖标志不清
锁骨下静脉	成功率高，适于PAC 导管易固定、易更换敷料及清洁 长时插管最佳途径，不影响颈部及上肢活动，患者感觉舒适 低血容量患者成功率高 有利于置管后护理	有误穿动脉的风险，误穿后不易压迫止血，可造成局部血肿 较高并发症，如气胸、血胸、空气栓塞 导管可能异位至颈内静脉或对侧静脉
股静脉	易穿刺，成功率高 适于PAC 出血易于压迫止血 无气胸、血胸并发症	易发生感染，不适于长时置管 不易固定，导管易移位或脱落 极高的远期并发症（静脉炎、血栓形成、局部水肿）

第三节 颈内静脉/锁骨下静脉穿刺术的操作流程

一、颈内静脉穿刺术

1. 颈内静脉解剖学特点

（1）术前准备包括患者准备和操作物品准备。①患者准备：明确术前适应证，检查患者的出血、凝血功能。对清醒的患者，应取得患者配合，需要时予以适当镇静。同时准备好除颤仪及有关的急救药品。使用床旁B超定位及引导可提高穿刺成功率，减少试穿损伤。②物品准备：消毒物品、无菌手套、深静脉穿刺包、局麻药、肝素盐水。

（2）进针部位

根据颈内静脉与胸锁乳突肌之间的关系，可分别在胸锁乳突肌的前、中、后三个方向进针。

进针方法：颈内静脉进针通常采用Seldinger法。患者去枕平卧，头后仰，取头低位10°~15°，肩背部垫一薄枕，使颈部向后伸展，头转向对侧。戴消毒手套，常规消毒皮肤、铺巾。

（3）定位

由胸锁乳突肌下端胸骨头、锁骨头与锁骨上缘形成一个三角顶点，触摸并确认，将三角顶端离锁骨上缘2~3横指（3~5 cm）处作为穿刺点。（遇有清醒患者胸锁乳突肌触摸不清，可嘱患者抬头并深吸气，常可显露轮廓。）局部麻醉后，用注射器细针做试探性穿刺。

（4）进针角度与方向

进针时针干与皮肤呈30°角，紧靠胸锁乳突肌内侧缘进针，穿刺方向指向同侧乳头，边进针边抽，保持负压，回抽到血并确认为静脉血；如果穿刺未成功，将针尖退至皮下，再向外倾斜10°左右，指向胸锁乳突肌锁骨头的内侧后缘。遇肥胖、小儿及全麻后的患者，胸锁乳突肌标志不清楚，可将锁骨内侧端上缘的小切迹作为骨性标志。颈内静脉正好经此而下行与锁骨下静脉汇合，穿刺时用左手大拇指按压，确认此切迹，在其上方1~1.5 cm处进针，针干与中线平行，指向尾端前进，刺入2~3 cm即入颈内静脉。

（5）置入顺序

穿入静脉后，置入导引钢丝。退出穿刺针，用扩皮器扩皮后，再沿导丝置入导管，导丝必须伸出导管尾端，用左手拿住，右手将导管与导丝一起部分插入，待导管进入颈内静脉后，边送导管至适当深度（深度为12~15 cm），边退导丝，再接注射器回抽，若血液通畅，即可接上输液。

（6）固定

将导管固定片固定在接近穿刺点处，缝针固定导管，最后敷贴固定。

二、锁骨下静脉穿刺

1. 锁骨下静脉解剖特点

（1）穿刺入路

依据锁骨下静脉与锁骨之间的相互关系，可分别在锁骨的上路、下路两个方向进针。

（2）穿刺方法

取平卧，头低足高位，在两肩胛骨之间放一小枕，使双肩下垂，锁骨中段抬高，借此使锁骨下静脉与肺尖分开。头转向对侧，借以减小锁骨下静脉与颈内静脉的夹角，使导管易于向中心方向送入，而不致误入颈内静脉。戴消毒手套，常规消毒皮肤、铺巾。

（3）定位

取锁骨中、外1/3交界处，锁骨下约1.0 cm为穿刺点，针尖向内轻度、向头端指向锁骨、胸骨端的后上缘前进，在穿刺过程中尽量保持穿刺针与胸壁呈水平位，贴近锁骨后缘。

（4）进针角度与方向

局部麻醉后，针头与皮肤呈30°～45°角向内向上穿刺，针头保持朝向胸骨上窝的方向，紧靠锁骨内下缘徐徐推进，边进针边回抽，保持负压，一般进针3～4 cm。临床实践中因锁骨下静脉深度较深，麻醉针一般试穿不到。如果进针4～5 cm仍不见回血，不要再向前推进，以免误伤锁骨下动脉，应慢慢向后撤针并边退边抽回血。在撤针过程中仍无回血，可将针尖撤至皮下后改变进针方向，使针尖指向甲状软骨，以同样的方法徐徐进针。

（5）置入顺序

穿刺针进入锁骨下静脉后回抽出暗红色血，此时再推进0.1～0.2 cm，使穿刺针的整个斜面在静脉腔内，并保持斜面向下。缓慢推进导丝，使前端达上腔静脉，退出穿刺针。将导管引入中心静脉后退出导丝。

（6）固定

抽吸与导管连接的注射器，如回血通畅，说明管端位于静脉内。穿刺部位位于左侧不宜超过18 cm，右侧不宜超过14 cm，以进入上腔静脉为宜。固定导管，敷盖敷料。

注意事项

（1）有凝血障碍及抗凝治疗的患者，穿刺出血，压迫止血困难，故应禁行穿刺。

（2）应掌握多种入路的穿刺技术，不可强调某一入路的成功率高而进行反复穿刺，可造成局部组织的严重创伤和血肿。

（3）颅内高压或充血性心衰患者不应采取头低足高体位。

（4）颈穿刺进针深度一般为3.5～4.5 cm，以不超过锁骨为度。

（5）操作时嘱患者不要大幅度呼吸，尤其是中心静脉压很低时，一定要避免空气进入，注意空气栓塞可能。

（6）锁骨穿刺进针过程中应保持针尖紧贴于锁骨后缘，以避免气胸。

（7）股穿时，不可盲目向腹部方向进针，以免入腹腔，引起并发症。

（8）判断动静脉的方法：可通过颜色、出血速度、输液试验、压力和波形确认，如还不能判定，则抽取血液与动脉血标本测血氧分压。

（9）置管后各导管尾部均要回抽见血，以证实开口在血管内。

（10）中心静脉穿刺首选右侧。

（11）颈内穿刺及锁骨穿刺时导丝不可插入过深，以免进入心脏引起心律失常、心肌损伤，同时还要注意导丝全部滑入血管的可能。

（12）导管出现封堵现象时用注射器尽力回抽，严禁向内推注，以防肺栓塞发生，仍不通时只能拔管。

总　结

（1）深静脉穿刺术是临床常见的一种重要的有创诊疗措施。

（2）深静脉穿刺术在急救复苏、危重患者、大手术中的监测与治疗、静脉给药、术后营养支持等方面发挥着重要作用。

（3）深静脉穿刺术目前广泛应用于临床，是临床医生必须掌握的基本技能之一。

思　考　题

（1）深静脉穿刺的部位有哪些？

（2）深静脉穿刺的适应证是什么？

（3）深静脉穿刺的并发症是什么？

第六章 腹腔穿刺术

教学目标与内容：
（1）了解腹腔穿刺术的定义和目的；
（2）熟悉腹腔穿刺术的适应证和禁忌证；
（3）熟悉腹腔穿刺术的注意事项；
（4）掌握腹腔穿刺术的标准操作流程。

引　言

腹腔穿刺术既是一项诊断技术，又是一项治疗技术，在急诊与重症医学领域应用较广。腹腔穿刺术是急诊与重症医学从业者必备的一项基本操作技能。

第一节　腹腔穿刺术的定义和目的

腹腔穿刺术（abdominal paracentesis）是一项通过穿刺针或导管从腹前壁刺入腹膜腔并抽取腹水，用以协助诊断和治疗疾病的技术。应用技术的主要目的是：①明确腹水的性质，找出病原，协助诊断；②缓解大量腹水引起的不适症状，如胸闷、腹胀等；③腹腔内注射药物（如抗结核药、化疗药）。

第二节　腹腔穿刺术的适应证和禁忌证

1. 适应证

（1）抽取腹水进行各种实验室检验，以便寻找病因，协助临床诊断。

（2）大量腹水引起严重胸闷、气促、少尿等症状，患者难以忍受时，可适当抽放腹水以缓解临床症状。

（3）因诊断或治疗目的行腹腔内给药或腹膜透析。

（4）各种诊断或治疗性腹腔置管。

2. 禁忌证

（1）肝性脑病先兆者。

（2）粘连型腹膜炎、棘球蚴、卵巢囊肿。

（3）腹腔内巨大肿瘤（尤其是动脉瘤）。

（4）胃肠高度肠气。

（5）腹壁手术瘢痕区或感染区或明显肠袢区。

（6）妊娠中后期。

（7）躁动、不能合作者。

第三节 腹腔穿刺术的注意事项

（1）操作轻柔，注重人文关怀，保护好患者隐私。

（2）术中应密切观察患者，如发现患者头晕、恶心、心悸、气促、脉搏增快、面色苍白、腹痛等腹膜反应，应立即停止操作，并做适当处理。

（3）放液量：腹腔放液不宜过快、过多，首次不宜超过1 000 mL，之后每次不宜超过6 000 mL；肝硬化患者一次放腹水一般不超过3 000 mL，过多放液可诱发肝性脑病和电解质紊乱，但在补充输注大量白蛋白的基础上，也可以大量放液，一般放腹水1 000 mL，可补充白蛋白6～8 g。

（4）在放腹水时，若流出不畅，可将穿刺针稍做移动或变换体位。

（5）腹水量少者穿刺前可借助超声定位，并嘱患者向穿刺部位侧卧数分。

（6）大量腹水患者，为防止穿刺后腹水渗漏，应使用迷路穿刺法。

（7）抽出物为胃内容物时应鉴别是否误穿胃肠，必要时改对侧穿刺。

（8）疑为穿刺误入胃肠道时，应尽量抽净此处气体或胃肠液，降低胃肠道内压力。

（9）全程需严格遵守无菌操作规程。

（10）术后严密监测有无出血和继发感染等并发症。

第四节 腹腔穿刺术的标准操作流程

腹腔穿刺术主要包括三个步骤：术前准备、操作过程、术后处理。

1. 术前准备

（1）患者准备：①签署知情同意书；②查血常规、凝血功能，必要时查心、肝、肾的功能；③穿刺前一周停用抗凝药；④腹腔胀气明显者服泻药或清洁灌肠；⑤术前嘱托患者排空尿液，以免穿刺时损伤膀胱。

（2）用物准备。①腹腔穿刺包：弯盘1个，止血钳2把，组织镊1把，消毒碗1个，消毒杯2个，腹腔穿刺针1个，无菌洞巾，纱布2～3块，棉球，无菌试管数支，5 mL、20 mL或50 mL注射器各1个，引流袋1个。②常规消毒治疗盘1套：碘酒、乙醇、胶布、2%利多卡因10 mL、无菌手套2副。③其他物品：皮尺、多头腹带、盛腹水容器、培养瓶等。

（3）术者准备。①洗手：术者按七步洗手法清洗双手，戴口罩和帽子。②放液前应测量患者的体重、腹围、脉搏、血压和腹部体重，以观察病情变化。③根据病情，安排患者取适当的体位，协助患者解开上衣，松开腰带，暴露腹部，背部铺好腹带。

2. 操作过程

（1）第一步：查体。

术前行腹部体格检查（有无肿块、肝脾肿大等），叩诊移动性浊音呈阳性，确认有腹水。

（2）第二步：体位。

①根据患者病情和需要可取卧位、半卧位，尽量使患者舒适，以便患者能够耐受较长的操作时间。

②对疑为腹膜腔内出血或腹水量少者行诊断性穿刺，取侧卧位为宜。

③如需放腹水，背部应垫好多头腹带。

（3）第三步：定位。

①脐与左侧髂前上棘连线中外1/3交点，在腹直肌外侧穿刺，不易损伤腹壁下动脉和肠管，避免过于偏外伤及旋髂深血管。

②脐与耻骨联合上缘连线的中点上方1 cm，偏左或偏右1～1.5 cm，穿刺较安全且容易愈合。

③少量腹水行诊断性穿刺的患者宜取侧卧位，在脐水平线与腋前线交点处穿刺。

④包裹性积液，需在B超定位引导下穿刺。

⑤选择穿刺点时应避开腹壁局部感染灶及腹壁有明显静脉显露或曲张的部位。

（4）第四步：消毒。

常规消毒，第一次范围为以穿刺点为中心，直径15 cm，第二次范围不能大于第一次范围。检查腹腔穿刺包的消毒日期及失效日期，打开腹腔穿刺包。戴无菌手套，铺洞巾。

（5）第五步：麻醉。

核对麻醉药物名称及浓度，给予5 mL注射器抽取2 mL的2%利多卡因，从皮肤至腹膜壁层，先斜行进针打皮丘，再垂直进针，边进针边回抽，回抽无血液、腹水才可注药，逐层行局部浸润麻醉。

（6）第六步：穿刺。

迷路穿刺法：大量腹水患者通常取7号穿刺针，以左手示指与拇指固定穿刺部位皮肤，右手持穿刺针，经麻醉处垂直刺入皮肤后以45°斜刺入腹肌，在皮下组织移行1～2 cm，再垂直刺入腹膜腔。

治疗性穿刺：①大量腹水做治疗性放液时，通常使用针座接有橡皮管的8号或9号针头，行迷路穿刺，徐徐推进，待针锋抵抗感突然消失时，则表示针尖已进入腹膜腔，助手用手或止血钳固定针头，腹水即沿橡皮管进入容器中计量。②橡皮管可用输液夹调整放液速度。③若腹水流出不畅，可将穿刺针稍做移动或稍变换体位。

3. 放液

（1）助手用止血钳固定针头。

（2）橡皮管尾端接注射器。

（3）助手松开橡胶管端止血钳，术者抽液。

（4）断开注射器前，助手夹闭橡皮管。

（5）退出注射器。

（6）留取标本。

（7）拔针并用纱纱覆盖按压1～2分钟。

（8）穿刺点消毒。

（9）穿刺点辅料包扎。

（10）包扎多头腹带。

4. 术后处理

（1）嘱患者于术后平卧休息1～2小时，保持穿刺点向上。

（2）测血压等生命体征，观察病情，如有无出血。

（3）根据临床需要填写检验单，送标本。

（4）清洁器械及操作场所。

（5）做好穿刺记录。

总　结

（1）腹腔穿刺术既是一项诊断技术，又是一项治疗技术，在急诊与重症医学领域应用较广。

（2）腹腔穿刺术是急诊与重症医学从业者必备的一项基本操作技能。

（3）术前应全面评估，了解适应证及禁忌证，牢记注意事项，并做好应对可能出现的并发症的准备。充分的术前准备、精确且熟练的操作，每一个步骤都是该项操作成功的关键。

思 考 题

（1）腹腔穿刺术的临床意义有哪些？

（2）腹腔穿刺术的适应证及禁忌证有哪些？

（3）腹腔穿刺术有哪些注意事项？

（4）简述腹腔穿刺术的操作流程。

第七章　股静脉穿刺术

教学目标与内容：
（1）了解股静脉穿刺术的发展史及临床意义；
（2）掌握股静脉穿刺术的适应证；
（3）掌握股静脉穿刺术的禁忌证；
（4）掌握股静脉穿刺术的操作流程；
（5）熟悉股静脉穿刺术的注意事项；
（6）熟悉股静脉穿刺术的常见并发症。

引　言

作为深静脉穿刺术的一种，股静脉穿刺术具有操作简单、损伤小的特点。股静脉穿刺术是急诊与重症医学从业者必备的一项基本操作技能。

第一节　股静脉穿刺术发展史及临床意义

1628年，英国医生哈维发现了血液循环，认识到了血液的运输作用，奠定了静脉输液的基础。

1662年，德国一名叫约翰的医生，首次将药物注入人体内，但患者由于感染未被救活。

1832年，欧洲瘟疫流行，苏格兰医生托马斯成功将盐类物质输入人体，奠定了静脉输液治疗模式。

19世纪后半叶，英国医生李斯特创立了无菌的理论和方法，法国巴斯德借助显微镜发现微生物感染，为静脉输液的安全提供了保障。

1940年以前，静脉输液只是危重疾病的一种额外治疗手段，仅由医生操作，护士只能协助做相关的物品准备工作。

1964年，美国BD公司发明了第一代静脉留置针。

20世纪70年代，静脉输液的精尖技术在临床中开始应用，如输液泵、自控麻醉泵、移动式输液装置。

现代，随着医疗科技的发展，静脉穿刺也有了相应的发展，输液方式出现了外周中心静脉置管输液、深静脉置管输液等新技术；输液工具出现了套管针、外周中心静脉导管、深静脉导管及与之配套的肝素帽，以及可来福接头等新设备。随着超声的临床应用，超声引导下动脉和静脉置管已经成为临床上一种新的趋势。

穿刺的常用静脉包括外周静脉和中心静脉，外周静脉包括上肢、下肢静脉，尤其是前臂静脉；中心静脉包括股静脉、颈内静脉、锁骨下静脉。本章节主要介绍股静脉穿刺术。

股静脉穿刺置管是测量静脉压、监测右心负荷、长期静脉输液及行血液净化的重要手段。在危重患者抢救治疗过程中，留置股静脉置管是监测和治疗的一种重要方法。

第二节　股静脉穿刺术适应证

（1）各类休克、失血、血容量不足者。

（2）需接受大量快速补充血容量或输血的患者。

（3）需长期静脉输注高渗或有刺激性液体及实施全静脉营养者。

（4）需长期多次静脉取血化验及临床研究者。

（5）测定中心静脉压，随时调节输入液体的量和速度。

（6）用于血液透析或血液滤过。

（7）肿瘤化疗者。

（8）手术过程中可能出现血流动力学波动者。

（9）放置临时或永久性起搏器、肺动脉漂浮导管。

第三节　股静脉穿刺术禁忌证

1. 无绝对禁忌证

2. 一般禁忌

（1）穿刺部位局部感染。

（2）静脉血栓形成。

3. 相对禁忌

（1）凝血功能障碍。

（2）重症肺气肿、呼吸急促。

（3）上腔静脉综合征。

第四节　股静脉穿刺术操作流程

1. 术前准备

（1）患者准备：①明确术前适应证。②检查患者出凝血功能。③对清醒患者，应取得患者配合，需要时予以适当镇静。

（2）物品准备：①消毒物品。②无菌手套。③一次性使用深静脉穿刺包。④局麻药。⑤肝素生理盐水。⑥备皮刀。⑦抢救药品。⑧床旁B超辅助定位。

2. 穿刺部位

穿刺部位为股静脉。股静脉是下肢的主要静脉干，其上段位于股三角内，股三角的上界为缝匠肌的内侧缘，内侧界为长收肌的内侧缘，前壁为阔筋膜，后壁凹陷，由髂腰肌与耻骨肌及其筋膜组成。

股三角内血管、神经的排列关系：股动脉居中，外侧为股神经，内侧为股静脉。

3. 穿刺体位

采用 Seldinger 法时患者取仰卧位，臀部稍垫高，穿刺侧膝关节微屈，大腿外旋外展 30°。

4. 消毒、铺巾、局部麻醉

以穿刺点为圆心，用碘伏作大范围（约 15 cm 直径）皮肤消毒，戴手套，铺巾，做局部浸润麻醉。

5. 冲管

注射器抽取肝素生理盐水冲洗穿刺针、导管及导管丝。

6. 股静脉定位

股静脉位于髂前上棘与耻骨结节连线的中、内段交界点下方 2~3 cm 处，股动脉搏动点内侧 0.5~1.0 cm。

7. 进针角度与方向

沿股骨长轴腹股沟下两横指与股动脉搏动点内侧 0.5 cm 交点为进针点，针尖朝脐侧，与皮肤成 30°~45°。肥胖患者角度宜偏大，沿股动脉走行进针，一般进针深度 2~5 cm，见到回血后再做微调，宜再稍进或退一点，同时下压针柄 10°~20°，以确保导丝顺利进入静脉。

8. 置入导丝

穿刺针进入股静脉后可以抽出暗红色血液，此时左手固定穿刺针，右手缓慢推进导丝。左手按压尾丝，右手退出穿刺针。

9. 扩皮、置管

先将扩张导管套入导丝扩张皮肤，再将导管沿导丝引入股静脉（导丝露出导管尾部），拔出导丝，连接盛肝素盐水的注射器，抽回血后推入肝素盐水正压封管、导管末端接肝素帽，最后予以固定导管。

第五节 股静脉穿刺术注意事项

（1）术者每次穿刺都要做到心中有数，不做盲穿或重复穿刺，动作要缓慢轻柔。

（2）穿刺前最好用 B 超定位，宜在穿刺前进行试穿，不要直接用粗针反复试探。

（3）严格掌握穿刺的方向及深度，熟悉穿刺针的位置及其所经过或到达之处的解剖结构。

（4）若一次穿刺未成功，需再次穿刺进针时，要使穿刺针退至皮下，或完全退出用肝素盐水冲洗后再进行。

（5）判断动静脉。通过回血的颜色和血管内的压力来判断动、静脉。静脉血往往不动或持续缓慢地向后推动，血液呈暗红色。动脉血流则可见动脉搏动，血色鲜红。难以鉴别时，可行血气分析或波形鉴别。

第六节 股静脉穿刺术常见并发症

（1）血肿：由于动静脉紧邻，操作中可能会误伤动脉。当刺破动脉时，回血鲜红且压力较大，应立即拔出穿刺针,经压迫后局部可不引起明显血肿。

(2)空气栓塞:在呼吸时可能形成负压,穿刺过程中,更换输液器及导管和接头脱开容易发生气体栓塞。

(3)血栓形成和栓塞:主要发生于长期置管和全静脉营养的患者,应注意保证液体持续滴注及定期肝素生理盐水封管。

(4)感染:多方面因素,常见于操作不当与导管留置时间过长。

总　结

(1)作为深静脉穿刺术的一种,股静脉穿刺术具有操作简单、损伤小的特点。

(2)掌握股静脉穿刺术是急诊与重症医学从业者必备的一项基本操作技能。

思 考 题

(1)股静脉穿刺术的适应证是什么?

(2)股静脉穿刺术的并发症是什么?

(3)股静脉穿刺术的操作流程是什么?

第八章　腰椎穿刺术

教学目标与内容：
（1）了解颅内压测量；
（2）熟悉腰椎穿刺术的适应证和禁忌证；
（3）掌握腰椎穿刺术的操作流程。

引　言

腰椎穿刺术既是一项诊断技术，又是一项治疗技术，对于判断颅内压，以及留取脑脊液进行检查、进行脑脊液置换具有重要意义。腰椎穿刺术是急诊与重症医学从业者必备的一项操作技能。

第一节　脑脊液和颅内压测量

1. 脑脊液

中枢神经系统内无淋巴液，而是脑脊液。脑脊液是充满脑室系统、蛛网膜下腔和脊髓中央管内的无色透明液体。内含有多种浓度不等的无机离子、葡萄糖、微量蛋白和少量淋巴细胞，pH 为 7.4，对中枢神经系统有缓冲、保护、运输代谢产物和调节颅内压的作用。成人脑脊液总量平均为 150 mL，它处于不断产生、循环和回流的平衡状态之中。

脑脊液主要由脑室脉络丛产生，少量由室管膜上皮和毛细血管产生。侧脑室脉络丛产生的脑脊液经室间孔流至第三脑室，与第三脑室脉络丛产生的脑脊液一起，经中脑水管流入第四脑室，再汇合第四脑室脉络丛产生的脑脊液一起经第四脑室正中孔和两个外侧孔流入脑和脊髓周围的蛛网膜下隙，然后脑脊液再沿此隙流向大脑背面的蛛网膜下隙，经蛛网膜粒渗透到硬脑膜窦内（主要是上矢状窦），回流入血液。

2. 颅内压（intracranial pressure, ICP）

颅内压指颅腔内容物对颅腔壁上所产生的压力。正常成人颅缝闭合后，颅腔的容积是恒定的，颅腔内容物主要为脑组织、血液和脑脊液，三种成分在正常情况下，颅腔容积及其所含内容物的体积是相适应的，并在颅内保持一定的压力。由于存在于蛛网膜下腔和脑池内的脑脊液介于颅腔壁和脑组织之间，并与脑室和脊髓内蛛网膜下腔相通，所以脑脊液的静水压即为颅内压。成人正常值为 80～180 mmH$_2$O（6～13.5 mmHg），女性较男性稍低，儿童的为 50～100 mmH$_2$O（4～7.5 mmHg）。

程度	颅内压 /mmHg
正常	<15
轻度增高	15～20
中度增高	20～40
重度增高	>40

一般将颅内压大于 20 mmHg 的中度增高作为临床需要采取降低颅内压处理的界值。

3. 颅内压监测

颅内压监测分为有创颅内压监测和无创颅内压监测。其中，有创颅内压监测有：①腰椎穿刺术，简单易行。但当脑脊液循环通路受阻时，腰穿所测得的压力不能真实地反映颅内压。②脑室内监测，为颅内压监测的金标准，通过侧脑室穿刺外引流的方法来测压，该方法有测压准确和随时引流脑脊液的优点，同时方便鞘内给药和进行脑脊液化验。其他还有脑实质内监测、蛛网膜下腔监测、硬膜外监测、神经内镜术中监测等。无创颅内压监测有：视网膜静脉压或动脉压监测；经颅多普勒超声监测；鼓膜移位；闪光视觉诱发电位；等等。

第二节　腰椎穿刺术的适应证和禁忌证

腰椎穿刺是指对有神经系统疾病的患者，为了诊断和治疗疾病进行蛛网膜下腔穿刺，测定脑脊液压力、获取脑脊液标本进行检查或鞘内给药的操作过程。常用于检查脑脊液的性质，对诊断脑膜炎、脑炎、脑血管病变、脑瘤等神经系统疾病有重要意义。腰椎穿刺还可用于测定颅内压和了解蛛网膜下腔是否阻塞等，有时也可用于鞘内注射药物。

1. 适应证

（1）收集脑脊液送检，以明确中枢神经系统感染、脑血管病等的诊断。

（2）测定脑脊液压力，了解蛛网膜下腔是否有阻塞病变。

（3）进行脊髓腔造影或脑室造影等特殊检查等。

（4）腰椎麻醉。

（5）鞘内注射抗生素、抗癌药等。

（6）脑膜炎、脑炎、脑积水和蛛网膜下腔出血时，可放取适量脑脊液以降低颅内压。

2. 禁忌证

（1）可疑颅内高压、脑疝者。

（2）怀疑后颅窝占位病变，高颈段脊髓肿物或脊髓受压者。

（3）病情危重、因病不能弯曲身体或体位改变可能影响生命体征者。

（4）穿刺部位有炎症者。

（5）开放性颅脑损伤，伴脑脊液漏者。

（6）有严重的凝血功能障碍或出血倾向者。

第三节 腰椎穿刺术的操作流程

1. 术前准备

（1）术前检查：体格检查及必要的辅助检查，如颅脑 CT、MRI、凝血功能等。

（2）术前谈话：向患者及家属说明穿刺目的，消除顾虑；嘱患者排空大小便。

（3）物品准备：无菌腰椎穿刺包、无菌橡皮手套、无菌纱布和胶布、消毒用品、2% 利多卡因注射液、治疗盘、无菌收集瓶等。

（4）无菌准备：术者洗手，戴工作帽和医用口罩，备无菌手套。

2. 操作步骤

（1）体位：通常取左侧卧位，屈颈抱膝，尽量使脊柱前屈，有利于拉开椎间隙。背部与床面垂直，脊柱与床平行，或由助手在术者对面用一只手抱住患者头部，另一只手挽住双下肢腘窝处并用力抱紧，使脊柱尽量后凸以增宽椎间隙，便于进针。合适的体位是腰椎穿刺成功的关键。

（2）穿刺部位：以髂后上棘连线与后正中线的交会处为 L4 棘突，一般取第 3～4 腰椎棘突间隙，也可在上一或下一腰椎间隙进行，通常选取 L3～L4、L4～L5 腰椎间隙。

（3）消毒：术者戴好帽子、口罩，穿刺点周围常规皮肤消毒，戴无菌手套，铺无菌洞巾。

（4）局麻：2% 利多卡因自皮肤至椎间韧带做局部浸润麻醉。

（5）穿刺：术者用左手固定穿刺点皮肤，右手持穿刺针，将穿刺针斜面向头端与穿刺平面垂直缓慢进针，针尖稍斜向头部。成人进针深度为 4～6 cm，儿童为 2～4 cm。当针头穿过黄韧带与硬脊膜，有阻力突然消失的落空感时，将针芯缓慢抽出（防止脑脊液迅速流出，造成脑疝），即可见脑脊液流出。若无脑脊液流出，可旋转穿刺针或做深浅调整，直到脑脊液流出。

（6）测压：放脑脊液前先接上测压管测量压力，嘱患者放松，脑脊液在测压管内逐渐上升到一定水平后液面随呼吸轻微波动，即为初压，正常侧卧位脑脊液压力为 80～180 mmH_2O 或 40～50 滴 / 分。

（7）压腹试验：用手掌深压腹部，脑脊液压力迅速上升，解除压迫后，压力迅速下降，说明穿刺针头确实在椎管内，可了解下胸段及腰骶部的脊髓蛛网膜下腔及腰穿针和测压管有无梗阻。正常时压力升高约为初压的两倍，压迫停止后压力迅速下降至初压水平。若压力上升缓慢或不升，为阳性，说明下胸段以下蛛网膜下腔梗阻。腰穿针和测压管不通畅亦可呈阳性，须予注意。颅内压增高者或怀疑后颅窝肿瘤者禁做。

（8）压颈试验：压颈试验前应先做压腹试验。用手压迫颈静脉，使颅内静脉系统充血而致颅内压力增高，可引起液面的明显升高，放松压迫后液面迅速下降。当椎管有梗阻时，压迫后液面上升、下降缓慢甚或不能。压颈试验的意义在于了解蛛网膜下腔有无阻塞。

（9）收集标本：撤去测压管，收集脑脊液 2～5 mL 于试管中送检，如需做培养，应用无菌操作留取标本，必要时可在放液后接上测压管再测一次脑脊液压力，此为终压。术毕，将针芯插入后一起拔出穿刺针，覆盖消毒纱布，用胶布固定于皮肤，术后嘱患者去枕平卧 4～6 小时，以免引起术后低颅压头痛。

3. 注意事项

（1）严格掌握禁忌证，凡怀疑有颅内压升高者必须先做眼底检查，如有明显视神经乳头水肿或有脑疝先兆者，禁忌穿刺。

（2）处于休克、衰竭或濒危状态及局部皮肤有炎症、后颅窝有占位病变者均禁忌穿刺。

（3）穿刺时患者如出现呼吸、脉搏、面色等异常，应立即停止操作，并进行相应处理。

（4）针头刺入皮下组织后要缓慢进针，以免用力过大损伤马尾神经或血管，以致产生下肢疼痛或使脑脊液中混入血液影响结果的判断。

（5）鞘内注药时，应先放出等量的脑脊液，然后再注入药物。

（6）穿刺针要细，脑脊液采取量要少于 10 mL，以免引起腰椎穿刺后疼痛。

（7）如留取脑脊液过程中发现流出鲜红色血液且持续不断，可能是蛛网膜下腔继发性出血，患者多有脑血管疾病。此时应停止操作并进行相应处理。

（8）由于患者年龄和胖瘦的不同，达到脊髓腔的深度也不同，对瘦小者穿刺时应多加小心，刺入后徐缓前进，以免进入过深引起出血。

（9）术后患者至少平卧 4 小时。有颅高压的患者，腰穿后平卧时间适当延长。

4. 并发症及其防治

（1）低颅压综合征：指侧卧位脑脊液压力在 60 mmH$_2$O 以下，较为常见。多由穿刺针过粗，穿刺技术不熟练或术后起床过早，脑脊液自脊膜穿刺孔不断外流，牵拉三叉神经感觉支配的脑膜及血管导致。患者平卧时头痛减轻或缓解，而坐位或站立时症状加重。故应使用较细的无创针穿刺，术后至少去枕平卧 4 小时。一旦出现低颅压症状，可补充液体（如生理盐水 500～1 000 mL），或鼓励多饮水，一般 5～7 天可缓解。

（2）脑疝：在颅内压增高（特别时后颅窝占位病变）时，若腰穿放液过多过快，可在穿刺当时或术后数小时内发生脑疝，故应严加注意和预防。必要时，可在穿刺前先快速静脉输入 20% 甘露醇 250 mL 或其它脱水剂后，以细针穿刺，缓慢滴出数滴脑脊液进行检验。

（3）感染：由未严格进行无菌技术操作引起，可静脉使用抗生素。

（4）原有的脊髓、脊神经根症状突然加重：多见于脊髓压迫症，腰穿放液后压力改变导致椎管内脊髓、神经根、脑脊液和病变之间的压力平衡改变，可使根性疼痛、截瘫及大小便障碍等症状加重，高颈段脊髓压迫症可突发呼吸困难与心搏骤停。上述症状不严重者，可先向椎管内注入生理盐水 30～50 mL；疗效不佳时应考虑外科手术处理。

总　结

（1）腰椎穿刺术既是一项诊断技术，又是一项治疗技术，对于判断颅内压高低、留取脑脊液进行检查、进行脑脊液置换具有重要意义。

（2）腰椎穿刺术是急诊与重症医学从业者必备的一项操作技能。

思 考 题

（1）腰椎穿刺术的目的是什么？

（2）腰椎穿刺术的适应证和禁忌证有哪些？

（3）腰椎穿刺时，如发现脑脊液为红色，可能是什么原因？如何鉴别？

（4）腰椎穿刺后出现头痛，应如何应对？

第四篇　岗位职责与评价

第一章　重症医学科主任职责

1. 在分管院领导的直接领导下，主任承担临床科主任的全部职责，他是重症医学科诊疗质量、安全管理和持续改进的第一责任人，确保重症医学科为患者提供优质、安全、合理的治疗。

2. 重症医学科主任应是医院医疗质量管理组织的成员，参与医院医疗质量与患者安全管理工作。

3. 本岗位基本要求与能力：

（1）具有重症医学执业资格的副主任医师及以上人员。

（2）具有丰富的重症医学专业知识及临床经验、熟练的专业技术，了解重症医学的进展情况。

（3）从事重症医学科临床及管理工作。

（4）具有与各临床和医技科室间协调的能力，能参与检查、评价医院内是否合理利用重症医学相关资源。

第二章　重症医学科副主任职责

1. 在科主任的领导下，副主任能承担临床和教学管理工作，参与重症医学科诊疗质量、安全管理和持续改进工作，确保重症医学科为患者提供优质、安全、合理的治疗。

2. 本岗位基本要求与能力：

（1）具有重症医学执业资格的主治医师及以上人员。

（2）具有较丰富的重症医学专业知识及临床经验、熟练的专业技术，了解重症医学的进展情况。

（3）从事重症医学科临床及管理工作。

（4）具有与各临床和医技科室间协调的能力，能参与检查、评价医院内是否合理利用重症医学相关资源。

第三章 重症医学科主任（副主任）医师职责

1. 在科主任领导下，主任（副主任）医师负责相应的医疗、教学、科研等工作。
2. 负责病区或分管床位的一切医疗工作，主持临床和教学查房。
3. 负责教学和指导下级医生进行诊断、治疗、特殊技术操作（如各种血管穿刺置管术）。检查、修改下级医生书写的病历、病程记录和医疗文件，审签出院及转科病历，考核下级医生的日常工作能力和水平。
4. 及时掌握患者的病情变化。患者发生病危、死亡、医疗事故或其他重要问题时，应当及时处理，并向科主任汇报。
5. 参加会诊、出诊，参加夜班、节假日值班及科室二线值班等工作。
6. 在重症患者转入或者病情发生突变时（如心搏骤停等），负责现场抢救指挥，组织并保证各项抢救工作有条不紊地进行。
7. 主持临床病历讨论、死亡病历讨论及重要会诊。
8. 认真执行各项规章制度、操作常规，经常检查医疗、护理质量。
9. 检查重要仪器的保管、使用和维修等情况，检查物资储备及消耗情况。
10. 检查特种药品的保管、使用情况，制订年度的特种药品订购计划。
11. 积极钻研业务，努力进行科研工作，做好资料积累，汇总、整理并保存各种监测资料，及时总结经验，指导进修医师工作。

第四章　重症医学科主治医师职责

1. 住院医师在科主任领导下，主治医师负责本科相应的医疗、教学、科研等工作。
2. 主管分管床位的一切医疗工作。安排每日工作（转入、转出等），参与临床和教学查房，随访转出患者，负责手术前、转科前患者的检查，检查每日医嘱及执行情况，做好家属的日常解释沟通工作。
3. 具体负责教学和指导下级医生进行诊断、治疗、特殊技术操作（如各种血管穿刺置管术）。检查、修改下级医生书写的病历、病程记录和医疗文件，复核、绘制图表及监测数据，审签出院及转科病历，考核住院医生的日常工作能力和水平。
4. 及时掌握患者的病情变化。患者发生病危、死亡、医疗事故或其他重要问题时，应当及时处理，并向科主任汇报。
5. 参加会诊、出诊，参加夜班和节假日值班工作。遇紧急呼叫时，无论是夜间还是休息日都必须赶到病房或立即与病房取得电话联系。
6. 在重症患者转入或者病情发生突变时（如心搏骤停等），组织并保证各项急救工作有条不紊地进行。
7. 认真执行各项规章制度、操作常规。
8. 积极钻研业务，并指导住院医生的文献阅读，努力进行科研工作，做好资料积累、汇总、整理并保存各种监测资料，及时总结经验。

第五章 重症医学科住院医师职责

1. 住院医师在科主任与上级医师的指导下工作，参加日常、夜班和节假日值班。

2. 经过麻醉科、普通外科、心血管内科、呼吸内科、急诊科等科室轮转，能较系统地掌握重症医学专业理论知识，并具备一定的急救应变能力。

3. 按时完成病历书写，要求及时、准确反映病情变化和上级医师的查房意见。在上级医师的指导下完成病历质控。

4. 熟悉各项基本技术操作（如心肺复苏术、深静脉穿刺置管术、动脉穿刺置管术），熟悉各种重要仪器（如呼吸机、除颤仪、床边监测仪等）的使用操作。

5. 在上级医师指导下，具体负责分管床位的医疗工作。遵守劳动纪律，值班期间严格执行外出报告制度。特种药品须在主治医师指导下开出医嘱和处方，严防差错事故。上级医师查房时汇报患者病情，他科会诊时应陪同诊视。

6. 自觉遵守医院各项工作制度，严格无菌操作，做好隔离消毒工作。

7. 不断学习和了解国内外医学科学先进经验及进展，较好地掌握一门外语，阅读外文书籍，参加病历资料整理和分析，不断总结临床经验。

8. 本岗位由经过重症医学专业培训，技能考核合格的执业医师担任。

第五篇　护理管理与制度

第一章　ICU各班工作职责与要求

一、A班工作职责

1. 工作时间：7:30—15:00。值班期间不得玩手机、扎堆聊天、电话聊天。

2. 准时参加晨间护理（包括床上浴、扫床、更换床单等）。整理并保持床单位整洁，物品（营养泵、输液泵、负压引流瓶、导联线、电源线、电插板等）放置规范、合理。

3. 参加晨间医护大交班，认真听取夜班交班信息，核查交接班表，有疑问及时核查，确认无误后签字。

4. 服从护士长或白班（组长）分管患者及临时调动人力的安排。

5. 床边交接班，按交接班程序和内容交接。检查床单元及消毒物品的使用期限（胃管、呼吸机管道、尿管、输液管、传感器、鼻饲管、补液、棉枝、吸痰用物等），检查气道通畅情况。

6. 和白班核对床边补液，制订好补液计划，在输液卡上准确签字。

7. 完成好患者的基础护理（如口腔护理、会阴抹洗、气管插管/切开护理、动静脉导管护理等），做好患者个人卫生护理（如剃胡须、剪指甲、洗头、皮肤清洁等）。

8. 合理安排及完成本班所管患者的医嘱及治疗护理，如合理安排补液顺序和速度、口服药、鼻饲、雾化、物理治疗、各项检查、留取标本等；查看护理病历夹内患者治疗单情况，必要时查看医嘱。

9. Q2h协助患者翻身、拍背或督促患者改变体位，查看皮肤情况，做好皮肤护理，做好压疮的预防和治疗。

10. 翻身拍背，机械排痰，按需吸痰，做好气道管理，保持气道通畅。

11. 配合医生的治疗和检查操作，做好用物的准备和处理。

12. 严密观察病情，做好心理护理和健康宣教；及时查看病历，做好评估，采取合适的护理措施，按时记录护理记录单；病情有变化时及时通知医生并协助处理，及时书写护理记录。

13. 注意各种仪器的正常运作并及时排除故障，不能处理时及时上报上级护士。

14. 11:30开始轮流进午餐，进餐前后与同班护士做好交接班，禁止病房无护士。

15. 所管患者做完特殊检查和治疗后，使用特殊耗材及时告知医生开医嘱和通知主班收费，并做好记录，下班前注意检查。

16. 做好新收、抢救患者床单位用物和仪器的整理、清洁和消毒；做好转出、出院、死亡患者（尸体料理）床单位用物和仪器的整理、清洁、消毒、归档，清理患者物品柜、自备药和物品并交还家属。

17. 患者转科时和病房护士做好交接（病情、病历、皮肤、特殊治疗等）。认真清点、登记各交接记录本。

18. 负责床单位的整洁，整理所管床单位各仪器设备（监护仪、呼吸机、营养泵、输液泵、听诊器、呼吸气囊等）；整理吊塔物品和患者物品柜；整理治疗车和抢救车，归位放置。整理护理文书和办公区域，保持整洁。

19. 交班前帮助患者翻身吸痰，检查各种管道是否通畅，检查床单位是否整洁，检查治疗护理工作完成情况，查漏补缺，检查本班护理记录，及时签名，如有遗漏程序及时补做，并与下一班做好交班。

20. 本班未能完成的特殊治疗、护理写在交接班表上，并口头交接。

21. 自查本班工作情况（包括患者、护记、医嘱等），确保床单位、治疗车、采血车等的整洁；15:00 与 P 班交接班，新患者由 P 班接收。

二、P 班工作职责

1. 工作时间：14:50—23:00。值班期间不得玩手机、扎堆聊天、电话聊天。

2. 认真清点、登记各交接记录本和主班交接毒麻药品柜钥匙。

3. 15:00 按交接班程序和内容进行床边交接班，检查上一班工作完成情况。检查床单元及消毒物品的使用期限（胃管、呼吸机管道、尿管、输液管、传感器、鼻饲管、补液、棉枝、吸痰用物等），检查气道通畅情况，15:00 后新收患者由 P 班负责。

4. 完成好患者的基础护理（口腔护理、会阴抹洗、气管插管/切开护理、动静脉导管护理等），做好患者个人卫生护理，保持床单位整洁。

5. 严密观察病情，做好患者及家属的心理护理和健康宣教；及时查看病历，做好评估，采取适当的护理措施，按时记录护理记录单；病情有变化时及时通知医生并协助处理，及时书写护理记录。

6. 全面了解病情，合理安排工作（如按时滴注定时的补液），按时完成本班的所有治疗和护理（如补液、雾化、鼻饲、护理、检查等），必须查看护理病历夹内治疗单情况，必要时查看医嘱。

7. 协助医生进行各种治疗操作和检查，正确留取标本送检。

8. 做好探视准备（再次整理床单位、备好补液等），16:00 家属探视时间暂停其他工作（正在进行治疗和抢救的除外），站在床边做好沟通交流工作，不得在护士站扎堆，不做与工作无关的事情。交代家属购买生活物品及患者饮食情况，及时签署各类护理文书，交接患者物品并签字。16:30 通知家属结束探视，关好门窗。

9. 17:30 轮流进晚餐，进餐前后要与同班护士交班，禁止病房无护士。

10. 做好夜间科室的安全管理，礼貌迎接夜间护士长查房，病房有护理安全隐患应及时报告护士长或值班护士长。

11. 管理床边仪器设备，注意各种仪器运作情况，及时发现和排除故障，不能处理时及时上报上级护士（值班组长、护理组长或者护士长）。

12. Q2h 协助患者翻身、拍背或督促患者改变体位，查看患者皮肤情况，做好皮肤护理，做好压疮的预防和治疗。

13. 帮助患者翻身拍背、机械排痰、按需吸痰，做好气道管理，保持气道通畅。

14. 做好新收、抢救患者的准备，做好出科患者的（尸体料理）床单位用物和仪器的整理、清洁、消毒、归档，清理患者物品柜、自备药和物品，并交还家属。

15. 负责处理 18:00 后新收患者医嘱和新开医嘱，特殊治疗做好记录和交接班。

16. 认真清点、登记各交接记录本，患者转科时和病房护士做好交接（病情、病历、皮肤、特殊治疗等）。

17. 负责床单位的整洁，整理所管床单位各仪器设备（监护仪、呼吸机、营养泵、输液泵、听诊器、呼吸气囊等）；整理吊塔物品和患者物品柜；整理治疗车和抢救车，归位放置；整理护理文书和办公区域，保持整洁。

18. 交班前帮助患者翻身吸痰，检查各种管道是否通畅，检查床单位是否整洁，检查治疗护理工作完成情况，查漏补缺，检查本班护理记录，及时签名，如有遗漏程序及时补做，并与下一班做好交班。

19. 本班未能完成的特殊治疗、护理写在交接班表上，并口头交接。

20. 自查本班工作情况（包括患者、护记、体温单、医嘱等），确保床单位、治疗车、采血车、治疗室等的整洁，23:00 与 N 班交接班，新患者由 N 班接收。

三、N 班工作职责

1. 工作时间：22:50—8:00。值班期间不得玩手机、扎堆聊天、电话聊天。

2. 认真清点登记的各交接记录本和主班交接毒麻药品柜钥匙。

3. 23:00 按交接班程序和内容进行床边交接班，检查上一班工作完成情况。检查床单元及消毒物品的使用期限（胃管、呼吸机管道、尿管、输液管、传感器、鼻饲管、补液、棉枝、吸痰用物等）。检查气道通畅情况。23:00 后新收患者由 N 班负责。

4. 完成好患者的基础护理（口腔护理、动静脉导管护理等），做好患者个人卫生护理，保持床单位整洁。

5. 严密观察病情，做好患者和家属的心理护理和健康宣教；及时查看病历，做好评估、采取适当护理措施，按时记录护理记录单；病情有变化时及时通知医生并协助处理，及时书写护理记录。

6. 全面了解病情，合理安排工作（如按时滴注定时的补液），按时完成本班的所有治疗和护理（如补液、雾化、鼻饲等），必须查看护理病历夹内治疗单情况，必要时查看医嘱。

7. 协助医生进行各种抢救治疗和检查，正确留取标本送检。

8. 做好夜间科室的安全管理，病房有护理安全隐患应及时报告护士长或值班护士长。

9. 做好紫外线消毒并做好登记。

10. 管理床边仪器设备，注意各种仪器运作情况，及时发现和排除故障，不能处理时及时上报上级护士（值班组长、护理组长或者护士长）。

11. Q2h 协助患者翻身、拍背或督促患者改变体位，查看患者皮肤情况，做好皮肤护理，做好压疮的预防和治疗。

12. 帮助患者翻身拍背、机械排痰、按需吸痰，做好气道管理，保持气道通畅。

13. 做好新收、抢救患者的准备，做好出科患者的（尸体料理）床单位用物和仪器的整理、清洁、消毒、归档，清理患者物品柜、自备药和物品，并交还家属。

14. 负责处理新收患者医嘱和新开医嘱，特殊治疗做好记录和交接班。

15. 负责床单位的整洁，整理所管床单位各仪器设备（监护仪、呼吸机、营养泵、输液泵、听诊器、呼吸气囊等）；整理吊塔物品和患者物品柜；整理治疗车和抢救车，归位放置；整理护理文书和办公区域，保持整洁。

16. 7:00 更换床边吸痰用物、氧气湿化瓶等。

17. 交班前检查各种管道是否通畅，检查床单位是否整洁，检查治疗护理工作完成情况，查漏补缺，检查本班护理记录，及时签名，如有遗漏程序及时补做。本班未能完成的特殊治疗、护理写在交接班表上，并口头交接。

18. 完成交接班表的书写，掌握病情，查看患者住院费用，准备大交班及床旁交接班。

19. 自查本班工作情况（包括患者、护记、体温单、医嘱等），确保床单位、治疗车、采血车、治疗室等的整洁，8:00 后新患者由 D 班接收。

四、D 班工作职责（主班）

1. 工作时间：7:50—12:00；14:50—18:00。值班期间不得玩手机、扎堆聊天、电话聊天。

2. 认真清点登记的各交接记录本和 N 班交接毒麻药品柜钥匙，核查夜班毒麻药使用情况，做好记录并查对医嘱。

3. 大交班期间负责患者的监护，熟悉患者管道和特殊治疗，及时打印采血条码。

4. 掌握患者动态，并和值班医生沟通，及时办理转科和出院；及时查看在院及出院患者欠费情况，书面及电话催费。

5. 做好常备药物的补充，整理药柜；负责中心药房药物的请领和接收，做好核对工作。

6. 打印欠费通知单，通知家属缴费并告知值班医生患者欠费情况。16:00—16:30 向家属发放费用明细清单和欠费通知单，催缴费用，负责向家属解答关于收费的疑问，每日收集家属意见并记录，反馈给护士长。

7. 及时将患者的特殊治疗或需要立即执行的医嘱打印并告之管床护士，过医嘱时要认真核查确认所有医嘱落实情况。

8. 核对执行并打印留取标本的条码（如留痰单、大小便验单等）；核对会诊单或特殊检查单（如CT、床边X线检查单等），收费后让护工及时外送。

9. 打印全科的护理治疗单、注射单、输液单及瓶签等，查对摆放以备第二天补液。

10. 核对医嘱，及时处理问题医嘱；负责新收、出院、转科患者的办理；负责医保患者费用的核算、核实并提出申请。

11. 及时转抄特殊治疗护理单，并告知管床护士让其执行。

12. 督促医生及时输入医嘱，避免漏收费现象；检查全病区患者收费情况，有问题及时指出并纠正，避免错收、多收、漏收。

13. 保持电脑和打印机的清洁及运作正常，及时更换打印机色带，出现故障及时解决或与计算机中心人员联系解决。

14. 及时反馈系统问题和收费问题，传达医院计算机中心对电脑操作的新要求及信息，传达给物价办和医保办关于收费的信息。

15. 保持主班护士站办公桌整洁，护士站电话铃响时有第一接听人，注意文明礼貌用语及解释工作。

16. 特殊情况和白班、管床护士做好交接班。

17. 完成科室临时指定的其他工作。

五、白班（组长）工作职责

1. 工作时间：7:30—12:00；14:50—18:00。值班期间不得玩手机、扎堆聊天、电话聊天。

2. 参与上午第一组补液的补液配置，在输液卡上准确签名，并分配到管床护士。

3. 带组进行晨间床边交接班，检查夜班工作情况，指导接班护士的护理重点。

4. 交接班时查看特殊（如压疮、新收、抢救等）患者，指导护士关于重点护理活动的实施，及时督促、检查、指导当天的护理工作。

5. 检查患者皮肤，指导护士进行压疮换药，指导上报并监督报表的填写。

6. 探视期间，巡视病房，指导、协助管床护士做好探视工作。

7. 每日检查抢救车物品的备用情况，每周一、周五全面检查并完成记录本的登记。

8. 每日检查急救仪器设备（如呼吸机、除颤仪、喉镜、插管用物、呼吸球囊等），使之处于备用状态。

9. 每日检查科室贵重物资的备用情况，及时申领补充，了解设备仓库转科耗材储备情况，及时做计划；指导责班补充各种常用物品和耗材。

10. 每周一和周四统计大补液，视情况进行病区退药，周二和周五领取大补液。

11. 监测医院感染指标[如VAP、导管相关性血流感染（CRBSI）、导尿管相关性尿路感染（CAUTI）等]；每周五检查防护用品，做好记录。

12. 指导、检查住院患者的护理文书书写情况，及时纠正错漏。

13. 指导责班做好科室各种仪器、设备等的报领、报修，做好登记并上报护士长，做好交接班和跟踪。

14. 指导管床护士正确执行医嘱及各项护理技术操作；及时了解病情和治疗方案，并和医生交流患者的需要。

15. 参与 ICU 疑难重症患者的护理临床工作及难度大的护理技术操作，参与危重患者的抢救，发现问题并及时指出、协助解决。

16. 做好管床护士护理质控，有问题及时指导并做好登记。

17. 负责督促各管床护士保持床单位、ICU 环境的整洁，检查消毒物品、医疗垃圾分类处理和执行情况，检查督促责班工作情况。

18. 完成其他临时任务，协助护士长做好其他各项管理工作，护士长不在班时负责科室护理管理工作。

六、A0 班工作职责（责班）

1. 工作时间：7:30—12:00；14:50—18:00。值班期间不得玩手机、扎堆聊天、电话聊天。

2. 参与晨间护理，晨间大交班期间负责患者的监护，接收家属的送物、送餐等。

3. 参与上午第一组补液的查对和配置，分配给管床护士。

4. 核对标本采集条码，在管床护士协助下和白班共同采集血等标本，及时通知护工送检标本和派送各类检查申请单，取回影像科检查结果。

5. 协助管床护士完成患者生活护理和基础护理工作，如床上洗头、整理或更换床单、翻身拍背等。

6. 指导护工整理需送消毒的物品，做好交接和登记；按照需求及时取送纤维支气管镜。

7. 督促保洁员进行医疗垃圾的收集和清理，检查垃圾交接记录本并签字。

8. 检查治疗室无菌物品，物品归类按照消毒日期前后放置有序，及时清理到期的物品，检查床边物品，使之处于备用状态。

9. 检查治疗室物品，及时补充，保持治疗室台面清洁、物品整齐；保持仪器室整洁，及时整理，物品归类定点放置。

10. 每日检查、登记冰箱温度；更换体温计和指甲刀的消毒液，做好标识；每日监测污物间浸泡消毒液浓度，做好登记。

11. 协助管床护士做好探视准备，来人探视时在床边监护患者，解答相关问题。

12. 协助管床护士指导护工做好床单位的终末消毒，整理仪器设备，归位放置。

13. 周一和周五在白班指导下进行科室备用物资的清点，合理请领，协助白班做好计划；负责被服房、备品间、仪器间和治疗室的整洁。

14. 每日整理采血车和治疗车，清洗、消毒治疗盘等，保持整洁。

15. 每日检查手卫生物品，擦手纸备用，免洗洗手液在有效期；每周五擦拭紫外线灯管，做好登记；每日检查抢救车防护用品，及时添加备用。

16. 每日整理冰箱、药柜、治疗台，包括药品、物品，做好冰箱的清洁和冰袋的准备。

17. 每日整理仪器间和备品间，保持仪器和物品的整洁。

18. 负责准备各种护理文件和各种需要使用的补开医嘱等的定制。

19. 做好满意度调查工作，发放满意度调查问卷并及时回收。

20. 无责班时，由白班负责责班工作。

第二章　ICU 护士长岗位职责

一、基本资料

岗位名称：重症医学科护士长。

所在部门：重症医学科。

二、工作内容

（一）工作概述

在护理部、科护士长领导及科主任指导下，完成重症医学科护理管理、临床护理、护理教学和护理科研工作。

（二）工作职责

1. 根据护理部目标管理及科室护理工作实际，制订工作计划，组织实施并做好总结、记录、统计，按要求上报各类报表。

2. 组织召开护理例会，做好上传下达，完成医院和护理部布置的各项工作。

3. 负责本科室护理人力资源管理，做好科学分工和排班；完成每月绩效考核与薪酬分配。

4. 督查护理人员严格执行岗位职责、各项规章制度和操作规程，落实责任制整体护理。

5. 负责本科室护理质量管理，落实患者安全目标，组织每月护理质控并按要求上报。

6. 做好各类急救监护器材、仪器及药品的管理。

7. 按照医院感染管理要求，做好医院感染的预防与控制。

8. 参加科主任查房、科内会诊，以及大手术、疑难病例、死亡病例的讨论。参与并指导危重、大手术患者的护理及抢救工作。

9. 检查、指导危重患者的护理工作，帮助护理人员提高护理质量及服务水平，充分调动主观能动性。

10. 听取患者及家属意见，及时改进护理工作；负责处理护理投诉及不良事件。

11. 做好与医生的沟通、协调和配合，保障医疗护理工作顺利进行。

12. 制订本科室各级护理人员培训及考核计划并组织实施。

13. 组织开展学习护理科研、新业务、新技术，总结经验，撰写论文。

14. 组织编写护理常规、操作规程、健康教育等资料。

15. 制订本科室护理教学计划，组织实施，定期检查。

16. 监督保洁员及运送人员的工作。

17. 负责本科室成本管理，做好仪器设备、药品、医疗物资和办公用品等物品的管理，合理利用医疗资源。

18. 了解护理人员思想、工作、学习动态，抓好政治思想工作和职业道德教育，并协同有关部门解决护理人员工作、生活中的困难。

19. 做好科室之间的工作协调、接待参观交流、上级检查等事宜。

20. 协助好安全保卫和消防管理工作。

三、任职资格

（一）基本要求

教育要求：护士专业大专及以上学历。

从业资格要求：注册护士，主管护师及以上或护师技术职称 5 年以上；从事重症医学科护理工作 5 年以上。

（二）基本素质要求

1. 良好的个人素养和高尚的职业道德。

2. 良好的团队合作精神。

3. 较强的事业心和责任感。

4. 为人正直，待人诚恳，积极进取，开拓创新。

5. 身心健康，能胜任高强度、紧张的工作。

（三）知识要求

1. 经过护理管理岗位或危重症护理专科培训，熟悉护理管理知识。

2. 全面掌握危重症监护专业知识及技术、护理专业知识，保持与本专业护理发展相应的水平，能处理本专业复杂的护理问题。

3. 了解国内外本专业护理发展趋势及新技术信息。

4. 掌握医院感染管理知识。

5. 熟悉护理科研及教学基本知识。

6. 熟悉与护理相关的人文学科知识及法律法规。

（四）能力要求

1. 具备较强的领导能力、计划制订和执行能力。能够贯彻执行护理部的各项工作安排，为本部门各项工作制订相应的计划并能够不断进行监督和效果评价，保证工作目标顺利实现，不断提高临床护理工作质量。

2. 具有良好的沟通能力。能够协调各部门、各专业人员之间的关系，维持科室成员之间良好和谐的工作氛围，保证临床护理工作顺利进行。

3. 具有一定的科研能力。善于发现问题并能够通过科研手段解决问题，促进临床护理水平不断提高。能够指导下级人员开展科研工作。

4. 具有较强的教学能力，能够承担本专业各级各类护理人员临床教学的组织、管理、实施与效果评价工作。

四、工作权限

1. 对本科室护理工作相关制度及对工作计划执行情况的监督检查权。

2. 对本科室护理人员工作的指导、监督及考核权。

3. 对本科室护理人员岗位的调配权。

4. 对本科室护理人员的奖、惩、升、降建议权。

5. 对本科室护理方面的上报材料、报表的内容审查权。

6. 对本科室进修护士、实习护士生、专科护士学员的工作指导权。

第三章 ICU护理组长岗位职责

一、基本资料

岗位名称：重症医学科护理组长。

所在部门：重症医学科。

二、工作内容

（一）工作概述

在护士长领导下完成对重症患者监护及护理工作，协助护士长参与科室护理管理和教学工作。

（二）工作职责

1. 有权行使高级责任护士的职责。

2. 在护士长的领导下，参与科室护理管理工作。护士长不在班时，由组长行使行政管理职能，处理、协调相关事宜。

3. 根据工作需要，可承担日夜班各种班次的工作任务。

4. 在护士长的统筹安排下开展工作，必要时可负责护理组的排班、调班、分管床位及其他工作任务。

5. 专科护士或组长指导直接参与高技术、高风险工作并直接服务于危重患者，承担本专科危重患者/复杂疑难专科患者的专责护理和个案管理。

6. 专科护士或组长参与本组患者的医疗查房、会诊和疑难、死亡病历讨论，熟悉危重患者的病情。及时与主管医师沟通，了解病情和治疗方案，指导管床护士制订护理计划或下达护嘱，使护理有连续过程。

7. 专科护士或组长能前瞻性预见患者病情变化及转归，指导责任护士采取有效的预防/防范措施。参加并指导危重患者的抢救护理工作，确保护理的安全和质量。

8. 落实患者评估。重点评估危重、新入院患者，新开展手术、大手术、当天或次日手术的患者，以及有特殊需求、需要特殊治疗的患者的高危或重点护理问题，促进护理质量持续提高。

9. 监督落实基础护理和专科护理措施。病情不稳定、有并发症的高危患者，如压疮、年老、失禁等，由专科护士或组长负责评估，确定护理措施并指导实施。

10. 落实质量监控。发挥组长在三级护理质量监管中的作用，按工作标准对本小组护理工作进行检查，对关键性、专科性、疑难的护理技术进行质量监控。对急危重症患者、特殊检查/治疗/用药患者、大手术和死亡病例及可能存在纠纷隐患患者的护理记录进行质控。协助护士长做好科室持续质量控制，改善护理工作流程。

11. 跟进医嘱、护嘱、护理计划的落实情况。督促护理人员严格执行各项规章制度和操作规程。

12. 参与或主持护理业务查房、护理教学查房、重危患者护理会诊和护理个案讨论。根据工作需要，定期组织护理业务学习。

三、任职资格

（一）基本要求

教育要求：护士专业大专及以上学历。

从业资格要求：注册护士，护师及以上职称；从事重症医学科护理工作5年以上。

（二）基本素质要求

1. 良好的个人素养和高尚的职业道德。

2. 良好的团队合作精神，较强的事业心和责任感。

3. 为人正直，待人诚恳，积极进取，开拓创新。

4. 身心健康，能胜任高强度、紧张的工作。

（三）知识要求

1. 参与护理管理岗位或危重症护理专科培训，掌握一定的护理管理知识。

2. 掌握危重症监护专业知识及技术、护理专业知识，保持与本专业护理发展相应的水平，能处理本专业复杂的护理问题。

3. 了解国内外本专业护理发展趋势及新技术信息。

4. 掌握医院感染管理知识。

5. 熟悉护理科研及教学基本知识。

6. 熟悉与护理相关的人文学科知识及法律法规。

（四）能力要求

1. 有一定的领导能力、计划制订和执行能力。能够贯彻执行科室的各项工作安排，并能够不断对其进行监督和效果评价，保证工作目标顺利实现，不断提高临床护理工作质量。

2. 具有较好的沟通能力。能够协调各部门、各专业人员之间的关系，维持科室成员之间良好和谐的工作氛围，保证临床护理工作顺利进行。

3. 具有较强的教学能力，能够承担本专业各级各类护理人员临床教学的组织、管理、实施与效果评价工作。

四、工作权限

1. 对本科室护理工作相关制度及工作计划执行情况的监督检查权。

2. 安排本科室护理人员参与护理工作的权利。

3. 对本科室护理人员的奖、惩建议权。

4. 对本科室进修护士、实习护士生、专科护士学员的工作指导权。

第四章　ICU 责任护士岗位职责

一、基本资料

岗位名称：重症医学科责任护士。

所在部门：重症医学科。

二、工作内容

（一）工作概述

在护士长的领导和医生指导下完成重症患者的监护及护理工作。

（二）工作职责

1. 运用护理程序实施责任制整体护理，按照特级护理要求为患者提供全程、全面、连续、专业化的护理服务。

2. 严格执行各项规章制度，落实患者安全目标，防止护理不良事件的发生。

3. 参与管床医生查房，全面了解患者的情况。

4. 遵医嘱完成分管患者的各项治疗，并协助医生进行各种诊疗工作。

5. 做好各种监护仪器、物品、药品的准备和管理工作。

6. 按照医院感染管理要求，落实医院感染的预防与控制。

7. 完成护理文件书写，做好各种交接登记。

8. 协助护士长做好病房管理。征求患者及家属的意见，了解患者需求，改进护理工作。

9. 指导、督促保洁员和护工的工作。

10. 积极学习，参与护理新技术、新业务，积累经验，积极撰写护理论文。

11. 按要求完成岗位培训及考核。

12. 承担实习护士生、专科护士及轮科、进修护士的临床带教工作。

三、任职资格

（一）基本要求

教育要求：护理专业中专及以上学历。

从业资格要求：注册护士，具备 ICU 护士值班准入资格。

（二）基本素质要求

1. 具有良好的个人素养和高尚的职业道德。

2. 良好的团队合作精神。

3. 有较强的事业心和责任感。

4. 为人正直，积极进取，开拓创新。

5. 身心健康，能胜任高强度、紧张的工作。

（三）知识要求

1. 掌握全面、扎实的基础医学知识，掌握危重症监护理论及操作技术，能解决本专科常见护理问题。

2. 熟悉各种监护设备的使用与维护，能够及时处理常见故障。

3. 了解本专业护理新进展。

4. 熟悉相关人文学科知识。

5. 熟悉医院感染相关知识。

（四）能力要求

1. 一定的组织管理能力。

2. 较强的应急能力和解决问题的能力。

3. 良好的人际沟通能力。

4. 一定的教学能力和科研能力。

第五章　ICU 高级责任护士岗位职责

一、基本资料

岗位名称：重症医学科高级责任护士。

所在部门：重症医学科。

二、工作内容

（一）工作概述

在护士长领导及护理组长、医生指导下完成重症患者监护及护理工作，协助护士长参与科室护理管理和教学工作。

（二）工作职责

1. 有权行使初级责任护士的职责。

2. 参加护理部领导的专科护理管理委员会，参与相应专科护理工作小组的工作，并履行相应的职责。

3. 在护士长、护理组长的领导及专科护士的指导下，负责分管患者的各项护理工作，保证分管患者护理质量。

4. 运用护理程序开展工作。对分管患者进行评估，制订分管患者护理计划，组织实施，并评估实施效果。组织急危重症患者的抢救工作。

5. 落实基础护理和专科护理责任。

6. 高级责任护士为患者提供康复和健康指导。评估患者病情及生活自理能力，及时与医师沟通。

7. 及时记录、检查、修审下级护士的护理记录；协助护士长和护理组长做好科室持续质量控制工作，修改、完善护理工作流程。

8. 参加科室护理查房和业务学习。

9. 做好病房管理、患者管理。

10. 做好消毒隔离和职业防护工作，预防医院感染发生。

11. 负责科室仪器、设备、物品维护保养，及时填表检修。

12. 督促检查卫生员、护工的工作，如实评价本小组护士及护工的工作。

13. 承担实习或进修护士的临床教学任务。

14. 完成本职称继续教育，完成院内在职培训，参与护理科研。

15. 承担临床值班。

三、任职资格

（一）基本要求

教育要求：护士专业大专及以上学历。

从业资格要求：注册护士，护师及以上职称；从事重症医学科护理工作5年以上。

（二）基本素质要求

1. 良好的个人素养和高尚的职业道德。

2. 良好的团队合作精神。

3. 较强的事业心和责任感。

4. 为人正直，待人诚恳，积极进取，开拓创新。

5. 身心健康，能胜任高强度、紧张的工作。

（三）知识要求

1. 参与危重症护理知识培训，掌握一定的护理管理知识。

2. 熟练掌握基础护理、专科护理及常用急救技术；能独立准确评估、判断和处理本专业护理问题；能根据患者情况制订护理计划并组织实施。

3. 了解本专业护理发展趋势及新技术信息。

4. 掌握医院感染管理知识。

5. 熟悉护理科研及教学基本知识。

6. 熟悉与护理相关的人文学科知识及法律法规。

（四）能力要求

1. 有一定的领导能力、计划制订和执行能力。能够贯彻执行科室的各项工作安排，并能够不断对其进行监督和效果评价，保证工作目标顺利实现，不断提高临床护理工作质量。

2. 具有较好的沟通能力。能够协调各部门、各专业人员之间的关系，维持科室成员之间良好和谐的工作氛围，保证临床护理工作顺利进行。

3. 具有较强的教学能力，能够承担本专业各级各类护理人员临床教学的组织、管理、实施与效果评价。

第六章　ICU 医用冰箱管理员岗位职责

一、基本资料

岗位名称：重症医学科医用冰箱管理员。

所在部门：重症医学科。

二、工作内容

（一）工作概述

在护士长领导下完成重症医学科医用冰箱管理工作。

（二）工作职责

1. 掌握医用冰箱管理制度。

2. 参与护理部及科室的相关培训，并履行相应的职责。

3. 在护士长、护理组长的指导下，负责医用冰箱的管理工作，保证管理质量。

4. 每周清点、检查冷藏药品、物品，包括其质量、有效期、数量等并登记。

5. 每周至少一次使用 500 mg/L 的含氯消毒液，清洁、消毒冰箱内部并除霜，根据存在的问题提出相应的对策。

6. 与主班护士沟通冰箱存药情况，及时进行病区退药。

7. 检查病区冷藏药品，清点账目本、冰箱管理检查登记本的登记情况，及时在科室反馈。

8. 根据药品管理要求及科室用药情况，将药品分类定位放置，每类药品都应有独立的贮存箱（或篮、框），贮存箱外面应有醒目标志，及时更新药物标识。

9. 制定病区冷藏药物目录，及时更新。

10. 不定期进行医用冰箱管理制度的培训。

三、任职资格

（一）基本要求

注册护士；从事重症医学科护理工作 3 年以上。

（二）素质要求

1. 良好的个人素养和高尚的职业道德。

2. 良好的团队合作精神，较强的事业心和责任感。

3. 细心、耐心、慎独。

4. 参与危重症护理专科培训，熟悉 ICU 常用药物性能。

5. 掌握医院感染管理知识。

6. 有较好的计划执行能力，较强的沟通能力，不断提高管理质量。

第七章　ICU 抢救车管理员岗位职责

一、基本资料

岗位名称：重症医学科抢救车管理员。

所在部门：重症医学科。

二、工作内容

（一）工作概述

在护士长领导及护理组长指导下，完成抢救车的管理工作。

（二）工作职责

1. 掌握抢救车管理制度、标准及评价方法。不定期进行抢救车管理制度的培训和质量反馈。

2. 熟练掌握抢救车内备用药品、物品、仪器的存放位置，能够熟记常用抢救药品的剂量，熟练掌握抢救仪器的性能、使用方法。

3. 参与护理部及科室的相关培训，履行相应的职责。按照标准和评价方法，每月检查抢救车质量一次。

4. 在护士长、护理组长的指导下，完成抢救车的管理工作，保证管理质量。

5. 每周清点、检查抢救车药品、物品和仪器，包括其质量、有效期、数量、性能等并登记，更新抢救车药品物品一览表，近效期 6 个月的药物做好标识，针对问题提出对策并整改。

6. 每周至少一次使用 500 mg/L 的含氯消毒液清洁、消毒抢救车。

7. 与主班护士和白班护士沟通抢救车存药情况，及时领药。

8. 当缺药等特殊原因无法补齐时，应在抢救车使用管理记录本上注明，并报告给护士长协调解决，以保证抢救患者用药。

9. 检查病区抢救车交接班记录本和口头医嘱记录本登记情况，及时反馈给科室。及时整理记录本并保存，打印更新抢救车记录本。

10. 根据药品管理要求，将药品分类定位放置，每类药品都应有独立的贮存箱（或篮、框），贮存箱外面应有醒目标识，及时更新药物标识。

11. 每周检查急救物品、药品备用情况，若不够及时和组长沟通领取。

三、任职资格

（一）基本要求

注册护士；从事重症医学科护理工作 3 年以上。

（二）素质要求

1. 良好的个人素养和高尚的职业道德，细心、耐心，慎独。

2. 良好的团队合作精神，较强的责任心。

3. 参与危重症护理专科培训，熟悉 ICU 急救物品和药物。

4. 掌握医院感染管理知识。

5. 有较好的计划执行能力，较强的沟通能力，不断提高管理质量。

第八章　ICU 药品管理员岗位职责

一、基本资料

岗位名称：重症医学科药品管理员。

所在部门：重症医学科。

二、工作内容

（一）工作概述

在护士长领导下完成重症医学科备用药品的管理工作。

（二）工作职责

1. 参与护理部和药剂科组织的备用药品管理相关培训，在科室组织培训。

2. 掌握备用药物管理制度，熟悉备用药种类和数量。及时更新药物目录。

3. 在护士长的指导下负责科室备用药品的管理工作，保证科室备用药品的质量。

4. 按照管理制度，每月至少检查一次备用药物的情况，整理治疗室和备品间药物，发现问题及时改进，不能处理的及时报告护士长。

5. 收集科室常用药物的说明书，整理成册，观察指导护士用药的情况。

6. 督促值班护士做好药品的日常管理，及时填写药品管理登记本。

7. 每月在护理质控会反馈和通报备用药品管理的情况。

三、任职资格要求

1. 执业护士，ICU 工作 3 年以上。

2. 经过药品管理相关知识培训。

3. 良好的个人素养和高尚的职业道德。

4. 良好的团队合作精神。

5. 较强的事业心和责任感，工作认真负责。

6. 身心健康，能胜任高强度、紧张的工作。

第九章　ICU 感控护士岗位职责

一、基本资料

岗位名称：重症医学科感控护士。

所在部门：重症医学科。

二、工作内容

（一）工作概述

在护士长领导及医院感染科指导下，完成重症医学科医院感染相关监测工作。

（二）工作职责

1. 协助护士长落实本科室各项消毒隔离制度及传染患者的管理工作。

2. 参与制定科室、医院感染管理的规章制度。

3. 指导本科室护理人员正确、合理使用消毒剂，熟悉抗生素的配制及使用方法、配伍禁忌。

4. 定期督查各种无菌、消毒物品的储存和使用，过期物品及时进行更换、消毒、灭菌。

5. 指导科内医务人员做好手卫生及各项职业防护工作。

6. 每周检查一次科室备用防护用品的数量、质量和有效期，并做好记录，及时计划领取。

7. 负责本科室每月或每季度的细菌学监测结果的分析，发现问题及时协助护士长查找原因并进行整改。

8. 及时了解本科室医院感染发生情况，当出现医院感染病例流行或暴发时，在医院感染管理科的指导下做好各项控制工作。

9. 督促好医疗废物的分类收集工作；检查科室感控相关的记录资料，及时反馈。

10. 负责本科室护理人员的医院感染管理知识培训工作。

三、任职资格要求

1. 执业护士，ICU 工作 3 年以上。

2. 经过医院感染相关知识培训。

3. 良好的个人素养和高尚的职业道德。

4. 良好的团队合作精神。

5. 较强的事业心和责任感，工作认真负责。

6. 身心健康，能胜任高强度、紧张的工作。

第十章　ICU 物价管理员岗位职责

一、基本资料

岗位名称：重症医学科物价管理员。

所在部门：重症医学科。

二、工作内容

（一）工作概述

在护士长领导及物价办指导下，完成科室物价管理工作。

（二）工作职责

1. 熟悉并督促科室人员认真执行《全国医疗服务价格项目规范》及有关政策法规。

2. 积极贯彻医院物价办制定的物价管理制度，配合医院物价办做好物价管理监督工作，负责本科室的物价收费监督和政策宣传工作，若存在问题及时整改。

3. 协助护士长做好科室医疗收费改革工作，做好药品、耗材等收费项目的公示工作，做好收费解释工作。

4. 协助医院医保办、物价办进行物价和医保收费自查，包括科内物价执行情况的监督自查。

5. 负责与其他科室物价方面的沟通和解释工作。

6. 协助护士长做好本科室新增医疗护理项目收费的查询和标准申报，及时申报和备案。

7. 每周一次收费查对，做好记录，及时整改，本科室物价问题及时向护士长报告。

8. 针对工作实际，积极提出物价管理合理化建议，及时更新科室收费套餐。

9. 定期抽查病历，发现问题，及时反映，及时解决；做好科室收费自查工作。

10. 定期对医用材料价格进行核对，确保医院材料价格的准确性。

11. 材料价格有变动时，及时进行调整；做好各科室在物价方面的协调工作。

12. 协助护士长、配合上级部门开展医药价格检查。

三、任职资格要求

1. 执业护士，ICU 工作 5 年以上。

2. 经过物价收费和医保管理相关知识培训。

3. 良好的个人素养和高尚的职业道德。

4. 良好的团队合作精神和较强的协调能力。

5. 较强的责任心，工作认真负责。

第十一章　ICU 毒麻药品管理员岗位职责

一、基本资料

岗位名称：重症医学科毒麻药品管理员。

所在部门：重症医学科。

二、工作内容

（一）工作概述

在护士长领导下负责 ICU 毒麻药品的管理工作。

（二）工作职责

1. 熟悉毒麻药品管理的相关规范和要求；掌握科室毒麻药管理制度、种类和数量。

2. 参加医院、护理部的相关培训，及时组织科室人员进行相关毒麻药管理知识的学习。

3. 每周检查一次麻醉药品、第一类精神药品出入库登记本的登记情况，做好记录，若有问题及时反馈和整改。

4. 督促值班护士做好毒麻药品的出入库登记和使用登记及交接班登记，督促做好日常管理。

5. 及时更新毒麻药登记本，及时归档资料。

6. 每月在护理质控会上反馈和通报毒麻药品管理情况。

三、任职资格要求

1. 执业护士，ICU 工作 5 年以上。

2. 熟悉药品管理相关知识。

3. 良好的个人素养和高尚的职业道德。

4. 良好的团队合作精神。

5. 较强的事业心和责任感，工作认真负责。

6. 身心健康，能胜任高强度、紧张的工作。

第十二章　ICU 压疮管理员岗位职责

一、基本资料

岗位名称：重症医学科压疮管理员。

所在部门：重症医学科。

二、工作内容

（一）工作概述

在护士长领导下完成重症医学科压疮管理工作。

（二）工作职责

1. 掌握压疮管理制度、不良事件管理制度，协助护士长做好本科室压疮管理工作。

2. 参与护理部压疮小组组织的压疮知识培训，并在科室进行相关知识的培训。

3. 积极学习压疮相关知识，了解压疮预防和护理的最新动态，制定并及时更新压疮护理常规流程。

4. 熟悉压疮的各类敷料的使用，指导科室护士对危重患者进行皮肤护理、压疮预防和治疗工作。

5. 指导科室护士进行压疮不良事件的填报、高风险压疮申报及护士工作站压疮的填报，指导值班护士及时填写压疮资料。

6. 每周检查压疮高风险患者申报情况、压疮报告情况及压疮资料册资料填写情况，及时反馈和整改。

7. 协助护士长做好压疮工作的分析和整改，在每月护理质控会上反馈压疮预防和护理情况。

三、任职资格要求

1. 执业护士，护师以上职称，ICU 工作 3 年以上。

2. 经过压疮相关知识培训。

3. 良好的个人素养和高尚的职业道德。

4. 良好的团队合作精神。

5. 较强的事业心和责任感，工作认真负责。

6. 身心健康，能胜任高强度、紧张的工作。

第十三章　ICU 仪器设备管理员岗位职责

一、基本资料

岗位名称：重症医学科仪器设备管理员。

所在部门：重症医学科。

二、工作内容

（一）工作概述

在护士长领导和设备科的指导下，完成重症医学科仪器设备管理工作。

（二）工作职责

1. 熟悉医院、科室医疗设备管理制度及使用方法。

2. 熟悉科室仪器设备的种类和数量，协助护士长做好仪器设备的资产管理和效益分析。

3. 熟练掌握各类仪器设备的使用方式，保管科室各类设备的使用说明书，制定和更新仪器设备的流程和操作规范，并组织科室人员进行培训。

4. 按照设备科和科室要求，做好医疗设备的一级保养，做好维护保养记录，并督促和联系设备科工程师进行二级保养，协助设备科做好仪器设备巡查工作。

5. 检查值班护士仪器设备使用登记和维护登记情况，检查和整理设备间环境，保持设备整洁，按要求放置，每周检查一次，若发现问题及时反馈。

6. 及时追踪外借仪器设备，收回时做好验收，及时与主班护士沟通收费问题。

7. 及时更新仪器设备的保养和使用记录本，做好存档。

8. 故障设备及时上报护士长，联系设备科维修并做好记录，跟踪维修情况。

9. 联系设备科，负责将本科室计量器具送交设备科进行计量检测，确保计量器具及时检测与在有效期内使用。参与科室设备的维修验收工作。

10. 按照《医疗器械不良事件监测管理制度》要求，及时上报科室不良事件。

11. 在每月护理质控会上反馈仪器设备的使用和保养问题。

三、任职资格要求

1. 执业护士，护师以上职称，ICU 工作 3 年以上。

2. 熟悉 ICU 仪器设备的使用。

3. 良好的团队合作精神。

4. 较强的事业心和责任感，工作认真负责。

5. 身心健康，能胜任高强度、紧张的工作。

第十四章　ICU 环境管理员岗位职责

一、基本资料

岗位名称：重症医学科环境管理员。

所在部门：重症医学科。

二、工作内容

（一）工作概述

在护士长领导下完成重症医学科的环境监督管理工作。

（二）工作职责

1. 协助护士长监督落实本科室环境管理工作。

2. 每周整理治疗室一次，检查并指导保洁员做好更衣室、污物间、进餐室环境的卫生工作。

3. 督促护工做好仪器设备的清洁。

4. 做好日常环境卫生的监督，及时反馈。

三、任职资格要求

1. 执业护士，ICU 工作 2 年以上。

2. 良好的个人素养和高尚的职业道德。

3. 良好的团队合作精神，能吃苦耐劳。

4. 较强的事业心和责任感，工作认真负责。

5. 身心健康，能胜任高强度、紧张的工作。

第十五章　ICU物资耗材管理员岗位职责

一、基本资料

岗位名称：重症医学科物资耗材管理员。

所在部门：重症医学科。

二、工作内容

（一）工作概述

在护士长指导下完成重症医学科物资耗材管理工作。

（二）工作职责

1. 熟悉医院和科室的物资耗材管理制度，掌握物资领用系统的使用。

2. 指导科室护理人员正确操作物资领用系统；定期整理出库单，按月整理成册。

3. 及时整理借物登记本，追踪外借物资耗材。

4. 检查和整理备品间，物资按规范放置，及时更新物资标识，保持备品间整洁，督促护士规范取放物资耗材，每周检查一次。

5. 检查物资耗材储存情况，确保备用物资耗材在有效期，每月一次，做好记录。

6. 在每月护理质控会上反馈物资耗材管理的问题，及时整改。

三、任职资格要求

1. 执业护士，护师以上职称，ICU工作3年以上。

2. 良好的个人素养和高尚的职业道德。

3. 良好的团队合作精神。

4. 较强的事业心和责任感，工作认真负责。

5. 身心健康，能胜任高强度、紧张的工作。

第十六章　ICU护理教学组长岗位职责

一、基本资料

岗位名称：重症医学科护理教学组长。

所在部门：重症医学科。

二、工作内容

（一）工作概述

在护士长领导下负责重症医学科护理教学工作。

（二）工作职责

1. 根据实习生教学大纲，结合科室实际情况制订教学计划，组织实施并做好记录、资料归档。

2. 做好实习生的入科指导（各项规章制度、学习计划、医院感染及职业防护）。

3. 合理安排带教老师，一对一带教和因材施教；合理安排每周的小讲座和教学查房。

4. 定期召开科内带教老师和实习生的座谈会，了解本科室教学工作中存在的问题，及时反馈，及时纠正；主动征求实习生对临床带教工作的意见与建议，改进教学和培训工作。

5. 不定期抽查实习生学习进展和带教老师带教情况，督促、检查实习生实习鉴定及护士培训手册的填写情况，并做好实习生的操作和理论出科考试。

6. 定期向护士长反馈本科室带教工作情况。

7. 实习生转科时，及时与相关科室沟通联系，做好实习手册等资料的交接。

8. 协助护士长，制订带教护士的培训计划，定期对带教护士进行考评。

9. 根据本科室教学与培训计划对年轻护士进行理论、基本技能操作及专科操作的指导、培训与考核；协助护士长完成护士分层级培训及完善护士档案管理。

10. 协助护士长制订本科室各级护理人员的培训及考核计划并组织实施。

11. 积极参与、开展护理科研、新业务、新技术，总结经验，撰写论文。

12. 参与编写护理常规、操作规程等资料。

13. 协助护士长参与科室护理管理工作，护士长不在时负责科室护理管理工作。

三、任职资格

（一）基本要求

教育要求：护理专业大专及以上学历。

从业资格要求：注册护士，护师以上职称；从事重症医学科护理工作5年以上。

（二）素质能力要求

1. 良好的个人素养和高尚的职业道德。

2. 良好的团队合作精神。

3. 较强的事业心和责任感。

4. 为人正直，待人诚恳，积极进取，开拓创新。

5. 身心健康，能胜任高强度、紧张的工作。

（三）知识要求

1. 经过教学相关知识培训，有一定的管理能力。

2. 掌握危重症监护专业知识及技术、护理专业知识，保持与本专业护理发展相应的水平，能处理本专业复杂护理问题。

3. 了解本专业护理发展趋势及新技术信息。

4. 熟悉护理科研及教学基本知识。

5. 熟悉与护理相关的人文学科知识及法律法规。

（四）能力要求

1. 有一定的组织管理能力和执行能力。能够贯彻执行护理部及科室的临床护理教学工作安排，给各项工作制订相应计划并能够不断进行监督和效果评价，保证工作目标顺利实现，不断提高临床护理教学质量。

2. 具有良好的沟通能力。能够协调人员之间的关系，维持科室成员之间良好和谐的工作氛围。

3. 具有较强的教学能力，能够承担本专业各级各类护理人员临床教学的组织、管理、实施与效果评价工作。

四、工作权限

1. 对本科室各项护理教学工作的建议权。

2. 协助护士长完善本科室护理教学工作相关制度的权利，以及对工作计划执行情况的监督检查权。

3. 协助护士长安排本科室护理人员参与教学工作的权利。

4. 对本科室护理人员的奖、惩建议权。

5. 对本科室进修护士、实习护士生、护士护理工作执行情况的监督和指导权。

第十七章　ICU 护理带教老师岗位职责

一、基本资料

岗位名称：重症医学科护理带教老师。

所在部门：重症医学科。

二、工作内容

（一）工作概述

在护士长领导及教学组长指导下，参与重症医学科护理教学工作。

（二）工作职责

1. 协助教学组长做好每轮新入科实习生的入科教育，如工作环境、相关规章制度、工作流程、专科护理、常见病种及典型病例、职业素质、职业防护、护理不良事件防范等方面的教育，并做好记录。

2. 明确带教工作的重要性，努力钻研业务，提高操作技能，丰富临床经验，注重自身业务素质与思想素质的提高。

3. 注重对实习护士生职业素质的教育，关心其心理及专业素质发展，帮助其尽早适应临床环境，及时发现实习中存在的问题并给予反馈、纠正和上报。

4. 按照教学大纲要求，放手不放眼，督促实习生遵守医院各项规章制度，严格执行无菌操作原则，认真执行三查八对制度，严防差错事故。

5. 组织并参与具体的教学活动，如操作示范、小讲课、教学查房、实习生的床边教学工作、病例讨论、操作考试、总结评价等；不断提高护士生的临床实践能力。

6. 在护士生实习结束后，负责对实习生进行综合评价，如实填写实习评语和出科考核记录。

三、任职资格

（一）基本要求

从事重症医学科护理工作 3 年以上，注册护士，N2 以上层级，护士以上职称。

（二）素质能力要求

1. 良好的个人素养和高尚的职业道德。

2. 良好的团队合作精神。

3. 较强的事业心和责任感。

4. 为人正直，待人诚恳，积极进取，开拓创新。

5. 身心健康，能胜任高强度、紧张的工作。

（三）知识要求

1. 有较好的教学能力，有一定的管理能力。

2. 熟悉危重症监护专业知识及技术、护理专业知识，保持与本专业护理发展相应的水平，能处理本专业较复杂的护理问题。

3. 了解本专业护理发展趋势及新技术信息。

4. 熟悉护理科研及教学基本知识。

5. 熟悉与护理相关的人文学科知识及法律法规。

第十八章　ICU 宣传信息管理员岗位职责

一、基本资料

岗位名称：重症医学科宣传信息管理员。

所在部门：重症医学科。

二、工作内容

（一）工作概述

在护士长领导下，协助完成重症医学科宣传管理工作。

（二）工作职责

1. 遵守医院的宣传管理制度和要求，协助护士长做好本科室宣传工作。

2. 参与科室组织的各类活动，负责摄像、写宣传稿等，做好宣传工作。

3. 收集科室各类素材，协助制作和更新科室宣传资料。

4. 在每次业务学习中负责拍照，及时打印照片存档。

5. 积极参加护理部及医院的各类活动。

三、任职资格要求

1. 执业护士，ICU 工作 3 年以上。

2. 有较好的摄影技术和文字功底。

3. 良好的个人素养和高尚的职业道德。

4. 良好的团队合作精神。

5. 较强的事业心和责任感，工作认真负责。

第十九章　ICU护理工作制度

一、入室护理要求

1. 接患者前需准备好床单位、呼吸机、监护仪及所需的常规用品，根据患者的具体情况设置参数，调试确认无误。

2. 严格交接班，全面评估患者，检查各管道并记录，向患者家属介绍探视制度和患者管理制度等。

二、入室患者护理要求

1. 严密监患者测生命体征及各项示波图形压力变化，按要求正确评估和记录患者各系统情况，正确记录出入量；严密观察有无病情变化及并发症。

2. 保持呼吸道通畅，按呼吸机模式监测各项指标，做好呼吸道管理，及时送检血气标本。

3. 做好患者管道的护理，保持管道通畅，及时观察引流液的量、性状，异常的引流情况应及时向医生汇报。

4. 做好患者的基础护理，使患者卧位舒适，保持皮肤、口腔、会阴的清洁。

5. 及时了解患者的心理变化，关心患者，做好心理护理。

6. 按医嘱鼓励患者进食，不能进食者做好胃肠内外的营养支持。

7. 协助患者进行翻身活动，鼓励患者主动运动，避免压疮、下肢静脉栓塞、失用性萎缩等并发症。

三、患者转送护理要求

1. 转运前，做好评估记录，选择转运途中需要使用的监测仪器及药物，选择合适的运送人员。

2. 机械通气患者转运途中，需有供氧装置及简易呼吸气囊或转运呼吸机，维持患者静脉通路，监护心电、血压、血氧等，准备急救药物；患者做检查时，护士需密切监测生命体征，并记录。

3. 昏迷患者需开通气道，头颈部外伤者需有颈托，保持各引流管固定、通畅。保持静脉通路通畅，有创监测通路需置于显眼处；保证转运途中有足够备药，血管活性药物需有明显标记；转运烦躁患者须约束及适当镇静；转运仪器须妥善固定在转运床上。

四、出室护理要求

1. 根据出科医嘱，护士与所转科室联系妥当后方可转科；值班医生向患者或家属解释转科的目的及需注意的事项，请会诊联系转科。

2. 出科前管床护士记录好患者的生命体征、病情、存在的护理问题等，清点随带物品。

3. 与病房护士进行详细的交班，介绍患者在ICU期间的治疗、护理过程及后续护理问题，交代清楚后方可离开。

五、交接班要求

1. 严格执行交接班制度，交班者记录下班前最后一次生命体征及各项监测参数，做好班内出入液量的统计。

2. 接班者记录接班当时监测参数及留下的液体、药品，若发现不符及时核对。

3. 床边监测仪器的交接：检查心电监护仪并确认各项参数的报警范围，检查呼吸机的运转情况，湿化器内无菌注射用水水位，并记录设置的各项参数。其他特殊治疗，如床边超滤、心功能监测、体外起搏等均应检查记录管路及仪器的运作情况。

六、安全管理制度

1. 有健全的规章制度、操作流程、应急预案，严格执行查对制度。

2. 责任护士熟悉分管患者"十知道"，按护理级别要求做好基础护理，保证护理措施落实，保证护理记录及时、准确、客观、完整、规范。

3. 动态评估患者，严密观察病情变化，及时报告医生，及时协助处理病情，在紧急情况下抢救垂危患者的生命，可先行实施必要的紧急救护。

4. 严格执行查对制度，防止不良事件发生；严格执行交接班制度，坚持交接班三交、四清，即口头交、书面交、床旁交，病情清楚、医嘱清楚、用药清楚、记录清楚。

5. 根据护士评估决定使用约束带；护士向患者或家属讲明目的及制度。

6. 特殊操作期间的临时制动，如深静脉穿刺，使用约束带者需检查约束部位的血液循环情况并记录，如果不需使用应及时解除。

7. 无特殊情况时，保持病床的锁定状态。平车转运患者检查或转送病房时必须有床栏保护，转运前必须进行可行性评估，准备好一切所需物品并有工作人员陪同。

8. 全科医务人员保持24小时通信畅通，以病房的工作为重，保证随叫随到。

七、仪器、耗材管理制度

1. 严格执行仪器保管制度，使流程方便查阅；使用后正确调整和检查，使其处于良好的备用状态，如机器出现故障，应及时维修。

2. 各种仪器定期检查、保养，并登记。

3. 急救器材、设备、物品管理做到"四定"，即定种类、定位放置、定量保管、定期消毒；"三无"，即无过期、无变质、无失效；"二及时"，即及时检查、及时补充；"一专"，即专人管理。

4. 仪器和设备必须保持随时备用状态，保证监护仪器使用中的有效性和安全性。一切抢救物品和贵重物品不得随意外借，特殊情况需报告护士长批准，并登记签名。

5. 备品间保持清洁，物品摆放整齐，温湿度符合保存要求；物资耗材由设备科采购，并确保物资耗材在有效期内。

八、医院感染管理制度

1. 凡进入重症监护室皆需洗手、更换专门工作服、帽、鞋，遵守重症医学科管理和医院感染管理要求。

2.认真执行监护室消毒隔离制度,严格执行医院感染预防及控制措施,每月进行一次物体表面、空气、医务人员手的卫生学监测,监测结果应符合医院感染标准要求。

3.严格控制非医务人员的探访,探视人员应从专用通道探视,确需室内探访时应穿隔离衣及鞋套,并遵循医院感染预防控制的有关规定。

第二十章 ICU 护士独立值班（夜班）准入制度

一、基本条件

1. 接受 2～3 个月 ICU 专科培训合格的注册护士，具有一定的临床护理经验。

2. 具有良好的慎独精神。

3. 执行医院及护理部的其他相关规定。

二、理论与技术要求

1. 完成医院和护理部组织的岗前培训并通过考核。

2. 完成科室组织的入科岗前培训，熟悉科室环境、规章制度和值班职责及常见仪器设备的使用基础。

3. 要求由本专科 N2 级或以上护士连续带教 2～3 个月，夜班数不少于 10 次。

4. 带教计划根据《ICU 新入科护士培训手册》制订；根据对新护士能力的评估，计划需要在 2～3 个月完成。

5. 要求接受系统带教后，具有独立完成急危重症患者的抢救配合工作的能力，具有病情观察及应急处理能力，具有规范、准确、及时、客观书写护理文书的能力。

6. 掌握本专科相应的医学基础理论知识、病理生理学知识及多专科护理知识和实践经验，具有一定的病情综合分析能力。

7. 掌握常见急危重症患者的抢救与护理、休克患者的观察及护理、危重患者的营养支持等技术。

8. 掌握重症监护的基本专业技术，包括新收患者准备，心电监护仪、输液泵和微量泵的使用，各种导管护理、气道管理、呼吸机的基本使用，除颤仪的使用，气管插管配合，等等。

9. 经过专科基础理论和基础操作培训并通过考核。带教老师、考核老师及护士长联合考核独立值班能力，且成绩合格者，方可独立从事 ICU 专业护士工作，并享受 ICU 专业护士的有关待遇。

10. 遵照执行主管卫生行政部门的其他规定。

第二十一章 ICU（紧急状态下）护士人力调配制度

ICU 是危重患者救治和监护的重要场所，为了保证科室护理工作顺利开展、危重患者得到高质量的监护，特制定 ICU 护士人力调配制度。

一、调配原则

1. 新收患者多或者同时收多个患者，超过当班护士常规管床数（3~4 床/人）。

2. 当班抢救人数多、治疗措施多[多人多次大抢救、多台 CRRT 及主动脉内球囊反搏（intra-aortic balloon pump, IABP）治疗等]，工作量超过当班护士负荷量。

3. 当班护士出现突发疾病等不能值班。

4. 突发事件收治大批患者。

5. 科室当班护士人力资源相对短缺，影响当班护理工作安全，护士长根据实际情况实行弹性排班，科室内调控人力。

6. 遇到突发事件等情况，本科室内不能解决人力问题时，向护理部汇报，由护理部安排人力支援。

二、调配方案

1. 紧急状态：①各种导致科室当班护士人力短缺、可能影响患者救治及监护的情况或事件；②突然发生的造成或者可能造成社会公众健康严重损害的重大事件。

2. 紧急状态下，全科护士必须无条件服从科室调配和安排。

3. 第一梯队：备班保持电话通畅，当班有特殊情况时，迅速进入值班状态。

4. 第二梯队：二线班。当日一线班均在值班状态仍然不能保证科室护理人力和护理安全时，二线班调配值班。当日 23:00 后呼叫第二天二线班。

5. 第三梯队：所有非当班人员。遇到重大安全事件时，所有人员进入备班状态，服从科室及护理部调配。

4.ICU 护士必须保持电话 24 小时通畅。白班（组长）及每小组的组长根据科室护理工作需要，有权利调配当班人力资源。

第二十二章 ICU护士排班、预排班及调休制度

一、护士排班

1. 以患者为中心，连续排班。以 A（7:30—15:00）、P（14:50—23:00）、N（22:50—8:00）连续排班为主，24小时工作制。减少交接班次数。

2. 合理搭配，同一班次有不同层级的护士，高年资和低年资互补，保障各班护士人力和能力，以团队的综合能力满足患者的监护治疗需要。

3. 弹性排班，按照患者数及危重程度，在满足工作需要的前提下合理增减值班人员。按照ICU护士值班制度调配。

二、护士预排班

1. 按照医院休假制度，两天（包括）以内休假科室审批，超过两天的人事科审批。

2. 建立预排班申请表（本），护士提前一周按照要求做好申请登记。

3. 按照个人已有申请次数、本周申请先后顺序和事情的轻重缓急，合理公平排班。

4. 护士长根据科室情况，在人力充足、保证护理工作质量的前提下，尽量满足护士的要求。

5. 完成排班后，休假人员到人事科登记备案、领取请假条并完成签字。

三、护士调休

1. 无特殊情况严格按照已有排班值班。

2. 特殊情况需要换班调休，申请者和换班护士确认好换班时间，并上报护士长，经护士长同意后在排班表注明，并在预排班早请表、调休记录表登记。

3. 调休超过两天的按照医院休假制度请假。

4. 紧急调休的需上报护士长，护士长再上报护理部分人力资源主任进行备案，休假完成后及时补回请假条。

第二十三章 ICU护士绩效管理制度及方案

一、绩效管理目的

1. 根据医改要求及稳定、激励、公平和效益原则，建立有效的管理和与绩效挂钩的分配制度。

2. 以护理工作量为基础，以护理管理、护理教学、护理科研及护理质量评价为考核标准，构建科室护理绩效考评制度。

3. 确保公平公正、多劳多得、质量为先，提高护理质量，稳定及激励护理队伍。

二、绩效分配方案

（一）护理工作量绩效（基本绩效）

1. 护理工作量由基础工作量和值班工作量两部分组成，以分值计算。

2. 基础工作量：A、P、N、D每班20分，白班20分，AO班18分。

3. 值班工作量：新收患者每人2分；外出检查或转科、出院每人1分；配合医生气切、气管插管、纤维支气管镜每人1分；机械通气每人1分；Q1h洗胃患者每人2分，Q2h洗胃每人1分；血液净化上机1分，持续净化治疗2分；抢救每次2分。

（二）护理管理及层级绩效（管理绩效）

按照岗位职责积极参与科室管理，护理组长每月40分，值班组长每月20分，单项管理者每月10～20分；N1层级每月10分，N2层级每月20分，N3层级每月30分。

（三）科研教学培训绩效（教研绩效）

1. 教学组长每月40分，每季度教学检查进入前三名加20分。

2. 实习生带教每月加20分，优秀带教老师（院级、实习生反馈的）加20分。

3. 带教轮科、进修护士每月20分，发表论文每篇奖励40分。

4. 业务学习、业务查房缺席每次扣2分（值班者除外）。

5. 护理常规、各项制度、应急流程及核心制度掌握情况，完全掌握不扣分，不能完全掌握扣1分/次。

6. 护理部三基考试不及格每次扣5分；科室操作考核不合格每次扣3分；医院及护理部组织的各类培训考试成绩85分以上每次加5分。

7. 未能按时完成层级手册及考核，每次扣5分。

（四）考评绩效（质量考评）

1. 违反工作纪律每次扣10分；交接班表、各种交接登记本等漏填，每次扣1分；基础护理不到位，每次扣5分；文件书写错误、漏项，每次扣2分；本班工作未完成且未交班，每次扣5分；未按职责要求完成工作，每次扣5分；其他未按规定要求进行操作的，每次扣2分。

2.发生不良事件，若经讨论分析为责任事件，则每次扣50分或按医院相关规定进行处罚。

3.组长或单项管理人员未按要求质控，每次扣5分。

4.结合护士自我控制考核评分细则表进行评价。

5.其他问题由科室、护理管理组讨论决定，酌情扣除绩效。

（五）医院感染管理

1.没有按照规定完成医院感染各项工作指标及操作规范，每项扣5分。

2.违反无菌操作，每次扣5分。

3.未严格执行手卫生，每次扣2分。

第二十四章　ICU 护理会议制度

1. ICU 护理管理 / 质控组会议：每月 1～2 次，由护士长或组长主持，针对科室主要护理问题进行讨论分析，总结解决方案，促进科室护理质量的提升。

2. ICU 全科护士会议：每月一次护理质量分析会，全科反馈各级检查问题及发生的不良事件，每小组发言，讨论问题的原因，提出整改措施；传达医院、护理部和科室的各类会议内容和精神；听取护士对科室管理及运行的相关意见，共同制定整改措施。

3. ICU 护理晨会：每日晨交班利用约 5 分钟时间召开，由护士长主持，进行护理日夜交接班，传达上级会议精神和安排护理工作，进行护理业务提问及护理教学提问。

4. ICU 护理教学会议：根据实习生和带教老师情况，不定期组织科室的教学相长会。

5. 家属沟通会：每月最少进行一次和家属的沟通会议，了解家属的需求，及时解决合理要求。

6. 会议内容做好记录和签到，特殊情况或必要时可临时举行护理会议。

第二十五章　ICU 护士值班制度

一、一线值班

1. ICU 实行 A（7:30—15:00）、P（14:50—23:00）、N（22:50—8:00）连续排班的 24 小时工作制。
2. 按照排班表安排值班，保证患者安全，维护科室财产和环境安全。
3. 按照医院及科室要求规范着装上岗，坚守护理岗位，认真履行岗位职责和工作职责，遵守劳动纪律，不得擅自脱岗、离岗。未请假离岗超过 30 分钟视为旷工。
4. 负责分管患者的全面治疗护理工作。掌握本科室患者数及动态，准确评估和掌握分管患者的病情及危重程度，分清轻重缓急，全面安排，使医疗、护理等工作顺利进行。
5. 按照重症监护的要求做好护理工作，认真执行护理核心制度，及时查对医嘱，按时、准确完成各项治疗护理措施，及时准确书写记录。
6. 密切观察、记录患者病情变化，及时向医生汇报问题，协助处理，做好抢救准备和抢救配合，及时书写抢救记录。
7. 做好交班前总结，认真填写 ICU 交接班记录表，详细交接，特殊问题及时记录并上报当班组长或者护士长。
8. 值班期间禁忌玩手机；发生不良事件时，做好补救措施，按要求填写不良事件报告并及时逐级汇报。
9. 护士调班必须经过护士长同意，并在调班表和排班表上注明，严禁私自换班，否则按旷工处理。

二、备班值班

1. 排班表每日排备班，每班的 P4、N4 为当班备班。
2. 原则上患者多于 9 人时，备班进入值班状态。
3. 备班保持电话通畅，当班有特殊情况需增加人力时，迅速进入值班状态。

三、二线值班重症医学科

1. 值班表每日排二线班。当日备班均在值班状态仍然不能保证科室护理人力和护理安全时，二线班进入值班状态。
2. 遇到特殊的转运，在班人员不能满足人力时，二线班进入值班状态。
3. 二线班值班时间：当日 23:00 至次日 23:00。

四、三线值班

备班和二线班不能满足工作需要时，休息人员进入值班状态；遇到特殊情况，如需要技术支持，则应及时呼叫护理组长、教学组长和护士长，解决疑难问题。

五、ICU

所有人员保持电话通畅,遇到重大意外事件需接受大批危重患者时,所有人员进入值班状态,无条件服从科室调配。

第二十六章　ICU 护士交接班制度

一、晨会大交班

1. 由科主任、护士长主持，全体医护人员参加，值夜班的护士和医师分别交班。

2. 首先交接新收、手术患者及病情危重患者，然后交接一般患者。内容包括：患者姓名、性别、年龄、诊断；手术患者交接麻醉方式及手术名称等情况；回室后的循环、呼吸、出入水量、胸腔引流液、血气、电解质、心电图、胸部 X 线片等情况；本班病情变化，处理措施及效果，交班时存在的主要问题。

3. 病情交接结束，报告患者医疗费用情况。

二、床旁交班

交接班者要共同检查患者，按照交接班表交接，内容主要有以下几个方面。

1. 循环：血压、脉搏、心律、末梢循环、中心静脉压、尿量、胸腔引流液、肝脏大小等情况。

2. 神志：处于何种状况、瞳孔大小及对光反应、四肢活动等情况。

3. 呼吸：应用呼吸机的方式、通气量、呼吸频率、潮气量、氧浓度、双肺呼吸音情况、痰液量及性状。

4. 皮肤情况。

5. 输液量及用药情况，各通路液体及所用药物的浓度、速度及用药后的反应。

6. 交代特殊检查及异常检查的指标情况。

7. 交代医嘱执行情况。

8. 检查特护记录单的出入量是否正确，各种检验结果是否填写齐全、准确。

三、书面交接

1. 认真书写交接班记录表，特殊治疗及本班未能完成的治疗应记录在交接班表，交接护士对内容清楚且确认无误后签字。N 班书面大交班内容完整规范、字迹清晰。

2. 护理记录单每班做好交接，记录完整。N 班做好 24 小时小结，特殊情况写好观察记录。

3. 完成其他各项交接记录本，有问题及时核查和反馈。

四、交接班的要求

1. 交班前值班护士应完成本班的各项工作，写好病室报告、护理记录和交班记录，处理好用过的物品。白班应为夜班做好物品准备，方便夜班工作。

2. 每班必须按时交接班。接班护士提前 10～15 分钟到病房，了解分管患者的病情，在接班时重点掌握所管患者的病情变化及治疗情况。

3. 在接班护士尚未逐项接清楚之前，交班护士不得离开岗位。交班中发现患者病情、治疗、护理及物品、药品等不相符时，应立即查问。交接班时发现问题，应由交班护士负责处理。

五、交接班内容

1. 患者概况：当日住院患者总数，出院（转科、转院）、入院（转入）、手术、病危、死亡人数。

2. 重点病情：新患者的姓名、年龄、入院时间、原因、诊断、阳性症状和体征；手术后患者回病房时间、生命体征、观察及治疗、护理重点；分娩患者的分娩方式；准备手术患者的手术名称、麻醉方式、术前准备情况等；危重患者的生命体征、病情变化及与护理相关的异常指标、特殊用药情况、管路及皮肤状况；死亡患者的抢救经过、死亡时间。

3. 特殊检查和治疗：交清已完成特殊检查、治疗的患者的病情；当日准备进行特殊检查、治疗的患者的姓名，检查或治疗名称及准备情况。

4. 护理要点：针对患者的主要问题，交接清观察重点及实施治疗护理的效果。

5. 物品清点：交班护士与接班护士当面清点必查药品和物品，若数量不符应及时与交班护士核对。

6. 床旁交接班：查看新患者和危重、抢救、昏迷、大手术、瘫痪患者的意识、生命体征、输液、皮肤、各种管路、特殊治疗及专科护理的执行情况。

7. 医嘱执行情况，各种检查标本采集及各种治疗处置完成情况，尚未完成的工作应向接班者交代清楚。

第二十七章　ICU 患者身份识别制度

1. 所有入住 ICU 的患者皆需佩戴"腕带"来进行身份识别。"腕带"的识别信息由管床护士系统打印，并经两人核对无误后使用，若有损坏应及时更新，需要经双人重新核对，一般佩戴在右下肢踝部。

2. "腕带"填写字迹应清晰规范，准确无误。项目包括患者的科室、姓名、性别、年龄、住院号、入院日期、过敏史等。

3. ICU 病情危重、有意识障碍或语言交流障碍等的患者，必须按规定使用"腕带"标识进行身份识别。

4. 医护人员在各类诊疗活动中，必须严格执行查对制度，应至少同时使用姓名、性别、床号三种方法确认患者身份。

5. 加强对患者腕带使用情况的检查，护士长、护理组长应加强督导和检查。

6. 无名氏患者身份识别制度与方法。

（1）身份确认前，管床护士按照住院系统信息给患者打印腕带并佩戴。年龄（不详）、病历号、过敏史（不详）。

（2）及时报告总值班或保卫科，联系政府相关部门确认患者身份。

（3）身份确认后，联系患者家属确认患者姓名，换上标有患者正确姓名、年龄等信息的腕带，必要时在病历上做好记录。

第二十八章 ICU 医嘱、护嘱执行制度

一、医嘱执行制度

1. 医嘱必须由本科室有资质的医师开具，方可执行。医生将医嘱录入电脑工作站系统，为避免错误，护士不得代录入医嘱。

2. 医师开出医嘱后，护士应及时、准确、严格执行医嘱，不得擅自更改。如发现医嘱中有疑问或不明确之处，应及时向医师提出，明确后方可执行。

3. 主班护士核对并打印医嘱执行单，交由管床的责任护士核对执行；管床护士执行医嘱后，在医嘱执行单上签署执行时间和姓名，护理记录单做好记录。

4. 在执行医嘱的过程中，必须严格遵守查对制度，以防差错和事故发生。执行医嘱时严格执行床边双人查对制度。

5. 一般情况下，护士不得执行医师的口头医嘱。当抢救急危重症患者需要执行口头医嘱时，护士应当复述一遍，无误后方可执行，并在抢救口头医嘱记录本上做好记录。抢救结束后，护士应及时在医师补录的医嘱后签上执行时间和执行人姓名。

6. 主班护士和组长每天对所有患者的医嘱进行查对，护士长每周参与一次大查对。方法为主班护士打印患者当日的医嘱执行单，并与当班组长及责班一起进行核对。对于无法统一核对的医嘱，必须经第二人核对方可执行。

7. 科室医嘱执行单实施一人一日一单制。医嘱执行单在科室保存一年。

二、护嘱执行制度

1. 护嘱指护士长、组长或高级责任护士为帮助责任护士达到预期护理目标，根据患者病情、护理需要而下达的护理措施。

2. 护嘱要根据医嘱、患者病情和护理需要下达和调整的。护嘱是促进、维持和恢复患者身心健康所需要采取的护理行为。

3. 下级护士应及时、准确、严格执行护嘱，不得擅自更改。如发现护嘱中有疑问或不明确之处，应及时向上一级护士提出，明确后方可执行。

4. 上级护士，包括专科护士、日（晚、夜）班组长和专科组长，通过查房、会诊、交接班等方式，每天上午评估护嘱、护嘱执行情况和护理效果，及时更改或调整护嘱。

5. 护嘱要与医疗工作保持连续性。遇有专科护理方面的护嘱与医嘱有不一致时，护士应及时与医生沟通，调整医嘱或护嘱。

6. 护嘱应以指导低年资护士完成护士工作为原则，同时确保护理工作的统一性、同质性、连续性。

第二十九章 ICU 医嘱计算机录入管理制度

ICU 医嘱计算机录入管理制度需结合医院实际情况制定，保障医嘱执行系统准确、可靠、实时，确保各项医疗护理活动的安全性。

一、医嘱处理

1. 录入医嘱要准确、完整，注意核查，问题医嘱及时反馈给医生并更正。
2. 主班护士在计算机系统核查和执行医嘱后，及时打印执行单并告知管床护士查对和执行。
3. 医嘱必须经第二人核对、确认后方可执行，确保医嘱录入时间自动生成，不得人工填写。
4. 撤销医嘱要慎重，要有相应的规范与程序，不得随意修改与变更医嘱。
5. 停止长期医嘱必须在计算机系统上操作。
6. 领药/退药。

（1）用于抢救患者的临时医嘱，护士不得以任何理由延误执行。用计算机处理领药来不及时，可先与药房联系借取，及时将补录医嘱输入计算机。

（2）主班护士每日下班前要核查有无退药，当天退药当天完成。

（3）患者转科之前要完成领药和退药，不得将已领药品带入新科室。

（4）毒麻药医生开专用处方后，将专用处方与毒麻药单一同交药房领药。

（5）贵重药及特殊药物须按照医院规定的程序审批后，由药房确认发药。

二、患者信息处理与查询

1. 及时处理患者动态数据。核对患者病历号与姓名的一致性，处理患者床位的调整和转科；为出院患者，及时办理出院，让出床位，当日出院患者必须当日完成出院处理。

2. 医嘱处理系统的查询功能仅供本科室医护人员查看患者基本信息、医疗信息和费用信息等。

第三十章　ICU 护理查房制度

1. 护理查房应充分体现以患者为中心的原则，按照护理程序的步骤进行，做好查房记录。
2. 护理查房包括行政查房、业务查房、教学查房。
（1）行政查房主要包括护理质量（尤其是重危患者的护理质量）、服务态度、规章制度的执行、岗位职责落实、护理记录、护理操作、护理安全隐患及病房管理。
（2）业务查房主要包括疑难、危重、大手术、特殊个案及开展新业务、新技术等。
（3）教学查房主要包括临床护理教学计划的组织与落实、对教学质量和效果的评价。
3. 护理查房的时间：护士长／护理组长组织每周一次业务查房，护士长组织每月一次业务查房，护士长／教学组长组织每月一次教学查房。
4. 护理查房的要求如下。
（1）查房前要做好充分准备，明确目的，查房病例应具有代表性。
（2）查房时应运用护理程序方法，采取多种形式，保证查房质量。
（3）业务查房属片区、科室常规业务活动，以提高科室护理业务水平为主要目的。
5. 护理查房资料归入业务、教学管理档案中，作为护理管理考核的内容。

第三十一章　ICU 危重患者抢救及上报制度

1. 抢救工作由科主任、护士长组织和指挥，由有临床工作经验和较高技术水平的医师和护士承担。

2. 遇重大抢救应立即报医务科、护理部，并上报院领导，根据病情提出抢救方案，凡涉及纠纷要及时报告有关部门。

3. 抢救的基本原则：立即进行抢救，从维持患者生命的角度来考虑具体处理措施，估计病情可能要发生的突然变化，应及时做好准备。

4. 抢救时做好组织工作，合理安排人力，做到忙而不乱。护理人员各司其职，密切配合；护理人员应维持气管插管、胃管、静脉输液管路通畅，防止脱出；密切监测生命体征，保证抢救药物的准确及时应用。

5. 抢救物品、仪器、设备要定期检查，保持状态完好。抢救物品一般不外借，以保证应急使用。定期进行各种急救知识的培训，包括理论知识和实际操作。

6. 抢救车内的药品、用物统一规范放置，定期清点、记录。做到"四定"（定种类、定位放置、定量保管、定期消毒）、"三无"（无过期、无变质、无失效）、"二及时"（及时检查、及时补充）、"一专"（专人管理）。

7. 参加抢救人员应做到一切以患者为中心，发扬协作精神，分工明确，紧密配合。

8. 加强对危重患者或病情不稳定患者的病情观察及巡视，做好抢救准备。

9. 遇有抢救患者，充分利用现有人力，当班护士应沉着、冷静、分秒必争，首先进行初步紧急处理，同时通知值班医生。

10. 原则上不执行口头医嘱，紧急情况下需执行口头医嘱时，护士应向医生复述医嘱内容，取得确认后方可执行，并保留空安瓿备查。

11. 抢救过程中准确记录患者病情、抢救过程、时间及所用的各种抢救药物，若因抢救患者未能及时书写记录，则应在抢救结束后 6 小时内据实补记，并加以注明。

12. 对患者进行抢救的同时，要注意做好患者及家属的安抚工作。如患者家属不在，应及时与家属取得联系或通知有关部门。

13. 做好抢救后仪器、物品、药品的清理、补充、检查、终末消毒处理等工作。

第三十二章　ICU 护理人员业务学习制度

为了提高 ICU 护理人员业务水平，必须开展在职业务培训，切实加强对护理人员的继续教育工作。

1. 科内业务学习。

（1）按照业务学习计划，每月进行 2 次以上业务学习。

（2）培训老师提前做好授课准备，无特殊情况按计划完成培训。

（3）全科护理人员（除值班外）皆需参加科内业务学习，特殊情况需提前请假；未能参加当次业务学习人员，需补学当次学习内容。

（4）按时间参加科内业务学习，签到，携带笔记本做好笔记，按时完成考核。

2. 护理部培训讲座。

（1）按照护理部的继续教育讲座及专业知识培训计划参加培训。

（2）提前到会场签到，有序就座，遵守会场纪律。

（3）认真参加培训后的考核。

3. 参加学术会议。根据会议内容和科室需要，安排优秀护士参加重症专业相关的学术会议，参会人员会后在科室进行相关知识的汇报。

4. 结合临床需要，按照科室年度计划，选派护理人员到上级医院进行专科护理的参观、学习和进修。

5. 合理安排、鼓励、支持参加全国成人护理大专（本科）自学考试的人员；帮助护理人员在职业务学习，鼓励护士自学成才。

第三十三章　ICU 患者院内转科交接制度

1. 管床医生和家属沟通后，根据医嘱，患者需转科时，主班护士电话联系患者需转到的科室，做好沟通，确认转科事项。例如，对多重耐药菌感染患者，必须向接收方说明对该患者应使用接触传播预防措施。
2. 转科前检查患者情况并做好评估和转科准备（药物、氧气、监护仪等），检查护理记录单，记录转科时患者的情况。
3. 患者转科时，应在护理交接记录单上注明转出科室时间及转往何种科室。
4. 患者转科交接流程如下。
（1）双方医护人员共同安置好患者并协助其取舒适体位。
（2）由转科方护士交代患者的基本信息（姓名、年龄、住院号等）。
（3）转入科室护士核对后确认患者身份。
（4）双方交接班者床旁交接患者的病情，以及皮肤、输液、引流管、特殊药物、治疗等情况。
（5）转出科室护理人员将患者情况填写在患者交接记录单上。
（6）双方交接后，在"患者交接记录单"上双签字。
5. 双方应认真交接患者的特殊、异常及详细情况。
6. 转科交接时执行患者身份识别制度。
7. 检查病历情况，做好病历交接，在患者出入院记录本上备注门诊病历情况。
8. 科室的器械、仪器在患者使用或污染后按要求进行清洁、消毒。

第三十四章　ICU 护士请假制度

1. 设立预排班申请表（本），护士提前一周按照要求做好申请登记。按照个人已有申请次数、本周申请先后顺序和事情的轻重缓急合理公平排班。

2. 病假需凭医院盖章后的假条请假，如果因急症在院外就医，应尽早通知所在科室，其急诊病假条一般认定为 1～3 天，病休后回院就医或上班，院外所开急诊病假条，要经科主任签字、医院盖章后补报生效。

3. 事假应由本人提出书面申请，经护士长、护理部主任批准后生效。职工请事假 3 天以上（含 3 天）时，由护士长、护理部主任签批并报人事科备案。

4. 护士长根据科室情况，在人力充足、保证护理工作质量的前提下尽量满足护士的要求。完成排班后，休假人员到人事科登记备案，领取请假条并完成签字。

5. 非特殊情况，申请假期到期必须按时返岗，未经允许延长假期按旷工处理。

6. 因疾病或特殊事件不能到岗者，必须提前请假，以免影响工作和人员安排。

7. 凡节假日、周六、周日及夜班，因病、因事须请假者，必须经护士长批准，一律按病假、事假处理。

8. 原则上个人进行业余学习不能占用工作时间，护士长根据工作情况适当安排休息时间，安排不开时，以工作为重，不能因个人事情影响工作。

9. 上班时间离岗要向护士长请假，时间不得超过 30 分钟，超过者按半天事假计算，未请假者按旷工处理。

第三十五章　ICU护士危急值报告制度

1. 危急值指表示危及生命的检查结果，是对患者抢救起到重要作用的检测结果，应及时通知医生，以便尽快采取相应措施。
2. 对于危急值报告项目实行严格质量控制，尤其是分析前质量控制措施，严格执行标本采集、储存、运送、交接、处理等相应规定。
3. 护士在接报危急值电话时，应立即在危急值登记本上按要求做好记录，并复述一遍结果。立即将检查结果报告当班医师，并按要求认真记录。
4. 接到危急值报告单，应及时交给主管医师或值班医师。
5. 接到危急值报告应及时识别，若与临床症状不符，必要时重新留取标本进行复查。
6. 在危急值报告后，遵医嘱处理病情，在护理记录单做好相应的处理记录，严密观察处理效果。
7. 护士长、护理组长应督查病房危急值报告工作，对存在的问题提出持续改进的具体措施，并对护理人员进行培训。

第三十六章　ICU 护理查对制度

1. 使用"腕带"作为患者的识别标志,"腕带"的识别信息需经二人核对后方可使用,损坏需更新时同样要经二人核对。

2. 用药严格执行"三查七对一注意"制度。

（1）"三查"：操作前查、操作时查、操作后查。

（2）"七对"：对床号、姓名、药名、剂量、浓度、时间、用法。

（3）"一注意"：注意用药后反应。

3. 给药时查对药品质量,注意配伍禁忌,询问患者有无过敏史。（如患者提出疑问应及时查清,查清方可执行。）

4. 医嘱需由二人核对后方可执行,记录执行时间并签名。若有疑问必须问清后方可执行。

5. 认真查对医嘱,规范本科室医嘱查对时间及人员要求。

6. 抢救患者时,下达口头医嘱后,执行者需复述一遍,由二人核对后方可执行,并在口头医嘱本上完整记录,暂保留用过的空安瓿,以便查对。

第三十七章　ICU 护理会诊制度

1. 当护理业务、技术方面存在疑难问题，本科室难以解决时，可请求他科进行护理会诊，共同分析研究，提出解决措施。

2. 会诊的形式有科间会诊、全院会诊等。护理会诊范围如下。

（1）典型疑难病例中需要护理专家鉴定护理措施并加以总结的护理问题。

（2）专科治疗中发生的非本专科的严重护理并发症。

（3）特殊的、专科性强的护理技术，如经外周静脉穿刺的中心静脉导管（peripherally inserted central venous catheter，PICC）置管的维护，透析造瘘管的维护，各种伤口、造口、压疮的护理，护理并发症处理，特殊院内感染防控，等等。

（4）专科新业务、新技术、新仪器设备的运用和管理。

3. 护理会诊要求如下。

（1）凡在护理业务、技术方面的疑难病例或住院患者因护理问题需要其他科室协助处理时，应及时申请护理会诊。

（2）受邀科室应在规定时间内会诊，一般应于 24 小时内完成。

（3）在护理组长指导下，责任护士提出会诊要求，认真填写会诊通知单及会诊记录，经护士长签字后申请会诊。

（4）为保证会诊质量，应邀请资质为主管护师及以上的技术职称人员或各专业的专科护士进行会诊。

（5）在会诊前应做好各种资料准备，会诊时报告病情，会诊后认真组织实施会诊意见并记录。会诊专家填写会诊记录。

（6）节假日、夜班期间需要会诊时，可由护理组长签字后申请会诊。

4. 疑难病例会诊：经过科内讨论、科间会诊仍不能解决问题，需进行院内大会诊时，由申请科室护士长上报护理部，由护理部组织有关专家进行会诊。

5. 院外会诊：本院不能解决的疑难病例，需要院外会诊时，由申请科室护士长提出会诊申请，护理部负责与有关医院联系，安排会诊。

第三十八章　ICU护理不良事件报告制度

护理不良事件是指在医院护理工作中意外的、不希望或潜在危险的事件。护理不良事件根据造成的损伤程度分可成四级，不同级别对应不同的处理措施及报告方式。

极重度伤害：永久性功能丧失，甚至造成患者死亡。

重度伤害：生命体征明显改变，需提升护理级别及紧急处理。

中度伤害：部分生命体征有改变，需进一步进行临床观察和简单处理。

轻微伤害：生命体征无改变，需进行临床观察和轻微处理。

1. 护理不良事件上报范围如下。

（1）可疑即报：只要护士不能排除事件的发生和护理行为无关即上报。

（2）濒临事件上报：有些事件虽然当时并未造成伤害，但护理人员根据经验认为若再次发生同类事件，可能会对患者造成伤害，则需要上报。

（3）已发生上报：填报"护理不良事件报告表"，当事件达到医疗质量安全事件程度时，按照《医疗质量安全事件报告暂行规定》执行，同时填报"医疗质量安全事件报告表"（由医务科存档）。

2. 护理不良事件上报类型如下。

（1）治疗相关事件：给药错误、输血错误、手术身体部位识别错误、体内遗留手术器械、输液输血反应等。

（2）意外事件：跌倒、坠床、烫伤、走失、自杀、火灾、失窃、咬破体温计、约束不良等。

（3）医患沟通事件：医患争吵、身体攻击、暴力行为等。

（4）饮食、皮肤护理不良事件：误吸/窒息、院内压疮、医源性皮肤损伤等。

（5）不良辅助诊查、患者转运事件：身份识别错误、标本丢失、检查或运送中或运送后病情突变或出现意外等。

（6）管道护理不良事件：管道滑脱等。

（7）职业暴露事件：针刺伤、割伤等。

（8）院内感染事件：气管插管感染、导管相关性血流感染等。

（9）公共设施事件：医院建筑毁损、蓄意破坏、有害物质泄露等。

（10）医疗设备器械事件：医疗材料仪器故障、器械不符合无菌要求等。

（11）供应室不良事件：消毒物品未达要求、热原试验阳性、操作中发现器械包与器械物品不符等。

3. 鼓励护理人员通过口头、网络、书面等多种方式主动报告护理不良事件。

（1）对主动上报不良事件的科室及责任人,根据对患者造成的后果经护理部讨论予以减免处罚。

（2）对不良事件首先提出建设性意见的科室或个人给予奖励。

（3）对主动上报不良事件的非责任护士给予奖励。

（4）对未主动上报不良事件者视情节给予处罚。

4.护理不良事件的防范及处理如下。

（1）有护理风险防范制度及措施，对护理质量定期进行分析及持续改进。

（2）建立护理不良事件登记本，及时据实登记。

（3）发生护理不良事件后，护理部应及时组织护理质量管理委员会，对发生的护理不良事件进行分析，确定性质。所在科室及护理部积极采取有效措施，尽量减少或消除不良后果。发生护理不良事件后，立即评估不良事件伤害程度，根据伤害程度逐级上报。

①轻微和中度伤害不良事件：当事人立即口头报告病区护士长，24小时内填写"护理不良事件报告单"，如实记录发生不良事件的经过、原因、结果，以及对不良事件的认识和建议。护士长应及时调查发生的过程，在一周内组织科内讨论，分析原因、影响因素及管理等各个环节，提出改进意见及方案并呈交科护士长。科护士长一周内跟踪改进措施落实情况并评价效果，同时应对科室意见或方案提出建设性意见，并报护理部。

②重度伤害不良事件：当事人在处理或抢救患者和受损人员的同时，应立即口头报告病区护士长、科主任、科护士长、护理部或护士长总值班，特别紧急或严重的事件由护理部报告主管院领导。以上人员共同负责，采取紧急补救措施，最大限度地减少事件造成的损害。病区于6小时内填写"护理不良事件报告单"。护理部在一周内组织调查小组对事件进行调查、分析及处理并向护理部做出书面报告。

5.发生护理不良事件后，科室应妥善保管有关记录、标本、化验结果及相关药品、器械等，不得擅自涂改、销毁。

6.科室定期对发生的不良事件进行统计分类、讨论分析，根据共性问题和个性问题进行整改，必要时对相关的工作流程进行改造。

7.护理事故的管理参照《中华人民共和国侵权责任法》执行。

第三十九章　ICU 患者告知制度

1. 患者入科，护士告知患者或家属 ICU 探视制度等相关事项。做好护理风险告知和非医疗耗材告知，并让家属签字。

2. 及时和家属沟通患者的饮食和生活物品情况，让家属做好准备。

3. 护理人员应遵医嘱落实各项护理，在执行各项护理操作前，应尊重患者知情权，认真履行告知义务。

4. 评估患者意识状况、文化程度及沟通能力，用适宜的方式和通俗的语言告诉患者/家属护理操作的目的和必要性。

5. 通过口头解释或图片形式告诉患者/家属该项护理操作的流程、注意事项及可能由此带来的不适，取得患者配合。

6. 操作中应耐心、细心、诚心地对待患者，使用文明用语，避免训斥或命令患者，动作轻柔，尽可能减轻操作给患者带来的不适及痛苦。无论何种原因导致操作失败，都应及时解释和道歉，争取患者的理解和配合。

第四十章　ICU 护理文书规范

1. 首次护理记录单应在入科后 6 小时内完成，审核在 24 小时内完成。
2. 入科评估、诊断与医生记录一致。
3. 护理记录单楣栏诊断应与医生第一诊断一致，根据诊断变化及时更新。
4. 护士使用毒、麻、精神药时应有相应记录。
5. 输入血液制品应有相应的观察记录。输血记录单执行双人查对签名制度。
6. 记录患者阳性体征，应有连续观察记录，体现专科特性。
7. 检验科报告的危急值，应有记录并跟踪。
8. 准确记录患者病情变化和时间，以及报告医生的时间、采取的措施，并跟踪记录其效果，同时保持医护/护护记录的一致性。
9. 对有传染性疾病/免疫力低下/多重耐药菌感染危重症的患者，应有记录。
10. 抢救记录应在 6 小时内完成，抢救及死亡记录时间应具体到分钟（死亡时间与医生记录、体温单、医生首页相符）。
11. 转科记录符合规范，转入、转出记录有诊断、阳性体征、管道、护理风险等内容。转科时间以患者实际转入时间为准。
12. 记录内容书写准确，无错字，无漏项，无涂改。各项医嘱无漏签名、漏填时间。电子签名与手写签名一致。
13. 入院时四测及体重应与医生入院记录的生命体征一致。出院时间与医生首页出院时间一致。
14. 按要求正确记录生命体征，无遗漏。
15. 医嘱与护理记录相符。医嘱/护嘱不得涂改，若已打印的医嘱/护嘱单需要取消时，应使用红笔在医嘱/护嘱第二个字上重叠书写"取消"字样并签名。
16. 开具的护嘱具有可执行性，体现专科性。
17. 禁食和治疗饮食者，应有相应的告知记录。
18. 有护理疑难问题（特别是非本专业）及时提出会诊，如Ⅲ度以上压疮等。
19. 侵入性护理操作（如 PICC）前、医保患者身份核实、住院患者知情告知书要告知患者及家属，并签知情同意书。
20. 入 ICU 不足 24 小时，出入量在三测单上不需要填写，只需要填写大便次数即可。
21. 体温超过 38.5 ℃，使用物理降温后要复测体温并填在体温相应栏内。如使用降温毯，应标识第一次使用的温度，直到停用降温毯。38.5 ℃以上的患者要有报告医生的记录及处理措施记录，1 小时后要复测体温并记录。用降温毯患者都要复测体温。

22. 出入量栏中总入量、尿量、总出量可自动采集数据。大便（次）须根据护理记录填写次数，超过5次应用"※"表示。如灌肠后应用"/E"表示，大便失禁应用"※"表示。

23. 尿量栏中如留置导尿管应用"/C"表示。

24. 其他栏内填写，如超滤量、引流量、胃内容物、呕吐等项目总量，若同时有多种出量，在"其他1"及"其他2"中表示。若同时有两条或两条以上引流管，需把各引流管引流量相加得出总数，用引流量表示。

25. 引流管记录：对于戴引流管的患者，记录时应有统一的名称（以便出入量统计），并正确记录部位、名称、引流液性状和量等。

26. 呼吸机记录：每班记录一次插管深度，每小时记录呼吸机参数，随时更换参数，随时记录。

27. 入科时的阳性体征应及时跟踪（皮肤情况、水肿等），建议2～3天观察、记录一次，如阳性体征加重应及时记录。

28. 护嘱的内容应每日执行观察、记录一次（如气管插管置入刻度、穿刺点情况、约束护理等）。

29. 患者入科后出现的阳性体征应及时跟踪（如患者烦躁、抽搐、寒战，处理后是否缓解等）。

30. 若患者三天未解大便，需报告医生并记录，描述患者腹部情况及处理措施。

第四十一章　ICU 护理高危技术操作准入管理制度

ICU 集中救治危重患者，应在人力、物力和技术上给予最佳保障，以期得到良好的救治效果。为保证患者安全和治疗效果，进行 ICU 护理高危技术操作前需通过科室的专科理论及操作培训考核，考核合格方可独立操作。

1. ICU 护理高危技术操作包括呼吸机操作、CRRT 操作、除颤仪操作、气管插管配合、气管插管口腔护理、气管切开置管护理、IABP 治疗监护、$PiCCO_2$ 监护等。

2. 基本要求：获得 ICU 值班准入资格的临床护士，在科临床跟班 3 个月以上且跟班期间夜班数多于 20 次。

3. 培训：由带教老师、教学组长、护理组长或护士长进行，包括操作流程、注意事项、仪器设备的报警处理、突发情况的应急处理等。

4. 考核：科室成立考核小组，由在 ICU 工作 5 年以上、有护师以上职称的护士组成。考核小组考核评定合格后，获得独立进行护理高危技术操作的资格。

第四十二章 ICU 护理质量管理制度

一、健全护理质量管理体系

1. 在护理部的直接领导和科护士长的指导下进行管理，护士长全面管理，科室实行护理组长和护士二级管理。

2. 成立科室护理质量管理小组，分项质控，每月召开质控会议一次，讨论每月质控情况，分析存在的问题，提出整改意见和方案。

3. 科室每月召开全科护士例会一次，及时分析工作现状，提出整改要求，加强对护士的职业素质教育，不断改进工作。

二、健全护理质量管理制度和岗位职责

依据有关政策法规、标准，结合医院和科室实际情况，制定并及时修改护理核心制度与相关工作制度和质量评价标准，组织学习、实施、监督、检查和评价，修订岗位职责、各班职责，体现分层管理，把好质量关，达到用制度规范职业行为、用标准确保护理质量稳定的目标。

三、强化流程管理（过程管理）

注重整个过程的每个环节，理顺环节，使每项工作环环相扣，每个操作细节均规范清晰，使工作流程标准化、规范化。

四、持续质量改进

质量改进指主动发现本科室中的某个高风险、高频率的护理质量问题，通过评估、制定预期目标和措施，在规定期限内完成改进并进行评价。根据工作需要组成项目小组，运用科学的方法改进护理问题，使护理质量不断提升。

五、加大检查反馈力度

1. 科室所有人员均要主动发现问题，定时调查患者对护理工作的满意度，及时采取整改措施并修改或增加相关的管理制度，并将护理组长的护理质量管理结果列入考核范畴。

2. 做好护理质量检查工作，每周对多项护理质量进行全面检查，做到人人参与质量管理，人人关心护理质量。

3. 做好检查结果的分析和反馈工作。

（1）检查时及时向护士长、护理组长或被检护士反馈检查结果。

（2）每周晨会上对重点问题或普遍问题做反馈分析。

（3）每月召开全科护理质量小组会，总结和分析本月护理质量情况。

六、加强安全护理的管理

科室及时对差错事故进行讨论，包括所发生事件的原因、性质和处理意见，并提出防范措施。

科内每月召开一次工作讨论会，分析讨论以安全医疗为重点的护理质量问题。发生严重差错和事故，立即填报系统并上报护理部。

七、提高全体护士的整体素质，注重护理专业人才培养

1. 加强政治思想、职业素质教育。除组织护士参加科内的政治思想和职业素质教育外，还可针对护士的特点，有计划安排护士长每月对低年资护士进行思想素质教育，提高护士的职业素质与工作责任感，改善服务态度。

2. 实施科室业务培训计划及业务学习计划，不断提高各级护士的专业知识水平和业务技能，提高护士分析问题和处理问题的能力。

3. 提高护士的学历层次，鼓励护士提升学历及参加各项专科培训。

4. 注重对护士的培养，每年选派临床骨干分别去上级医院进修专科护理和护理管理，或培养专科护士，不断提高专科护理水平。

八、实施分级考核制度

护理组长每月对不同层级护士实行管理能力、业务水平、护理质量的考核评价，考核结果与奖金挂钩并作为年度考核和晋升的依据。

第四十三章　ICU输血管理制度

1. 严格执行输血无菌操作程序。

2. 抽取血样严格遵守"一人一次一管"的原则，严禁同时采集两名患者的血标本，采集血标本时需二人核对，并在输血申请单上双签名。

3. 取血时必须双方共同核对输血申请单上的交叉配血试验结果及血袋标签、血袋有无破损和渗漏、血液有无凝块和颜色改变等，准确无误后双方共同签全名。

4. 血库取回的血应尽快输用，不得私自储存，输血前将血袋轻轻摇匀，避免剧烈震荡。

5. 输血前由两名医护人员共同核对受血者姓名、性别、年龄、住院号、科室、床号、血型、血量、血制品种类及采血时间、储血号，确认无误后两人签全名，方可输血。

6. 血液内不得加入其他药物，如需稀释只能用 0.9% 的生理盐水。

7. 输血前用 0.9% 的生理盐水冲洗输血管道，连续输入不同供应者血液时，必须在前一袋血输尽后，用 0.9% 的生理盐水冲洗输血管道，再接下一袋血。

8. 控制输血速度，输血前 15 分钟缓输，（2 mL/min，约 30 滴），随后酌情调整输血速度。一般情况下，成人输血速度为 5～10 mL/min 或 5～10 mL（kg/h）；年老体弱、婴幼儿及心肺功能障碍者速度宜慢至 1 mL（kg/h）。输血时间不宜延续过长，最好在 4 小时内输完；大量失血等特殊情况，遵医嘱调节输血速度。

9. 输血全过程严格观察受血者情况，须严格记录输血滴数及患者反应，一旦出现输血反应，立即停止输血，更换输液器，给予患者 0.9% 的生理盐水保持静脉通道，及时通知值班医生予以相应急救措施，准确记录抢救过程。

10. 输血完毕将输血单（交叉配血报告单）粘贴在病历中。输血袋送血库保留 24 小时以上，以便必要时送检。

11. 一旦发生输血反应，按"输血反应应急预案及处理流程"进行处理。

第四十四章　ICU 自备药护理管理制度

住院患者自备药品，是指在住院期间患者让他人或家属带入医疗机构内而非药剂科供应的药品。无特殊情况不使用自备药。特殊情况下住院患者使用自备药品，按以下程序处理。

1. 医师让患者家属填写"住院患者自备药物使用责任书"并签名。
2. 接收药品时，检查患者自备药品质量（包括药品批号、有效期、合格证等），合格后方可接收。
3. 在自备药品信息记录本上按照要求做好记录，告知当班医生药品数量。
4. 在药品上注明床号、住院号和姓名，按照药品保存要求保存，不需特殊保存的药品放在床边，每班做好交接。
5. 医师开具自备药医嘱（写明用法和用量），有医嘱方可使用自备药。
6. 自备药品配制和使用时严格查对；由管床护士负责给药，并做好记录。
7. 患者出科时，管床护士及时归还药物并做好记录。
8. 医务人员不得保管与使用标志不清晰的、过期的、变质的自备药品。
9. 医务人员不得给患者使用无医嘱的自备药品。
10. 住院患者自备药品合格证书、自备药使用须知等文书放入病历归档保管。

第四十五章　ICU抢救车管理制度

1. 抢救车内的急救药品、物品、仪器须严格做到"四定"（定种类、定位放置、定量保管、定期消毒）、"三无"（无过期、无变质、无失效）、"二及时"（及时检查、及时补充）、"一专"（专人管理）。保证在抢救时使用，原则上不得外借。

2. 抢救车放置位置固定，不得随意移动，各值班人员要熟练掌握抢救车内备用药品、物品、仪器的存放位置，能够熟记常用抢救药品的剂量，熟练掌握抢救仪器的性能和使用方法。

3. 药品、物品用后及时补充，如因缺药等特殊原因无法补齐时，应在抢救车使用管理记录本上注明，并报告护士长协调解决，以保证抢救患者时的用药。

4. 抢救车内药品储存盒上的标签名称、规格、剂量应完整、清晰，药名、剂量不一致则不允许放置于同一储存盒内；药品无破损、变质、过期失效；仪器处于备用状态；摆放遵循"先进先出"（左进右出），即近效期先用的原则，要求一种药品及物品尽可能统一批号，如果一种药品或物品有多批批号，则写最近失效期的日期。

5. 实行药品及物品失效期预警制度，设置抢救车药品、必备物品一览表。表内标明抢救车内所有药品、物品的名称、基数。护士在检查药品时如发现距离失效期还有6个月的药品时，即在指定位置用近效期警示标识进行标注，以提示在失效期前优先使用。

6. 每班做好抢救车物品和药品的查对和交接，检查喉镜的备用情况。

第四十六章　ICU 仪器设备管理制度

1. 科室护理组成立仪器设备管理小组，按照医院及科室管理要求，控制仪器设备管理质量，定期组织会议，持续改进质量。

2. 建立仪器设备配置登记制度，仪器进入 ICU 时与医院设备科一起验收，并协助设备科及财务科做好资产管理。

3. 建立仪器设备常规与定期检查登记制度。定期由专人负责清点，负责人每周对仪器进行检查登记，做到账目清楚、去向了然、有维修记录；医院设备科定期保养、维修，并有记录；保证仪器性能良好，处于备用状态。

4. 建立仪器设备三级保养登记制度。

（1）一级保养：日常保养，主要是对设备外部的保养，具体由仪器使用人员负责。仪器负责人每周对仪器的环境、零部件、电源、电压进行监护，填写保养记录。

（2）二级保养：主要是消除设备隐患，延长设备使用寿命，为设备正常使用提供保障，具体由设备科工程师负责。科室仪器负责人和医院设备科每月对仪器的各项技术指标进行专业的检查和测试，主要针对内部保养，填写保养记录。

（3）三级保养：每半年一次预防性的维修，主要目的是使设备达到完好标准，提高和巩固设备完好率，延长维修周期，节约维修费用，由设备责任工程师负责，科室设备负责人协助。主要包括定期检查仪器设备的主体部分和主要部件，调准精度，必要时更换易损部件。

5. 仪器设备故障时，挂醒目标识，及时与设备科维修人员联系，尽快维修，如实记录设备名称、型号、故障原因和时间、维修后返回时间及更换的配件名称。

6. 常规抢救仪器设备，如除颤仪、简易呼吸气囊、抢救车等，每班接班时检查性能，使仪器设备处于完好备用状态。

7. 仪器设备原则上不得外借，特殊情况经主任或护士长同意后方可外借。外借仪器必须有借条，归还时当班护士负责检查有无缺损，如检查不仔细，仪器配件丢失或损坏，则由当班护士负责。

第四十七章　ICU 耗材管理制度

1. 科室所用一次性医用耗材均由医院设备科统一采购，不得私自采购使用。

2. 备品间环境应保持整洁、干燥，温湿度符合储存要求。物品应存放于阴凉、干燥、通风良好的地方，距地面 20 cm，距墙面 5 cm，拆去外包装盒。

3. 科室领取到一次性医用耗材品后，应按科室要求合理放置，妥善保管，使用前认真做好查对；包装破损、过期或对产品质量有怀疑时，应停止使用，并及时与设备仓库联系，检测消毒灭菌效果，不得私自退货、换货。

4. 使用一次性医用耗材时，若发生热源反应、感染或其他异常情况，则必须保留用品，送至相关部门检验，做好记录；检测结果未出之前，暂缓使用此生产批号产品，确保安全。

5. 使用后的一次性医用耗材，由医院后勤相关部门统一回收处理，严禁私自处理，避免重复使用和流回市场。

6. 在收集、暂存经使用后的一次性医用品过程中，应防止污染周围环境，及时清理工作场地，物品不得露天存放，回收人员应做好自身保护。

7. 根据科室工作情况，规范进行医用耗材的计划、领取出库、使用流程，做好每个环节的管理，避免耗材的浪费。

8. 高值耗材、专科专用耗材一般不外借，经护士长同意后方可借出，并做好借物登记。

第四十八章　ICU标本采集运送制度

1. 标本采集前应认真执行各项查对制度，采集标本后及时进行采样确认。切勿在留取标本前进行采样确认。保证标本数量、品种与采样确认汇总数相同。

2. 采样确认的常规标本由运送工人集中送检，急查标本应及时专人送检。

3. 标本收集时，当班护士与运送工人共同确认送检的标本，确认汇总数与采样确认汇总数应相符，如果不符应及时查对和解决。

4. 如接到检验科联系电话（临床危急值或标本不符合），应做好相应的登记，并做好相应处理。

5. 血标本采集流程包括护士核对医嘱，打印条码，根据检查项目准备相应的采血器，核对试管（检查试管质量），并粘贴好试管上的标签，不遮挡试管中的透明观察区。

7. 操作者着装整洁，洗手，戴口罩，掌握正确采集血液标本的方法。

8. 用物齐全，携用物至床旁，查对床头卡、腕带、试管上的相关信息，清醒患者陈述自己的姓名，昏迷患者双人核对无误后采集。

9. 评估患者病情、肢体活动情况、静脉充盈情况、动脉搏动情况、穿刺部位皮肤情况，以及患者的心理状态、沟通、理解及配合等。

（1）告知清醒患者采血的目的和配合方法及采血前后的注意事项。

（2）再次核对试管等是否与患者相符。

（3）选择合适的静脉、动脉，执行无菌技术操作，严禁在输液或输血的肢体或针头、输液或输血穿刺点上方采血，规范抽血后再次核对患者的相关信息，询问或观察患者反应，告知注意事项。

（4）整理床单位及用物。

10. 其他标本依据相关操作流程规范采集。

第四十九章　ICU护理带教老师准入制度

一、基本条件

1. ICU工作3年以上，N2及以上层级，护师及以上职称，具有较丰富的临床护理经验。

2. 具有良好的慎独精神和合作精神，以及良好的个人素养和高尚的职业道德，积极进取，热爱教学工作。

3. 执行医院、护理部和科室的其他相关规定。

二、理论与技术要求

1. 完成护理部及科室组织的临床带教相关知识培训并通过考核。

2. 熟悉科室环境、规章制度和值班职责及常见仪器设备的使用。

3. 能独立完成急危重症患者的抢救配合工作，具有病情观察及应急处理能力，具有规范、准确、及时、客观书写护理文书的能力。

4. 掌握本专科相应的医学基础理论知识、病理生理学知识及多专科护理知识和实践经验，具有一定的病情综合分析能力。

5. 掌握常见急危重症患者的抢救与护理、病情观察、危重患者的营养支持等情况。

6. 掌握重症监护的常用专业技术，如心电监护仪、输液泵和微量泵的使用，以及各种导管护理、中心静脉置管的护理、气道管理、呼吸机基本使用、除颤仪使用、气管插管配合等。

7. 需试讲临床护理小讲座、护理查房等，并通过有经验的护理教师、护士长、教学组长、护理组长等的联合考核。

第五十章　ICU 护工岗位职责

一、基本资料

岗位名称：重症医学科护工。

所在部门：重症医学科／后勤科。

二、工作内容

（一）工作概述：在后勤管理科管理、科室护士长指导下，承担重症医学科非医疗护理性质的工作。

（二）工作职责

1. 上班时间为 7:00—11:30，2:00—5:30。遵守科室的规章制度，严格执行手卫生，保护患者隐私。

2. 7:30—8:00 清点消毒无菌物品（治疗巾、湿化瓶等）的数量，准备晨间护理用物（热水、毛巾等）。在护士指导下，协助护士给患者翻身。

3. 晨间护理后及时处理污水、面盆、毛巾和脏衣物等用物。

4. 准备好送消毒物品，和供应室交接消毒物品，做好消毒物品的清点记录；根据患者数量领取治疗巾，科室最少备有 6 包治疗巾。

5. 检查污物间浸泡桶的物品，及时浸泡和清洗晾干，每天更换消毒液。

6. 每天检查治疗室的各种大补液并及时补充，登记无菌物品清点本。

7. 送标本及检查单到检验科等相应科室；及时送检标本和检查单、会诊单；及时回收血袋到血库，做好登记。

8. 和供应室人员检查和清点送回的消毒物品，及时归位放置。

9. 检查患者通道和工作人员通道柜子中口罩、鞋套和隔离衣等物品，做好补充。

10. 及时收纳隔离衣、白大褂及 ICU 工作服等到污物通道储衣桶，医务人员工作服每星期一、三、五送洗。及时清点送回衣物，按要求归位放置。

11. 每天上午及下午检查床旁抽屉用物各一次，补充吸痰管、手套和电极片等，保证使用数量。

12. 星期一、四检查碘伏、酒精、大补液，及时汇报科室并领取。按照科室安排，及时领取物资，做好数量清点。

13. 按照护士的安排，下午四点开门探视，结束后关好门窗。

14. 床单位终末消毒：患者出科后，撤除被服及一次性被套、枕套，及时消毒擦拭床单位和床边仪器物品，清理吊塔和抽屉物品，擦拭消毒床单位和仪器设备及各导联线，紫外线消毒床单位。

15. 床单位消毒后，铺好床单位，套好被套、枕头等备用，准备好吸痰负压吸引装置及电极片。

16. 设备擦拭消毒：每天清洁，擦拭床边物品和吊塔 2 次，包括输液泵、注射泵、监护仪、听诊器、电筒、尺、呼吸机表面等,做好登记。

17. 每星期五擦拭紫外型灯管。

18. 每季度拆洗床边隔帘。

19. 每周更换一次值班室床单位物品。

20. 完成其他临时任务。

三、基本素质要求

1. 良好的个人素养,身心健康。

2. 较强的责任心。

3. 经过工作内容培训和医院感染培训。

第五十一章　ICU 保洁员岗位职责

一、基本资料

岗位名称：重症医学科保洁员。

所在部门：重症医学科／后勤科。

二、工作内容

（一）工作概述：在后勤科管理、科室护士长指导下，承担重症医学科的保洁工作。

（二）工作职责

1. 上班时间为 7:00—11:30，1:00—5:00。遵守科室的规章制度，严格执行手卫生，保护患者隐私。

2. 负责区域为 ICU（病房、生活区、更衣室、示教室、外走廊、污物区）。

3. 清洁整个 ICU 病区，及时更换垃圾袋，消毒液拖地，每日 1～2 次。

4. 与洗衣房工人清点送洗被服，做好登记；下午回收时清点好数量并归位放置。

5. 消毒擦拭治疗室台面，每日 2 次；消毒擦拭办公区桌面和电脑，每日 1 次。

6. 消毒擦拭病床和治疗车，每日 1～2 次，血迹等污染及时消毒擦拭。

7. 清洁设备带、洗手池，保持清洁无灰尘。

8. 清洁垃圾桶，及时更换垃圾桶袋。

9. 更换床边和治疗室 3/4 满锐器盒，准备好备用锐器盒。

10. 每日清洁洗手间，保持洗手间无异味，保持更衣室清洁。

11. 保持污物间整洁，污物间用物归位摆放，清洁无杂物，拖把悬挂以保持干燥。

12. 医疗废物称重计量后，与医疗垃圾回收人员做好交接，做好相关记录。

13. 消毒清洗换洗的工作鞋，每周 1 次。

14. 保持生活区整洁，及时清洁整理生活冰箱和微波炉；打扫外走廊，保持地面清洁无烟头。

15. 保持 ICU 病区清洁，卫生无死角。

16. 完成其他临时任务。

第五十二章　ICU病区药品管理制度

一、药品存放

1. 根据药品性质及贮存方法分类存放。例如：维生素C、氨茶碱、硝普钠、肾上腺素等易被光线破坏的药品应避光保存；乙醇等易燃易爆药品应放置阴凉处，远离明火；胰岛素等需低温储存的药品应放入冰箱冷藏。

2. 药品按外用、口服、静脉用药分类存放，采用不同颜色标识，如麻醉药采用黑色标签，外用药采用红色标签，口服药、注射药采用蓝色标签。

3. 每日常规药品应根据种类或床号进行分类放置，标识清晰可辨，特殊用物必须做好交接。

4. 药品管理员每月整理科室备药至少一次，基数药品应于距药品有效期6个月时做好近效期标识。

5. 每周整理冰箱药品一次，冰箱内冷藏药品应分类存放，标识清楚，每日监测冰箱温度并记录。

6. 高浓度电解质制剂（包括氯化钾及超过0.9%的氯化钠等）、肌肉松弛剂与细胞毒性等高警示药品严禁混装，放置治疗室药柜黄色专柜，采用红色标签醒目标识。

7. 急救药品存放于抢救车内，按药物性质编号排列，做好"四定"管理（定数量、定种类、定位置、定专人管理），每日清点，班班交接并在病房抢救车管理本上记录，做好药品变更登记并及时补充。

8. 贵重药品依据医嘱及处方取药，药品应有登记，注明床号及姓名，加锁保管。使用后空安瓿须经两人检查后方可弃去。贵重药品退还药房后，当班收费护士及当班组长应及时查对有无遗漏或错退。

二、用药管理

1. 药品严格执行"先进先出，近期先用"原则，如有过期、破损、变质、标签模糊等不得使用。

2. 严格执行重点药物用药后观察制度与程序，新药及特殊药品应组织用药前学习，药品说明书归档保存。

3. 科室备药原则不外借，特殊情况外借时做好登记和交接，毒麻药不外借。

4. 护士长每月抽查病房常用药品管理情况；每月检查一次急救药品管理并在病房抢救车交接本上签名。

第五十三章　ICU预防呼吸机相关性肺炎护理管理制度

1. 遵医嘱严格执行有创机械通气操作，做好机械通气护理监测，尽早协助医生停机拔管；尽量采用无创通气措施。

2. 制定和更新人工气道护理常规及相关操作流程，对相关人员进行培训和考核。

3. 新入职护士需通过考核后才能独立进行呼吸机相关操作及气道护理。

4. 呼吸机使用一次性管路和一次性湿化器，重复使用的呼吸机管路和湿化器统一送供应室消毒处理。

5. 严格执行VAP预防的集束化护理，护士长、护理组长每日对措施执行情况进行督导，做好目标检测记录，发现问题及时反馈。

6. 将VAP预防管理纳入新入职护士、在职护士常规培训内容，不定期提问和考核，每年培训1~2次。

7. 监督和督促保洁和辅助人员做好环境物品清洁。

8. 遵医嘱进行病原学标本采集送检。

9. 协助医院感染科做好医院感染监控，及时整改。

第五十四章 ICU预防导管相关血流感染管理制度

一、置管前预防措施

1. 严格掌握置管指征，减少不必要的置管。

2. 对患者置管部位和全身状况进行评估。选择能够满足病情和诊疗需要的、管腔最少、管径最小的导管。选择合适的留置部位，成人中心静脉置管建议首选锁骨下静脉，其次选颈内静脉，不建议选择股静脉，连续肾脏替代治疗时建议首选颈内静脉。

3. 置管使用的医疗器械、器具、各种敷料等医疗用品应当符合医疗器械管理相关规定的要求，必须无菌。

4. 患疖肿、湿疹等皮肤病或呼吸道疾病（如感冒、流感等）的医务人员，在未治愈前不应对患者进行置管操作。

5. 当为血管条件较差的患者进行中心静脉置管或患者PICC有困难时，可使用超声引导穿刺。

二、置管中预防措施

1. 严格执行无菌技术操作规程。置入中心静脉导管时，必须遵守最大无菌屏障要求，戴工作圆帽、医用外科口罩，严格执行手卫生并戴无菌手套，穿无菌手术衣或无菌隔离衣，铺覆盖患者全身的大无菌单。置管过程中手套污染或破损时应立即更换。置管操作辅助人员应戴工作圆帽、医用外科口罩，执行手卫生。

2. 采用符合国家相关规定的皮肤消毒剂消毒穿刺部位。采用葡萄糖酸氯己定醇大于0.5%的消毒液，进行皮肤局部消毒。

3. 中心静脉导管置管后应当记录置管日期、时间、部位、置管长度、导管名称和类型、尖端位置等，并签名。

三、置管后预防措施

1. 应当尽量使用无菌透明、透气性好的敷料覆盖穿刺点，对高热、出汗、穿刺点出血、渗出的患者可使用无菌纱布覆盖。

2. 应当定期更换置管穿刺点覆盖的敷料。更换间隔时间为无菌纱布至少2天/次，无菌透明敷料至少1周/次，敷料出现潮湿、松动、可见污染时应当及时更换。

3. 医务人员接触置管穿刺点或更换敷料前，应当严格按照《医务人员手卫生规范》有关要求执行手卫生。

4. 在中心静脉置管及PICC中，尽量减少三通等附加装置的使用。保持导管连接端口的清洁，每次连接及注射药物前，应当用符合国家相关规定的消毒剂，按照消毒剂使用说明对端口周边进行消毒，待干后方可注射药物；如端口内有血迹等污染，应当立即更换。

5. 戴管出科患者，告知置管患者在沐浴或擦身时注意保护导管，避免导管淋湿或浸入水中。

6. 输液 1 天或者停止输液后，应当及时更换输液管路。输血时，应在完成每个单位输血后或每隔 4 小时更换给药装置和过滤器；单独输注静脉内脂肪剂时，应每隔 12 小时更换输液装置。外周及中心静脉置管后，应当用不含防腐剂的生理盐水或肝素盐水进行常规冲封管，预防导管堵塞。

7. 严格保证输注液体无菌。

8. 紧急状态下的置管，若不能保证有效的无菌原则，应当在 2 天内尽快拔除导管，病情需要时更换穿刺部位重新置管。

9. 应当每天观察患者导管穿刺点及全身有无感染征象。当患者穿刺部位出现局部炎症表现或全身感染表现，怀疑发生血管导管相关感染时，建议综合评估决定是否需要拔管。如怀疑发生中心静脉导管相关血流感染，拔管时建议进行导管尖端培养、经导管取血培养及经对侧静脉穿刺取血培养。

10. 医务人员应当每天对保留导管的必要性进行评估，不需要时应当尽早拔除导管。

11. 若无感染征象，血管导管不宜常更换，不应当为预防感染而定期更换中心静脉导管。成人外周静脉导管 3～4 天更换一次，外周动脉导管的压力转换器及系统内其他组件（包括管理系统、持续冲洗装置和冲洗溶液）应当每 4 天更换一次。

第五十五章　ICU病房医院感染管理制度

1. 遵守本院的医院感染管理的规章制度。

2. 在医院感染管理科的指导下开展预防医院感染管理的各项监测，按要求报告医院感染发病情况，对监测发现的各种感染因素及时采取有效控制措施。

3. 患者的安置原则：感染患者与非感染患者分开，同类感染患者相对集中；特殊感染患者单独安置，并有醒目标志，按接触隔离处理。

4. 病房地面采用湿式清扫，每日1～2次，遇污染时即刻消毒。

5. 层流系统的出、回风口每周清洁消毒1～2次。

6. 患者衣服、床单、被套每周更换1～2次，枕芯、棉褥、床垫定期消毒，被血液、体液污染时，要及时更换；一次性枕套、被套及时更换；禁止在病房、走廊清点更换下来衣物；窗帘每季度清洗一次，污染时随时清洗。

7. 病床采用湿式清扫，一床一套，一床一抹布，用后均用500 mg/L的含氯消毒剂消毒，患者出院、转科或死亡后，床单位进行终末消毒处理。

8. 体温计等用后立即用500 mg/L的含氯消毒剂或75%酒精做消毒处理，消毒液每日更换一次。

9. 加强各类监护仪器设备、卫生材料的清洁与消毒管理。

10. 餐具、便器固定使用，保持清洁，定期消毒和终末消毒。

11. 传染病患者及其用物按传染病管理的有关规定采取相应的消毒措施。

12. 隔离措施。

13. 传染性引流液、体液等标本消毒后排入下水道。

14. 治疗室、配餐室、病室、厕所等分别设置专用拖布，标记明确，分开清洗，悬挂晾干，定期消毒。

15. 垃圾置于塑料袋内封闭运送；医用垃圾与生活垃圾分开装运；感染性垃圾置于黄色或有明显标识的塑料袋内，进行无害化处理。

16. 每季度由医院感染科对物表、医务人员手和空气进行消毒效果监测一次，并达到要求。

第五十六章　ICU 治疗室医院感染管理制度

1. 室内布局合理，清洁区、污染区分区明确，标识清楚；无菌物品按灭菌日期依次放入专柜，过期重新灭菌；设有流动水洗手设施。

2. 医护人员进入室内应衣帽整洁，严格执行无菌技术操作规程。

3. 无菌物品必须一人一用一灭菌。

4. 抽出的药液、开启的静脉输入用无菌液体需注明时间，超过 2 小时不得使用；启封抽吸的各种溶酶超过 24 小时不得使用，最好采用小包装。

5. 开启的小瓶消毒液（碘伏、酒精等）注明开启、失效时间，有效期一周；大瓶消毒液（聚维酮碘、酒精、双氧水等）有效期一个月。

6. 治疗车每日清洁消毒，车上物品应摆放有序，上层为无菌物品区，下层为清洁区，底层为污染区；治疗车、换药车、采血车等应配有快速手消毒剂。

7. 各种治疗、护理及换药操作应按清洁伤口、感染伤口、隔离伤口依次进行。

8. 特殊感染伤口，如炭疽、气性坏疽、破伤风、铜绿假单胞菌感染应严格隔离，处置后严格终末消毒；感染性垃圾应放在双层黄色防渗漏的污物袋内，及时回收处理；床边垃圾在床边处理，不回到治疗室处理。

9. 每日清洁、擦拭治疗室台面 1～2 次，地面湿式清扫。

第五十七章　ICU 各种物品消毒灭菌管理制度

一、医疗护理用品

1. 开启的小瓶消毒液（碘伏、酒精等）注明开启、失效时间，有效期一周；大瓶消毒液（聚维酮碘、酒精、双氧水等）有效期一个月。

2. 无菌物品按照有效期先后顺序左进右出，近效期先用。

3. 能采用单包装消毒灭菌的物品均采用单包装。

4. 体温计使用后用 75% 酒精浸泡消毒。

5. 氧气湿化瓶每日一换一消毒，氧气湿化瓶由供应室统一消毒处理。

6. 吸氧管每日更换一次或根据情况随时更换。

7. 呼吸机消毒。

（1）机身用 500 mg/L 的含氯消毒剂擦拭 1～2 次。

（2）呼吸机管道及配件一人一用一更换，有肉眼所见的污染时及时更换。

8. 心电监护仪、听诊器、血压计及手电筒的消毒。

（1）心电监护仪机身及各导联线用 500 mg/L 含氯消毒剂擦拭消毒，听诊器、电筒等每日用 500 mg/L 含氯消毒剂擦拭，血压计的袖袋用 500 mg/L 的含氯消毒剂浸泡 30 分钟，污染严重时随时更换清洗消毒。

（2）特殊疾病患者使用后的物品用 1 000～2 000 mg/L 含氯消毒剂擦拭或浸泡消毒。

（3）每床患者物品固定使用，每日清洁消毒 2 次，如遇污染随时消毒，患者出院时终末消毒。

9. 负压吸引装置消毒。

（1）吸引连接管一人一用一更换。

（2）储液瓶内加 1 000 mg/L 的含氯消毒剂 20 mL；备用吸引器随时处于清洁备用状态。

10. 冰毯、冰帽外套一般患者使用后用 500 mg/L 的含氯消毒剂擦拭或清洁后备用。

11. 冰袋用 500 mg/L 的含氯消毒剂浸泡 30 分钟。

12. 各种方框（或盒）每周二用 500 mg/L 的含氯消毒剂擦拭；输液网套每天用 500 mg/L 的含氯消毒剂浸 30 分钟，清水彻底冲洗，干燥备用。

二、物体表面

1. 擦拭台面、桌面的毛巾均用 500 mg/L 的含氯消毒剂浸泡 30 分钟，随时消毒好备用。

2. 治疗室操作台每日必须用消毒毛巾擦拭 1～2 次，污染随时清洁，随时保持整洁。

3. 治疗盘每日用消毒毛巾擦拭后才能铺治疗巾，治疗盘每 4 小时更换一次，注明失效时间。

4. 办公室键盘、文件架及电脑、电话每日用 500 mg/L 的含氯消毒剂擦拭 1～2 次；病历夹、病历架每日一次消毒擦拭。

三、环境物体表面

1. 地面、墙面、台面、家具用 500 mg/L 的含氯消毒剂擦拭或洗刷。

2. 清洁用具用 500 mg/L 的含氯消毒剂浸泡 30 分钟。

（1）治疗室、处置室、病室/走廊、厕所、办公区域的拖布标记明确、分开清洗、每日浸泡消毒 30 分钟并分别悬挂放置。

（2）擦拭毛巾应严格区分开，并分类放置，用后消毒备用。

3. 装排泄物的桶等容器用含 1 000 mg/L 的含氯消毒剂浸泡 30 分钟。

4. 便盆、尿壶个人专用。

5. 终末消毒用紫外线照射消毒物体表面，用含氯消毒液擦拭物体表面。

四、污物

1. 痰液用 1 000 mg/L 的含氯消毒剂加入负压吸引装置里消毒。

2. 使用后一次性医疗用品，如生活垃圾与医疗垃圾，分开收回。

五、特殊感染者的消毒隔离（铜绿假单胞菌、鲍曼不动杆菌、MRSA 等）

1. 将患者放置单间，接触隔离，标识清楚。

2. 所有用物固定，进去的物品不能随便带出，需回收的物品标识清楚送供应室，一次性物品、尿布、被服等放入双层黄色垃圾袋分类收送。

3. 病室用的拖布、毛巾固定使用，并用专用容器消毒。

4. 消毒方法：1 000 mg/L 的含氯消毒剂浸泡 30 分钟备用。

5. 所有人员接触患者要穿隔离衣，戴手套，严格消毒和洗手。

6. 患者出院后严格终末消毒。

第六篇　医学前沿与展望

第一章　脓毒症相关急性肾损伤发病机制和新型生物标志物的研究进展

摘　要：脓毒症是急危重症患者的主要死亡原因之一。脓毒症相关急性肾损伤与脓毒症患者的不良预后相关，其发病机制复杂，目前认为主要与免疫炎症反应、凝血级联激活、肾细胞凋亡和线粒体动力学异常有关。对脓毒症相关急性肾损伤患者进行早期诊断和治疗有助于降低死亡率，既往基于血清肌酐的诊断标准存在局限性。最新研究发现多种新型生物标志物参与 SA-AKI 发生发展，可能是 SA-AKI 早期诊断和治疗新的靶点。本文主要针对 SA-AKI 病理生理机制及其相关新型生物标志物进行探讨并做简要综述。

关键词：脓毒症相关急性肾损伤；机制；生物标志物

脓毒症（sepsis）是宿主对感染反应失控导致的器官功能障碍，是急危重症患者的主要死亡原因之一。脓毒症相关急性肾损伤（sepsis associated acute kidney injury，SA-AKI）是指原无肾损伤的患者，在发生脓毒症后出现包括血、尿组织学及影像学可见的肾脏结构或功能异常。研究证实，脓毒症患者急性肾损伤（AKI）发病率为 51%～66.9%，与脓毒症患者不良预后相关[1]。SA-AKI 发病机制复杂，与免疫炎症反应、微循环障碍、能量代谢异常等有关，但具体机制未明。目前尚无针对 SA-AKI 早期诊断和治疗的有效策略，及早诊断有助于降低 SA-AKI 病死率。因此，寻找敏感性和特异性更高的新生物标志物是临床关注的热点[2]。

1.SA-AKI 发病机制

传统观点认为，SA-AKI 发生与脓毒症时有效循环血量减少导致肾血流量减少有关[3]。然而，动物实验和临床证据表明肾血流量与肾功能之间存在分离[4]。当全身血液循环呈高动力状态时，尽管肾血流量因心输出量增加而增加，但仍会发生 AKI。免疫炎症反应、凝血级联激活、肾细胞凋亡和线粒体动力学异常是 SA-AKI 的主要发病机制。

（1）免疫炎症反应

免疫功能紊乱是脓毒症发病机制的中心环节。脓毒症早期表现为大量炎症细胞激活和促炎介质释放，机体由于炎症介质耗竭及免疫细胞凋亡而进入免疫抑制状态。促炎细胞因子（如 IL-6 和 TNF-α）与 SA-AKI 患者死亡风险增加有关[5]。作为循环细胞和肾内细胞表达的模式识别受体，Toll 样受体 4（Toll-like receptor 4, TLR4）可与 LPS 结合并激活包括核因子 κB（nuclear factor-κB）和促分裂原活化蛋白激酶（MAPKs）在内的多个信号通路，导致促炎细胞因子和 HMGB1 转录增加[6,7]。PTEN 基因（phosphates and tensin homologue deleted on chromsome ten gene, PTEN gene）可介导粘附、迁移、细胞存活和凋亡等过程，通过 PI3K/ 蛋白激酶 B 信号通路参与免疫炎症反应、促进促炎细胞因子释放、促进肾小管细胞凋亡，从而诱发 AKI[8]。

（2）肾细胞凋亡

肾细胞凋亡指炎症反应、氧化应激、I/R 损伤等多种因素导致肾小管上皮细胞（renal tubular epithelial cells, TECs）功能和细胞能量代谢异常。SA-AKI 患者血清可于体外诱发 TECs 和足细胞凋亡，提示过度的细胞凋亡是 SA-AKI 重要发病机制之一。另有研究表明，SA-AKI 时肾细胞凋亡不仅发生在 TECs，还可发生在肾小球内膜细胞、免疫细胞、肾小球毛细血管内皮细胞，SA-AKI 细胞凋亡可通过包括内源性途径（Bcl-2 家族、细胞色素 c、caspase-9）、外源性途径（死亡受体、Fas、FADD、caspase-8）及缺血性 AKI 时内外通路串扰等多途径发生[9]。胱天蛋白酶（caspases）是凋亡过程的"中心杀手"，参与凋亡细胞形态学变化[10]。

（3）凝血级联激活

脓毒症时促炎细胞因子过表达，诱导组织因子释放并启动外源性凝血途径，凝血过程促使炎症反应放大，诱导更多的组织因子表达，两者相互促进形成恶性循环[11]。凝血酶可促进多种促炎细胞因子和补体系统激活，诱导血小板聚集和白细胞活化，引发 DIC。脓毒症时活化的中性粒细胞中弹性蛋白酶破坏作用增加，抗凝血酶半衰期缩短，凝血酶失调[12]。同时，炎性介质使血管内皮细胞损伤，诱导内皮细胞释放纤溶酶原激活物抑制物 -1（PAI-1）抑制纤溶系统。凝血级联激活导致微循环内大量微血栓形成，引起包括 SA-AKI 在内的 MODS。

（4）线粒体动力学异常

线粒体动力学是指线粒体通过持续的融合和分裂改变自身形态来适应各种应激条件的生物学过程。AKI 发生时线粒体外膜通透性改变可触发细胞色素 C 等促凋亡因子释放，并释放大量的活性氧（reactive oxygen species, ROS），导致线粒体膜电位（mitochondrial membrane potential, MMP）降低、通透性增大，甚至肿胀并出现嵴断裂和线粒体动力学异常[13]。促凋亡 Bcl-2 蛋白（如 Bax）通过穿透线粒体膜诱导细胞凋亡，抗凋亡 Bcl-2 蛋白（如 Bcl-2）保护细胞免受细胞色素 C 等凋亡因子损伤[14]。Wei 等[15]研究发现，SA-AKI 中 Bax 水平升高而 Bcl-2 水平降低，敲除 Bax 可减少凋亡因子释放、保护小鼠肾功能。研究表明，受损线粒体触发自噬起始信号，诱导激活的 Parkin 将线粒体融合蛋白 1（mfn1）和线粒体融合蛋白 2（mfn2）泛素化，细胞通过自吞噬作用降解或清除受损线粒体[16]。SA-AKI 患者 Nod 样受体热蛋白结构域相关蛋白 3（noD-like receptor pyrin domain-containing protein 3, NLRP3）和 caspase 家族蛋白被激活，通过 Parkin 蛋白水解抑制线粒体自噬，加重炎症和细胞损伤[17]。

2.SA-AKI 的新型生物标志物

改善全球肾脏病预后组织（Kidney Disease: Improving Global Outcomes, KDIGO）指南强调 AKI 的早期诊断，将血清肌酐水平作为诊断标准加以强调，但存在诊断限制，表现在肾代偿机制导致血清肌酐上升滞后，甚至 50% 的 AKI 发生时肌酐没有升高[18]。

（1）免疫炎症反应是 SA-AKI 最主要的发病机制，多种新型生物标志物（如 miR-22～3p、CXCL14、lncRNA HOXA-AS2 等）可通过调节免疫细胞活性、下调细胞相关因子表达及抑制 NF-κB 信号通路抑制免疫炎症反应，发挥保护肾脏的作用。WANG 等[19]研究显示，miR-22～3p 在 LPS 诱导 AKI 小鼠中表达显著下降，miR-22～3p 可通过靶向抑制 PTEN，下调促炎因子的释放。LV 等[20]研究发现，CXCL14 的过表达可通过下调巨噬细胞活性，抑制细胞因子产生而减弱 SA-AKI。WU 等[21]研究显示 LPS 诱导的 HK-2 细胞中 HOXA-AS2 表达降低，HOXA-AS2 可通过靶向 miR-106b-5p 并阻碍 NF-κB 通路，在 SA-AKI 中发挥保护作用。因此，miR-22～3p、CXCL14、lncRNA HOXA-AS2 可用于 SA-AKI 的早期诊断，也是 SA-AKI 的潜在治疗靶点。

（2）IGFBP7、lncRNA MIAT、lncRNA CRNDE 可通过激活 ERK1/2 信号、上调 caspases 及抑制凋亡相关因子等参与 SA-AKI 细胞凋亡。WANG 等[22]研究发现，作为胰岛素样生长因子结合蛋白超家族成员之一，IGFBP7 过表达可通过激活 ERK1/2 信号促进 LPS 诱导的 HK-2 细胞和 CLP 术后小鼠的细胞周期阻滞和细胞凋亡，敲除 IGFBP7 基因可有效减轻小鼠的肾脏损伤程度。ZHANG 等[23]研究发现，lncRNA MIAT 在 SA-AKI 中表达明显上调，而 miR-29a 表达显著下降。细胞实验进一步证实 lncRNA MIAT 通过抑制 miR-29a，上调 caspases 表达，促进细胞凋亡。相反，lncRNA CRNDE 在 SA-AKI 中显著下调，CRNDE 高表达可与 miR-181a-5p 相互作用抑制凋亡相关因子释放，促进 HK-2 细胞增殖并抑制其凋亡[24]。因此，IGFBP7、lncRNA MIAT、lncRNA CRNDE 可用于 SA-AKI 的早期诊断，也是 SA-AKI 的潜在治疗靶点。

（3）有研究发现个别生物标志物通过抑制纤溶酶、促进血小板及白细胞激活、阻断 MMP 降低、促进线粒体自噬，参与凝血功能障碍及线粒体损伤修复。SA-AKI 中 PCSCK9 高表达，并促进循环核酸（circulating free DNA, cfDNA）的释放，cfDNA 可显著增加凝血酶产生及抑制纤溶酶介导的纤维蛋白溶解，加剧 SA-AKI 早期血液高凝状态[25]。WANG 等[26]研究显示，PSGL-1 可促进白细胞 - 血小板激活和相互作用，促进脓毒症患者炎症反应和凝血功能紊乱。DING 等[27]研究发现，UCP2 可通过阻断 MMP 降低从而抑制细胞色素 C 及细胞内 ROS 产生，改善 SA-AKI 动物模型线粒体形态或功能损伤。KIM 等[28]研究发现，SESN2 通过抑制 NLRP3 过度激活从而启动线粒体自噬，减轻炎症及细胞损伤。因此，PCSCK9、PSGL-1、UCP2、SESN2 也可用于 SA-AKI 的早期诊断，也是 SA-AKI 的潜在治疗靶点。

3. 总结与展望

SA-AKI 与脓毒症患者的不良预后相关，免疫炎症反应、凝血级联激活、肾细胞凋亡和线粒体动力学异常均参与 SA-AKI 的发生和发展。目前，对 SA-AKI 发病机制研究取得一定进展，但在免疫炎症反应和凝血级联反应调控网络、细胞凋亡新机理、线粒体动力学研究等方面仍有不足。进一步探讨 miR-22～3p、CXCL14、IGFBP7、lncRNA MIAT、PCSCK9、UCP2 等生物标志物在 SA-AKI 早期诊断中的应用价值，是目前研究的热点，对揭示 SA-AKI 发病机制和治疗 SA-AKI 具有重要意义。从发病机制探索到治疗靶点确定，再到临床应用，随着实验室检测技术的成熟，新型生物标志物将具有潜在的可推广性和临床可行性。

参考文献

[1] AHMED W, MEMON A I, reHMANI R, et al. Outcome of patients with acute kidney injury in severe sepsis and septic shock treated with early goal-directed therapy in an intensive care unit[J].Saudi J Kidney Dis Transpl, 2014, 25(3):544–551.

[2] RODRIGUES FAP, A.SANTOS, P.DE MEDEIROS, et al.Gingerol suppresses sepsis-induced acute kidney injury by modulating methylsulfonylmethane and dimethylamine production[J].Sci rep, 2018, 8(1):1–17.

[3] SHUM H P, YAN W W, CHAN T M. Recent knowledge on the pathophysiology of septic acute kidney injury:A narrative review[J]. J Crit care, 2016, 31(1):82–89.

[4] DEVARAJAN, P. R. BASU.K Sepsis-associated acute kidney injury-is it possible to move the needle against this syndrome?[J]. J Pediatr (Rio J), 2017, 93(1):1–7.

[5] SASUDEE P, caRLOS L M, heRNANDO G, et al.Acute kidney injury from sepsis:current concepts, epidemiology, pathophysiology, prevention and treatment[J].Kidney int,2019 ,96(5):1083–1099.

[6] PEERAPORNRATANA,MANRIQUE caBALLERO, CL GOMEZH,et al.Acute kidney injury from sepsis:current concepts, epidemiology, pathophysiology, prevention and treatment[J].Kidney int,2019,96(5):1083–1099.

[7] ZHUIY, LID, CUIL, et al.Treatment with 3,4-dihydroxyphenylethyl alcohol glycoside ameliorates sepsis-induced ALI in mice by reducing inflammation and regulating M1 polarization[J].Biomedicine pharmacother,2019,116(1):1–11.

[8] ZHANG J, LI L, PENG Y, et al. Surface chemistry induces mitochondria-mediated apoptosis of breast cancer cells via PTEN/PI3K/AKT signaling pathway. Biochim[J]. Biophys Acta Mol Cell res,2018,1865(1):172–185.

[9] YANG Y ,SONG M,LIU Y,et al. Renoprotective approaches and strategies in acute kidney injury[J].pharmacol Ther,2016,163(1),58–73.

[10] LEE SY, LEE YS, CHOI HM, et al. Distinct pathophysiologic mechanisms of septic acute kidney injury:role of immune sup-pression and renal tubular cell apoptosis in murine model of septic acute kidney injury[J]. Crit care Med,2012,40(11):2997–3006.

[11] ENGELAMNN B, MASSBERG S. Thrombosis as an intravascular effector of innate immunity[J]. Nature reviews Immunology,2013,13(1):34-45.

[12] HUNT BJ. Bleeding and coagulopathies in critical care[J]. The New England journal of medicine,2014,370(9):847-59.

[13] HAN SJ, JANG HS, NOH MR, et al. Mitochondrial NADP+-de-pendent isocitrate dehydrogenase deficiency exacerbates mitochondrial and cell damage after kidney ischemia-reperfusion injury[J]. J Am Soc Nephrol,2017,28(4):1200-1215.

[14] SHEN S, ZHOU J, MENG S, et al. The protective effects of isch-emic preconditioning on rats with renal ischemia-reperfu-sion injury and the effects on the expression of Bcl-2 and Bax[J].Exp Ther Med,2017,14(5):4077-4082.

[15] WEI Q, DONG G, CHEN JK,et al.Bax and Bak have critical roles in ischemic acute kidney injury in global and proximal tubule-specific knockout mouse mod-els[J]. Kidney nt,2013,84(1):138-148.

[16] SAUVE V, SUNG G, SOYA N,et al.Mechanism of parkin activation by phosphorylation[J].Nat struct Mol Biol,2018,25(7):623-630.

[17] YAO XU, JINGJING WANG,WANGJIE XU,et al. Prohibitin 2-mediated mitophagy attenuates renal tubular epithelial cells injury by regulating mitochondrial dysfunction and NLRP3 inflammasome activation[J].Am J physiol renal physiol,2019,316 (2)396-407.

[18] JOSEPH L ALGE, JOHN M ARTHUR. Biomarkers of AKI:a review of mechanistic relevance and potential therapeutic implications[J]. Clin J Am Soc Nephrol,2015,10(1):147-55.

[19] WANG X ,WANG Y ,KONG M,et al. MiR-22-3p suppresses sepsis-induced acute kidney injury by targeting PTEN[J].Biosci rep,2020,40(6):1-11.

[20] LV J,WU ZL,GAN Z,et al.CXCL14 Overexpression Attenuates Sepsis-Associated Acute Kidney Injury by Inhibiting proinflammatory Cytokine production[J].Mediators of Inflammation,2020,2020(1):1-10.

[21] HUIFENG WU,JING WANG,ZHEN MA,et al.Long noncoding RNA HOXA-AS2 mediates microRNA-106b-5p to repress sepsis-engendered acute kidney injury[J].J Biochem Mol Toxicol,2020,34(4):1-8.

[22] XIAOLIN WANG,TENG MA,XIAOJIAN WAN,et al.IGFBP7 regulates sepsisinduced acute kidney injury through ERK1/2 signaling[J].J Cell Biochem,2018,120(5):7602-7611.

[23] ZHANG Y,ZHANG YY,XIA F,et al.Effect of lncRNA-MIAT on kidney injury in sepsis rats via regulating miR-29a expression[J].Eur rev Med pharmacol,2019, 23(24):10942-10949.

[24] WANG J,SONG J,LI Y,et al.Down-regulation of LncRNA CRNDE aggravates kidney injury via increasing MiR-181a-5p in sepsis[J].Int Immunopharmacol,2020,79(1):1-9.

[25] DWIVEDI DJ ,GRIN PM ,KHAN M,et al.Differential Expression of PCSK9 Modulates Infection, Inflam-

mation, and coagulation in a Murine Model of Sepsis[J].Shock,2016,46(6):672-680.

[26] XIAOLI WANG ,HUAFEI DENG , CHUYI Tan,et al. The role of PSGL-1 in pathogenesis of systemic inflammatory response and coagulopathy in endotoxemic mice[J].Thromb res,2019,182(1):56-63.

[27] DING Y ,ZHENG Y ,HUANG J,et al.UCP2 ameliorates mitochondrial dysfunction, inflammation, and oxidative stress in lipopolysaccharide-induced acute kidney injury[J]. int Immunopharmacol,2019, 71(1):336-349.

[28] MIN-JI KIM, SOO HAN BAE , JAE-CHAN RYU,et al.SESN2/sestrin2 suppresses sepsis by inducing mitophagy and inhibiting NLRP3 activation in macrophages[J].Autophagy, 2016,12(8):1272-1291.

第二章 长链非编码RNA介导脓毒症发病机制的研究进展

摘要：脓毒症是急危重症患者主要死亡原因之一，是急危重症医学关注的重要临床问题。最新研究发现，多种lncRNA参与脓毒症炎症损伤，与多器官功能障碍综合征的发生密切相关。lncRNA作为脓毒症的重要发病机制，可能是脓毒症诊断和治疗新的靶点。

关键词：脓毒症；长链非编码RNA；多器官功能障碍；机制

脓毒症（sepsis）是宿主对感染反应失控导致的器官功能障碍，是急危重症患者主要死亡原因之一。经过近30年急危重症领域专家不懈努力，脓毒症基础和临床研究取得一定进展，但脓毒症发病率和死亡率仍居高不下，严重影响急危重症患者的预后。脓毒症发病机制复杂，炎症反应是重要的机制之一[1]。TNF单克隆抗体和IL-1受体拮抗剂等在脂多糖诱导的脓毒症动物模型中已证实有保护作用，但临床试验结果令人沮丧，说明脓毒症的发生绝不是一种或几种细胞因子增高或下降能解释的，也不会由于某种炎症介质的阻断或补充而得到逆转[2]。多水平抑制炎症介质的过度释放并实现脓毒症患者炎症调控网络重建，是目前脓毒症领域的重要研究方向。长链非编码RNA（long noncoding RNA, lncRNA）可促进脓毒症患者全身炎症反应及多器官功能损害，并在脓毒症患者血浆、肾小管上皮细胞、心肌细胞中存在差异表达[3]，lncRNA在脓毒症发病机制中的作用日益受到关注。

一、长链非编码RNA的结构与功能

lncRNA由日本科学家Okazaki教授[4]在2002年首次提出，是指在基因中大量存在、长度超过200个核苷酸、不编码蛋白质的RNA。lncRNA具有3'端多聚核苷酸尾和5'端7甲基鸟苷帽，是RNA聚合酶Ⅱ的转录产物[5]。lncRNA是多种短链非编码RNA（miRNA、piRNA、snoRNA、shRNA）的线性集合片段，通过影响miRNA等表达间接发挥生物学作用[6]，具有广泛的组织表达谱，与编码蛋白质的mRNA相比具有更强的组织表达特异性[7]。研究发现多种lncRNA与肿瘤发生、病毒复制及炎症损伤密切相关，参与转录调节、转录后加工、剪接调控等基因表达调节过程[8]。

近年来，lncRNA在脓毒症发病机制中的作用日益成为热点[9,10]。lncRNA可通过调节免疫细胞活性、促进巨噬细胞活化、激活TNF-α/NF-κB信号通路、上调免疫细胞相关因子表达等参与脓毒症的发生。Carpenter等[11]研究发现细菌感染时小鼠巨噬细胞中62种lncRNA表达均显著上升，其中lncRNA-COX2表达最高。Jia[12]等研究发现脂多糖诱导脓毒症小鼠模型中巨噬细胞lncRNA-CCL2表达显著上调，下调lncRNA-CCL2表达后炎症相关细胞因子随之降低。Wang等[13,14]研究显示脓毒症小鼠模型下调巨噬细胞lnc-DILC表达可激活TNF-α/NF-κB信号通路、促进IL-6过表达。Chen等[15]研究发现lncRNA NEAT-1表达水平与脓毒症小鼠T淋巴细胞、NK-T淋巴细胞活性及免疫球蛋白表达相关，降低lncRNA NEAT-1表达能促进多种免疫细胞激活、抑制炎症因子释放和T淋巴细胞凋亡。因此，多种lncRNA参与脓毒症动物模型全身炎症反应的发生，下调其表达可减轻，甚至逆转脓毒症发生。

多种 lncRNA 通过刺激机体产生细胞因子，调节脓毒症患者炎症反应，并与临床预后相关。Zeng 等[16]研究发现脓毒症患者血液中 lnc-ITSN 水平较正常人显著升高。lnc-ITSN 表达水平与脓毒症患者 C 反应蛋白、TNF-α、IL-6、IL-8 表达呈正相关，且死亡组患者血液中 lnc-ITSN 表达水平显著高于存活组患者（曲线下面积为 0.65，95% CI=0.58-0.73）。Cui[17]等研究发现，脂多糖刺激人单核细胞发生炎症应答后，炎症相关因子如 IL-6、IL-8、血管细胞粘附分子 -1 等表达升高，同时检测到 443 种 lncRNA 表达显著升高，其中长链非编码 RNA 白介素 7 受体（lnc-IL7R）表达上调最明显，进一步研究发现 lnc-IL7R 可负性调节以上炎症因子表达水平，但具体机制尚不清楚。目前，关于 lncRNA 参与脓毒症发生的临床研究较少，探索 lncRNA 在脓毒症发病机制中的作用正越来越受到重视。

二、长链非编码 RNA 与脓毒症多器官功能损害

1. 脓毒症性急性肾损伤

急性肾损伤（acute kidney injury, AKI）是脓毒症的常见并发症，是严重影响急危重症患者预后的重要因素。轻度脓毒症患者 AKI 发生率为 16%～25%，严重脓毒症患者 AKI 发生率为 50%，死亡率在 50%～70%，AKI 的发生将减少脓毒症患者生存期至数小时到数天。目前，对于脓毒症性 AKI 尚无满意的治疗方法，因此寻找有价值的分子靶点具有重要临床意义[18]。越来越多证据表明，多种 lncRNA 与脓毒症性 AKI 的进展和恢复密切相关。Shen 等[19]研究显示，HOTAIR 在脓毒症小鼠肾细胞中高表达，通过靶向抑制 miR-22，促进肾小管上皮细胞（HK-2）细胞凋亡、诱导脓毒症小鼠肾损伤发生。研究显示，广泛存在于哺乳动物体内的 lncRNA HMGB1 通过上调促炎基因 Toll 样受体 -2、Toll 样受体 -4 表达，发挥促进促炎细胞因子释放的生物学效应，在小鼠脓毒症性 AKI 中发挥关键作用[20-22]。

NF-κB 信号通路激活是炎症反应的重要机制，多种 lncRNA，如 lncRNA NEAT1、TapSAKI 等可直接或间接调节其活性，在机体炎症反应中发挥关键作用。Chen 等[23]研究显示，lncRNA NEAT1 通过靶向负调节 miR-204 表达，使 IL-6R 含量增加，激活 NF-κB 信号通路，诱导脓毒症肾细胞炎症反应，而抑制 NEAT1 表达能有效缓解脂多糖诱导小鼠肾系膜细胞损伤。lncRNA TapSAKI 在急性肾损伤患者中表达明显上调，并可通过 lncRNA TapSAKI 预测此类患者预后，靶基因软件分析 miR-22 是 TapSAKI 结合位点[24, 25]。Shen 等[26]研究发现 TapSAKI 在脂多糖诱导脓毒症性 AKI 小鼠中高表达，而 miR-22 表达显著下降。细胞实验进一步证实 lncRNA TapSAKI 通过抑制 miR-22、升高 PTEN 表达，激活 TLR4/NF-κB 信号通路，促进脓毒症性 AKI 发生。因此，lncRNA HMGB1、HOTAIR、NEAT1、TapSAKI 通过诱导促炎因子释放、激活炎症信号通路 NF-κB，促进脓毒症性 AKI 发生，未来也许能成为脓毒症性 AKI 患者治疗靶点。

2. 脓毒症相关心肌损害

脓毒症相关心肌损害（sepsis-related myocardial damage, SRMD）是脓毒症患者全身炎症反应加

重时，心血管系统平衡被打破，左、右心室收缩和舒张功能障碍。心肌功能抑制是脓毒症患者死亡的主要原因之一，但心肌功能障碍发生机制尚不清楚[27]。现有研究认为lncRNA HOTAIR、MALAT1可能通过诱导IL-6、IL-10、肿瘤坏死因子（tumor necrosis factor-α，TNF-α）等细胞因子表达或调节NF-κB信号通路活性参与SRMD发生发展。lncRNA HOTAIR最初被证实与乳腺癌及肌肉硬化的发生发展密切相关[28]，Wu等[29]研究发现，lncRNA HOTAIR和TNF-α在脓毒症小鼠心肌细胞中表达异常。实验证实，lncRNA HOTAIR在脓毒症小鼠心肌组织中高表达，通过激活炎症相关NF-κB信号通路增加TNF-α表达促进脓毒症小鼠心肌细胞炎症，下调HOTAIR后，TNF-α表达降低，脓毒症小鼠心肌细胞炎症随之缓解。Zhang等[30]研究发现，lncRNA MALAT1在脂多糖诱导脓毒症大鼠中高表达，尤其在心肌组织中升高明显。临床研究同样发现lncRNA MALAT1在心肌梗死患者外周血中高表达[31]。lncRNA MALAT1可能与脓毒症心肌损伤的发生与发展有关。Chen等[32]研究显示，lncRNA MALAT1在LPS诱导SRMD小鼠中表达上调，并通过靶向抑制miR-125b，激活炎症相关p38 MAPK/NF-κB信号通路，增加炎症因子TNF-α、IL-6、IL-10等表达，进而诱导脓毒症小鼠心肌炎症及心肌功能异常。因此，lncRNA HOTAIR和lncRNA MALAT1可能是SRMD患者的治疗靶点。

3. 脓毒症相关性脑病

脓毒症相关性脑病（sepsis-associated encephalopathy，SAE）表现为弥漫性脑组织功能障碍导致神经精神症状，是脓毒症常见并发症。超过50%的脓毒症患者并发SAE，导致住院时间延长，死亡率增加。lncRNA在哺乳动物大脑发育、神经可塑性、认知功能形成中发挥关键作用[33]，在多种神经退行性变中扮演重要角色[34]。目前，认为全身炎症反应及血脑屏障破坏是SAE发生的重要机制[35]。Sun等[36]研究发现脂多糖诱导SAE大鼠模型中，多种lncRNAs存在差异表达，并与多种mRNA表达有相关性。lncRNA NEAT1可通过激活NF-κB信号通路促进SAE的发生。Liu等[37]研究发现NEAT1在脂多糖诱导SAE小鼠模型中表达显著升高，NF-κB基因显著上调，下调NEAT1后NF-κB蛋白表达水平随之降低。自噬是真核细胞被包裹、降解、回收的过程，可降解毒素、病原体及变质胞体成分，一定程度自噬活化能预防机体损伤，降低肿瘤及炎症的发生，自噬过度活化则导致正常细胞凋亡及坏死[38]。自噬在SAE发病机制中的作用逐渐成为热点。lncRNA Lethe可靶向于P65蛋白激活NF-κB信号通路[39]，激活Lethe可通过诱导神经细胞自噬，预防SAE小鼠神经损害[40]。

三、小结与展望

基础与临床研究均证实多种lncRNA在脓毒症发病机制中发挥重要作用。lncRNA越来越多地被用作诊断生理、代谢和生化功能障碍的生物标志物，为脓毒症诊断和治疗提供了新的方向，但lncRNA物种间保守性较差，因此动物模型的结论推演至人类尚需谨慎。更大样本探讨lncRNA在脓毒症发病机制中作用、提高lncRNA诊断脓毒症的敏感性和特异性、在炎症调控网络基础上更深层次探讨脓毒症发病机制和治疗策略是下一步研究的重点。

参 考 文 献

[1] 于中锴，张宗旺，菅向东. 脓毒症的研究进展 [J]. 中华卫生应急电子杂志，2019，5（02）：118-121.

[2] 郭玉红，刘清泉. 脓毒症心肌功能障碍的研究进展 [J]. 中华急诊医学杂志，2017，26（03）：361-366.

[3] WU H, LIU J, LI W, et al. LncRNA-HOTAIR promotes TNF-α production in cardiomyocytes of LPS-induced sepsis mice by activating NF-κB pathway [J]. Biochem Biophys res commun,2016,471(1):240-246.

[4] OKAZAKI Y, FURUNO M, KASUKAWA T, et al. Analysis of the mouse transcriptome based on functional annotation of 60, 770 full-length cDNAs [J]. Nature,2002,420(6915):563-573.

[5] Murillo-Maldonado J M, Riesgo-Escovar JR. The various and shared roles of lncRNAs during development [J]. Developmental Dynamics, 2019,302(10):1-11.

[6] 王会丽，王栋. 长链非编码RNA调控肿瘤转移的研究进展 [J]. 生命科学，2016，28（06）：663-670.

[7] INAGAKI S, NUMATA K, KONDO T, et al. Identification and expressionanalysis of putative mRNA-like non-coding RNA in Drosophila [J]. Genes Cells,2005,10(12):1163-1173.

[8] ZOU Y, LI J, CHEN Y, et al. BANCR:a novel oncogenic long non-coding RNA in human cancers [J]. Oncotarget,2017,8(55):94997-95004.

[9] WU H, LIU J, LI W, et al. LncRNA-HOTAIR promotes TNF-α production in cardiomyocytes of LPS-induced sepsis mice by activating NF-κB pathway[J]. Biochem Biophys res commun,2016,471(1):240-246.

[10] YU Z, RAYILE A, ZHANG X, et al. Ulinastatin protects against lipopolysaccharide-induced cardiac microvascular endothelial cell dysfunction via downregulation of lncRNA MALAT1 and EZH2 in sepsis [J]. Int J Mol Med,2017,39(5):1269-1276.

[11] CARPENTER S, AIELLO D, ATIANAND M K, et al. A long noncoding RNA mediates both activation and repression of immune response genes [J].Science,2013,341 (6147):789-792.

[12] JA Y, LI Z, CAI W, et al. SIRT1 regulates inflammation response of macrophages in sepsis mediated by long noncoding RNA [J]. Biochim Biophys Acta Mol Basis Dis,2018,1864(3):784-792.

[13] WANG X, SUN W, SHEN W, et al. Long non-coding RNA DILC regulates liver cancer stem cells via IL-6/STAT3 axis [J]. J hepatol,2016,64(6):1283-1294.

[14] HUANG W, HUANG L, WEN M, et al. Long non-coding RNA DILC is involved in sepsis by modulating the signaling pathway of the interleukin-6/signal transducer and activator of transcription 3/Toll-like receptor 4 axis [J].Mol Med rep,2018,18(6):5775-5783.

[15] JIAN-X CHEN, XIONG XU, SEN ZHANG. Silence of long noncoding RNA NEAT1 exerts suppressive effects on immunity during sepsis by promoting microRNA 125 dependent MCEMP1 downregulation [J]. IUBMB LIFE, 2019, 71(7):956-968.

[16] ZENG Q, WU J, et al. Circulating lncRNA ITSN1-2 is upregulated, and its high expression correlates with increased disease severity, elevated inflammation, and poor survival in sepsis patients [J]. J Clin Lab Anal, 2019, 33(4):1-6.

[17] CUI H, XIE N, TAN Z, et al. The human long noncoding RNA lnc-IL7R regulates the inflammatory response [J]. Eur J Immunol, 2014, 44 (7):2085-2095.

[18] MRTENSSON J, BELLOMO R. Sepsis-Induced Acute Kidney Injury [J]. Crit care Clin, 2015, 31(4):649-660.

[19] SHEN J, ZHANG J, JIANG X, et al. LncRNA HOX transcript antisense RNA accelerated kidney injury induced by urine-derived sepsis through the miR-22/high mobility group box 1 pathway [J]. Life Sci, 2018, 8(41):185-191.

[20] LEE JY, SEO EH, OH CS, et al. Impact Of Circulating T helper 1 And 17 Cells in the blood on regional Lymph Node Invasion in colorectal cancer [J]. J cancer, 2017, 8(7):1249-1254.

[21] WANG H, LIU D. Baicalin inhibits high-mobility group box 1 release and improves survival in experimental sepsis [J]. Shock, 2014, 41(4):324-330.

[22] LI T, GUI Y, YUAN T, et al. Overexpression of high mobility group box 1 with poor prognosis in patients after radical prostatectomy [J]. BJU int, 2012, 110(11):1125-1130.

[23] CHEN Y, QIU J, CHEN B, et al. Long non-coding RNA NEAT1 plays an important role in sepsis-induced acute kidney injury by targeting miR-204 and modulating the NF-κB pathway [J]. int Immunopharmacol, 2018, 3(23):252-260.

[24] LORENZEN J M, SCHOUERTE C, KIELSTEIN JT, et al. Circulating long noncoding RNATapSaki is a predictor of mortality in critically ill patients with acute kidney injury [J]. Clin Chem, 2015, 61(1):191-201.

[25] ZHOU P, CHEN Z, ZOU Y, et al. Roles of Non-Coding RNAs in Acute Kidney Injury [J]. Kidney blood press res, 2016, 41(6):757-769.

[26] SHEN J, LIU L, ZHANG F, et al. LncRNA TapSAKI promotes inflammation injury in HK-2 cells and urine derived sepsis-induced kidney injury [J]. J pharm pharmacol, 2019, 71(5):839-848.

[27] COURT O, KUMAR A, PARRILLO JE, et al. Clinical review: Myocardial depression in sepsis and septic shock [J]. Crit care, 2002, 6(6):500-508.

[28] PAHLEVAN KAKHKI M, NIKRAVESH A, SHIRVANI FARSANI Z, et al. HOTAIR but not ANRIL long non-coding RNA contributes to the pathogenesis of multiple sclerosis [J]. Immunolo-

gy,2018,153(4):479-487.

[29] WU H, LIU J, LI W, et al. LncRNA-HOTAIR promotes TNF-α production in cardiomyocytes of LPS-induced sepsis mice by activating NF-κB pathway [J]. Biochem Biophys res commun,2016,471(1):240-206.

[30] ZHANG M, GU H, CHEN J, et al. Involvement of long noncoding RNA MALAT1 in the pathogenesis of diabetic cardiomyopathy [J]. int J cardiol,2016,10(19):753-755.

[31] VAUSORT M, WAGNER DR, DEVAUX Y. Long noncoding RNAs in patients with acute myocardial infarction [J].Circ res,2014,115(7):668-677.

[32] CHEN H, WANG X, YAN X, et al. LncRNA MALAT1 regulates sepsis-induced cardiac inflammation and dysfunction via interaction with miR-125b and p38 MAPK/NFκB [J]. int Immunopharmacol,2018,11(38):69-76.

[33] SPADARO PA, BREDY TW. Emerging role of non-coding RNA in neural plasticity, cognitive function, and neuropsychiatric disorders [J].Front Genet,2012,3(132):1-39.

[34] ROBERTS TC, MORRIS KV, WOOD MJ. The role of long non-coding RNAs in neurodevelopment, brain function and neurological disease [J]. philos Trans R Soc Lond B Biol Sci,2014,369(1652):1-13.

[35] CHAKRAVARTY D, SBONER A, NAIR SS, et al. The oestrogen receptor alpha-regulated lncRNA NEAT1 is a critical modulator of prostate cancer [J]. Nat commun,2014,5(5383):1-16.

[36] SUN W, PEI L, LIANG Z. mRNA and Long Non-coding RNA Expression profiles in Rats reveal Inflammatory Features in Sepsis-Associated Encephalopathy [J]. Neurochem res,2017,42(11):3199-3219.

[37] LIU WQ, WANG YJ, ZHENG Y, et al. Effects of long non-coding RNA NEAT1 on sepsis-induced brain injury in mice via NF-κB [J]. Eur rev Med pharmacol Sci,2019,23(9):3933-3939.

[38] SHOJI-KAWATA S, SUMPTER R, LEVENO M, et al. Identification of a candidate therapeutic autophagy-inducing peptide [J]. Nature,2013,494(7436):201-206.

[39] NICOLE A RAPICAVOLI, KUN QU,JIAJING ZHANG, et al. A mammalian pseudogene lncRNA at the interface of inflammation and anti-inflammatory therapeutics [J]. eLife, 2013,2(762):1-16.

[40] MAI C, QIU L, ZENG Y, et al. LncRNA Lethe protects sepsis-induced brain injury via regulating autophagy of cortical neurons [J]. Eur rev Med pharmacol Sci,2019,23(11):4858-4864.

第三章 血糖变异度在急危重症中的研究进展

由于应激、进食异常、营养物质吸收利用障碍、感染等因素,急危重症患者普遍存在胰岛素抵抗,表现为血糖水平增高和波动幅度增大[1-3],影响急危重症患者临床预后。血糖变异性(glucose variability,GV)是反映血糖波动的指标,表示个体在一定时间内血糖波动的程度,且不依赖血糖水平而独立存在[4]。近年来,GV 在急危重症救治中的作用逐渐受到重视。以下就 GV 在急危重症中的研究进展做一综述。

一、血糖波动引起急危重症患者器官功能损伤的机制

正常情况下血糖波动幅度由营养物质吸收利用水平和胰岛素分泌水平共同决定,并维持在合理可控范围。病理情况下,如应激、进食异常、营养物质吸收利用障碍、感染等,促炎细胞因子大量持续释放导致胰岛素抵抗。基础研究证实,TNF-a、IL-6 与胰岛素作用的靶细胞受体相结合,不仅抑制葡萄糖转运,还可引起肾上腺皮质激素、儿茶酚胺等激素升高,间接影响胰岛素敏感性,介导胰岛素抵抗[5,6]。

血糖波动引起急危重症患者器官功能损伤的最主要机制是氧化应激。高糖环境下线粒体的电子转移链可产生多种超氧化物如活性氧类(reactive nitrogen species,RNS),激活信号通路 NF-κB、丝裂原激活蛋白激酶(mitogen-activated protein kinase,MAPK)、c-jun 氨基端激酶(c-Jun N-terminal kinase,JNK),诱导产生多种促炎细胞因子,导致急危重症患者器官功能损伤[7,8]。基础和临床研究发现,促炎细胞因子与胰岛素抵抗互为因果,是诱发血糖异常波动的始动环节;血糖波动相比单点高血糖增加蛋白激酶 C(protein kinase C,PKC)的表达并激活 MAPK 通路,加速细胞凋亡及 DNA 氧化损伤,产生不可逆性细胞损害[9,10];血糖异常波动可以发生所谓"高血糖记忆",即血糖异常波动触发促炎细胞因子基因表达,即使血糖水平正常后仍持续表达[11]。

二、血糖变异度的指标

目前,尚无用于评估 GV 指标的统一标准。Eslami 等[12] 分析显示有 12 个指标可用于评估急危重症患者的血糖变异度。

血糖变异度指标	计算方法
标准差(standard seviation,SD)	每位患者在 ICU 期间所有血糖值的标准差
高血糖和低血糖(hyper-hypo)	患者整个 ICU 期间或入住 ICU24 小时内既有高血糖(高血糖≥7.1 mmol/L),又有低血糖(低血糖≤3.5 mmol/L)
变异系数(coefficient of variation,CV)	血糖标准差 ×100/ 血糖平均值
平均血糖漂移幅度(mean amplitude of glycemic excursions,MAGE)	计算所有的相邻两血糖差值的绝对值,求其中大于 1 个标准差的数值的平均值

续表

血糖变异度指标	计算方法
血糖不稳定指数（glycemic lability index, GLI）	Σ（相邻两血糖的差值/相邻血糖间隔时间）/周数
平均每日 δ 血糖（mean daily δ BGL）	每日最高血糖与最低血糖差值的平均值
连续变化（successive change）	计算所有的相邻两血糖的差值，求其中的最大正值、最大负值及最大绝对值
三角指数（triangular index）	是一种时域分析的几何学方法，将直方图的高度/测量的总次数
血糖百分位数（blood glucose percentile）	计算患者血糖不同的百分位数（如P50、P95等）
目标血糖漂移百分比（percent excursion above and below target）	每位患者超过或低于目标血糖的次数占总测量次数的百分比
平均绝对血糖改变值（mean absolute glucose, MAG）	Σ（|相邻两血糖的差值|）/住ICU总的时间

目前，评估 GV 的指标可概括为以下 12 种。

（1）GLUsd：指所有血糖值的标准差，是目前最常用的 GV 指标，用来评价总体水平偏离平均血糖的幅度，主要描述血糖的离散趋势。Krinsley JS [13] 研究发现，GLUsd 是能独立预测急危重症患者预后的良好指标。

（2）MAGE：指 24 小时内血糖波动幅度大于 1 倍 GLUsd 有效波动幅度的均值，反映单日 GV 情况。2015 年中国血糖监测应用指南将 MAGE＜3.9 mmol/L 作为控制指标。MAGE 不依赖于血糖整体水平的变化，具有精确度高、误差小的特点。

（3）空腹血糖变异系数（FPG-CV）：指 FPG 标准差与均数的比值，用于评价血糖偏离平均水平的离散程度，是评估患者日间 FPG 变异的重要参数，可避免平均水平不同对变异程度的影响。

（4）低血糖指数（low blood glucose index, LBGI）：评估低血糖风险的相关指标。LBGI 对血糖测定值进行分析，统计低血糖发生频率、程度，LBGI 用于对低血糖、特别是严重低血糖风险估测。

（5）血糖变异时间百分比：指某一血糖范围在 1 天内的比例，可直观体现日内血糖变异特点，不能反映变异幅度大小和频率。

（6）最大血糖变异幅度（largest amplitude of glycemic excursion, LAGE）：指患者总体血糖中最高值与最低值之差，评价 GV 两个极端的差异。LAGE 体现整体血糖水平波动幅度，不能反映波动的频率。

（7）餐后血糖时间曲线下面积增值（incremental area under the curve, IAUC）：指高于餐前血糖的餐后血糖曲线下面积的增值，反映餐后血糖变异指标。该指标计算复杂，需连续性血糖监测系统（continuous glucose monitoring system, CGMS）支持，成本高。

（8）日间血糖平均绝对差（mean of daily differences, MODD）：指在血糖谱相匹配的时间点上测量患者血糖值，计算其绝对差值的平均值，是评估日间变异的重要参数。

（9）日平均风险范围（average daily risk range, ADRR）：对患者进行 14～28 天的连续观测，

每天不少于 4 次血糖监测，将结果进行换算便可得到日平均风险范围，用于评估长期 GV。由于持续时间长，患者依从性差，应用较少。

（10）曲线下面积及频数分布：指某一范围的血糖在 1 天的时间比例及变化的频率，能同时反映某一范围血糖持续时间和血糖变化大小，精确度高。该指标需 CGMS 支持，成本高，计算相对复杂。

（11）平均进餐波动指数：受影响因素较多，包括餐后血糖漂移幅度（postprandial glucose excursion, PPGE），指 PPG 峰值与相应餐前血糖的差值；达峰时间△t 和达峰 1 小时后血糖下降所占的百分比。该指标体现日内餐后血糖变异，由于与进餐时间、种类均相关，计算复杂，目前运用较少。

（12）M 值：由 schlichtkrun 提出，此量化指标重在对低血糖进行评估，将各点血糖值相对目标血糖的差异大小进行统计转化而得出。计算式为 M= $\sum$ |10×log10（BG/5）|3/N+W/20（N= 血糖个数，W=LAGE），由于计算复杂，准确性不高，目前应用较少。

三、血糖变异度在急危重症预后预测及指导治疗中的意义

应激性高血糖在急危重症患者中发病率高，为 43%～50%[14]，增加包括感染、酸中毒在内的各种并发症发生率，与急危重症患者不良预后相关[15]。近年来，GV 对急危重症患者预后的影响越来越受到临床重视[16, 17]，已被证实是急危重症患者病死率的独立预测因子[18-20]。Egi 等[21]在 2006 年第一次研究 GV 与急危重症患者死亡率的关系，发现 GV 与急危重症患者死亡率相关，对急危重症患者预后预测价值明显优于血糖水平。一项针对脓毒症患者的单中心回顾性研究发现，在平均血糖水平低的患者中 GLI 高的患者比 GLI 低的患者有更高的住院死亡风险（odds ratio=4.73）[22]。

van Dan Berghe 等[23]针对心脏外科的重症患者提出强化胰岛素治疗方案，强调强化胰岛素治疗可以降低重症患者的死亡率。但随后进行的针对内科重症患者的研究结果显示，强化胰岛素治疗并不能改善患者预后，同时会增加低血糖的发生风险[24-26]。低血糖可致中枢神经系统不可逆损伤，使急危重症患者死亡率显著上升[27]。目前认为，以正常血糖为目标的多项研究结论不一致与不同研究群体 GV 的差异有关。应激性高血糖的发生与机体应激的反应强度有关，不同研究群体的原发病、既往病史、并发症和治疗手段均可能是血糖水平和死亡率相关的混杂因素。以上临床研究结果表明：血糖控制不能只关注某一时间段的血糖水平，关注 GV 可能是更有效的思路。减少急危重症患者血糖波动，即使平均血糖维持较高水平，低的 GV 值也具有保护作用并将明显改善患者预后[28]。

四、血糖变异度的管理策略和实现形式

急危重症患者 GV 与预后密切相关，寻找既能控制血糖到安全范围，又能降低血糖变异度的治疗策略是目前临床关注的热点，而确定血糖波动的安全范围至关重要[29]。急危重症患者，内环境调控能力明显下降，伴随着血糖水平增高和低血糖风险增大，同等程度的应激水平相较于糖尿病患者往往导致血糖水平更高，且疾病严重程度及严格的血糖控制策略导致血糖波动范围更大。目前尚无确定急危重症患者 GV 安全范围的大宗临床研究，但强化胰岛素方案已退出历史舞台[30]。2009 年的 ADA 临床实践建议：对于外科急危重症患者，血糖控制目标应控制在接近 6.1 mmol/L，通常应＜7.8 mmol/L。对于非外科急危重症患者，血糖控制目标不明确，但血糖波动为 6.1～

7.8 mmol /L 及以下可减少并发症和死亡率[31]。2014 年 ADA 糖尿病诊疗指南提出：血糖＞10 mmol /L 的持续高血糖急危重症患者应启动胰岛素治疗，一旦开始胰岛素治疗，推荐大多数患者将血糖波动控制在 7.8～10.0 mmol /L，在无明显低血糖的前提下，更严格的目标如 6.1～7.8mmol /L 对某些患者可能是合适的。

血糖监测频率同样会影响血糖波动的调控，高血糖的急危重症患者应每天监测评估及调整，保证血糖平稳性[32]。要获得平稳、安全的血糖控制，最大幅度降低 GV，血糖监测方法的选择尤其重要。近年来，连续动态的血糖监测方式日益受到重视。CGMS 包括连续性血管内监测系统和连续性皮下组织葡萄糖监测系统。相对于连续性皮下组织葡萄糖监测系统，连续性血管内血糖监测的准确性、及时反应性更好，但其在急危重症患者中应用较少。

胰岛素是治疗急危重症患者应激性高血糖的常用药物，其他药物如下。

（1）二甲双胍：一种经典的降糖药物，能在改善胰岛素抵抗的同时促进糖的利用，有良好的安全性。Mojtahedzadeh 等[33]研究显示，应激性血糖升高的非糖尿病急危重症患者用二甲双胍治疗后血糖明显下降，与单用胰岛素静脉注射相比血糖下降水平并无显著差异。Ansari 等[34]研究显示，二甲双胍联合胰岛素治疗应激性高血糖患者，比单纯强化胰岛素治疗效果更佳，且低血糖风险更低。

（2）氢化可的松：作为临床常用的糖皮质激素，氢化可的松具有强大的抗炎效应，可用于多种急危重症患者的抢救。有研究显示，氢化可的松可使肝脏和周围组织对胰岛素的敏感性降低，提高患者血糖水平。但由于促炎细胞因子与胰岛素抵抗互为因果，抗感染治疗更有利于控制血糖水平和血糖异常波动。Ngaosuwan 等[35]对休克患者的研究显示，100 mg/d 的氢化可的松可使感染性休克患者高血糖发生率显著下降，且不会增加病死率。Zhu 等[36]研究证实，氢化可的松 24 小时持续泵入较间断静脉滴注更能稳定感染性休克患者的血糖，显著缩短持续高血糖期，降低血糖高峰值。

（3）姜黄素：具有显著降低血糖的作用，并可明显减少晚期低血糖发生。周淑琴等[37]研究显示姜黄素可显著减轻高血糖导致氧化 DNA 损伤，提示姜黄素在维持血糖稳定和包括高糖导致细胞损害有重要作用。

五、小结与展望

综上所述，促炎细胞因子与胰岛素抵抗互为因果，是诱发血糖异常波动的始动环节。GV 在急危重症患者预后预测及指导治疗中的作用正越来越受到临床重视。寻找既能控制血糖在安全范围又能降低血糖变异度的治疗策略是目前临床关注的热点。

深入研究 GV 引起急危重症患者器官功能损伤的分子机制、探索不同人群和疾病谱的 GV 流行病学、开展基于 GV 调控策略的大宗临床研究、专注于 GV 调控的新药物研发和临床应用是未来研究的方向。

参 考 文 献

[1] ALI N, O'BRIEN J, DUNGAN K, et al.Glucose variability and mortality in patients with sepsis [J].Crit care Med,2008,36(8):2316-2321.

[2] SCAN M, RINALDO B, MICHAEL J, et al. The impact of early hypoglycemia and blood glucose variability on outcome in critical illness [J].Critical care,2009,13(3):1-17.

[3] MARIK PE, RAGHAVAN M. Stress-hyperglycemia, insulin and immunomodulation in sepsis [J]. intensive care Med,2004,30(5):748-756.

[4] CERIELLO A, IHANT MA. Glycemic Variability:A new therapeutic challenge in diabetes and the critical care setting[J].Diabet Med,2010,27(8):222-225.

[5] CHO SK, HUH JH, YOO JS, et al.HOMA-estimated insulin resistance as an independent prognostic factor in patients with acute pancreatitis[J].Sci rep,2019,9(1):14894-14900.

[6] GIACCO F, BROWNLEE M. Oxidative stress and diabetic complications[J].Circ res, 2010,107(9):1058-1070.

[7] XIA J, YIN C. Glucose Variability and coronary artery Disease[J].Heart Lung Circ,2019,28(4):553-559.

[8] MENDEZ CE, DER MESRUPIAN P J, MATHEW R O, et al.Hyperglycemia and Acute Kidney Injury During the Perioperative Period[J].Curr Diab rep,2016,16(1):1-10.

[9] QUAGLIARO L, PICONI L, ASSALONI R, et al.Intermittent high glucose enhances ICAM-1, VCAM-1 and E-selectin expression in human umbilical vein endothelial cells in culture:the distinct role of protein kinase C and mitochondrial superoxide production[J]. Atherosclerosis, 2005,183(2):259-267.

[10] SUN J, XU Y, SUN S, et al. Intermittent high glucose enhances cell proliferation and VEGF expression in retinal endothelial cells：the role of mitochondrial reactive oxygen species[J].Mol Cell Biochem.2010,343(1):27-35.

[11] SATYA KRIAHNA S V, KOTA S K, MODI K D. Glycemic variability:Clinical implications[J].Indian J Endocrinol Metab,2013,17(4):611-619.

[12] ESLAMI S, TAHERZADEH Z, SCHULTZ M J, et al. Glucose variability measures and their effect on mortality :a systematic review[J].Intensive care Med,2011,37(4):583-593.

[13] KRINSLEY J S. Glycemic variability:a strong independent predictor of mortality in critically ill patients [J]. Crit care Med,2008,36(11):3008-3013.

[14] VAN DEN BERGHE G, WOUTERS P J, BOUILON R, et al. Outcome benefit of intensive insulin therapy in the critically ill:Insulin dose versus glycemic control[J]. Crit care Med, 2003, 31(2):359-366.

[15] BALLONI A, LARI F, GIOSTRA F. Evaluation and treatment of hyperglycemia in critically ill patientss [J]. Acta Biomed, 2017, 87 (3):329-333.

[16] VAN CROMPHAUT SJ, VANHOREBEEK I, VAN DEN BERGHE G. Glucose metabolism and insulin

resistance in sepsi [J]. Curr pharm Des, 2008,14 (19):1887–1899.

[17] HERNANDEZ R, TERUEL T, LORENZO M. Akt mediates insulin induction of glucose uptake and up-regulation of GLUT4 gene expression in brown adipocytes [J]. FEBS Lett, 2001, 494 (3):225–231.

[18] KRINSLEY J. Glycemic variability and mortality in critically Ill patients:the impact of diabetes [J].Diabetes Sci Technol,2009,3(6):1292–1301.

[19] KRISTA L, LUIS V, SUSANA B, et al. Differenees in complexity of glycemic profile in survivors and nonsurvivors in an intensive care unit:A pilot study [J]. Crit care Med,2010,38(3):849–854.

[20] ARJUN DEVANESAN, JONATHAN LLOYD, HANIF SAMAD,et al. Glycaemic control in intensive care everything in moderation [J]. intensive care Society,2016, 17(4):280–283.

[21] EGI M, BELLOMO R, STACHOWSKI E, et al. Variability of blood glucose concentration and short-term mortality in critically ill patients[J]. Anesthesiology,2006,105(2):244–252.

[22] ALI N A, OBRIEN J M, DUNGAN K, et al. Glucose variability and mortality in patients with sepsis[J]. Crit care Med,2008,36(8):2316–2321.

[23] VAN DAN BERGHE G, WOUTERS P, WEEKERS F, et al. intensive insulin therapy in critically ill patients [J].N Engl J Med ,2001,345(19):1359–1367.

[24] 侯静，许媛. 感染性休克治疗中的血糖控制及评价 [J]. 中国实用外科杂志，2009，29（12）：986–988.

[25] VAN HOOIGDONK R T, MESOTTEN D, KRINSLEY J S, et al. Sweet Spot Glucose control in the intensive care Unit[J].Semin respir Crit care Med,2016,37(1):57–67.

[26] GRIESDALE DEG, DE SOUZA R J, VAN DAM R M, et al. Intensive insulin therapy and mortality among critically ill patients:A meta-analysis including NICE-SUGAR study data [J].CMAJ, 2009, 180(8):821–827.

[27] JEROEN H, TITIA M, VRIESENDORP R, et al. Glucose variability is associated with intensive care unit mortality[J]. Crit care Med,2010,38(3):838–842.

[28] MEYFROIDT G. Blood glucose amplitude variability in critically ill patients [J]. Minerva Anestesiol, 2015, 81(9):1010–1018.

[29] KRINSLEY J. Glycemic variability and mortality in critically Illpatients：the impact of diabetes[J].Diabetes Sci Technol,2009,3(6):1292–1301.

[30] DUCKWORTH W . Intensive versus conventional glucose control in critically ill patients [J]. N Engl J Med,2009,360(1):1283–1297.

[31] American Diabetes association. Standards of medical care in diabetes-2009[J]. Diabetes care,2009,32(1):13–61.

[32] MANJITPAL SINGH, VIMAL UPRETI, YASHPAL SINGH, et al. Effect of Glycemic Variabil-

ity on Mortality in ICU Settings A prospective Observational Study [J]. Indian J Endocrinol Metab,2018,22(5):632-635.

[33] MOJTAHEDEADEH M, JAFARIEH A, NAJAFI A, et al. Comparison of metformin and insulin in the control of hyperglycaemia in non-diabetic critically ill patients [J]. Endokrynol Pol,2012,63(3):206-211.

[34] ANSARI G, MOJTAHEDZADEH M, KAJBAF F, et al. How does blood glucose control with metformin influence intensive insulin protocols? evidence for involvement of oxidative stress and inflammatory cytokines [J]. Adv Ther, 2008, 25 (7):681-702.

[35] NGAOSUWAN K, OUNCHOKDEE K, CHALERMCHAI T. Clinical outcomes of minimized hydrocortisone dosage of 100 mg/day on lower occurrence of hyperglycemia in septic shock patients [J]. Shock,2018, 50(3):280-285.

[36] ZHU L,LI X ,LIU Y, et al. Effects of different administration methods of hydrocortisone on blood glucose in patients with septic shock:a Meta-analysis [J]. Zhonghua Wei Zhong Bing Ji Jiu Yi Xue,2018,30(10):915-919.

[37] 周淑琴，张守法，张伟，等. 姜黄素对波动性高血糖处理下人脐静脉内皮细胞DNA氧化损伤的影响[J]. 中国老年学杂志，2018，38（05）：1205-1207.

第四章 中心静脉-动脉血二氧化碳分压差在休克评估中的研究进展

摘要：休克是临床工作中最常见的可危及生命的疾病状态，也是重症患者最常见和最重要的临床问题。因此，寻找能准确评估治疗效果的氧代谢指标是目前休克治疗道路上探索的重点。随着氧代谢指标研究的深入，传统指标如中心静脉血氧饱和度（ScvO$_2$）、乳酸、乳酸清除率等在评价组织灌注水平时意义有限，近年来许多研究指出中心静脉-动脉血二氧化碳分压差（Pcv-aCO$_2$）可以更敏感地反映组织灌注和心排血量的变化，尤其当联合 ScvO$_2$ 时，在指导感染性或非感染性因素引起的循环衰竭的液体容量复苏中有重要价值。本文对 Pcv-aCO$_2$ 及其联合指标研究现状做一综述，旨在为临床治疗提供新的思路。

关键词：休克；Pcv-aCO$_2$；ScvO$_2$ 联合 Pcv-aCO$_2$

"休克"自 1737 年被提出以来，经历了一个漫长而又历久弥新的认识过程，时至今日休克仍是临床工作中最常见的可危及生命的疾病状态，也是重症患者最常见和最重要的临床问题[1]。休克从本质上说是机体有效循环血容量减少，组织灌注不足，引起细胞代谢紊乱和功能障碍的病理生理过程，以组织器官氧输送不足与氧代谢异常为特征[2]。近年来，越来越多的研究发现，氧代谢监测在休克患者病程中发挥着不可替代的作用。在休克患者的救治中，及早纠正氧输送与氧消耗的失衡，降低组织缺氧程度，可有效降低病死率。因此，寻找能准确评估治疗效果的氧代谢指标，及时调整治疗方案，是目前临床工作者在休克治疗道路上探索的重点[3]。

传统的氧代谢指标如中心静脉血氧饱和度（ScvO$_2$）、血乳酸等在评价组织灌注水平时价值有限，随着氧代谢指标研究的深入，许多研究指出 Pcv-aCO$_2$ 较传统检测指标能更早、更敏感地反映组织灌注[4-6]，对于评价患者液体管理及预后判断有重要的意义，并且可以在早期提供治疗反馈信息。目前对于评估休克患者病情的最优指标尚未达成共识，本文就近年来有较大潜在应用价值的氧代谢指标 Pcv-aCO$_2$ 研究现状做一综述，希望能帮助临床医师在实际工作中更好地选择监测工具，正确指导休克患者的临床诊治，提高治疗水平、改善治疗结果。

1. 中心静脉-动脉血二氧化碳分压差

（1）Pcv-aCO$_2$ 的概念及临床优势

中心静脉-动脉血二氧化碳分压差（central vein-arterial carbon dioxide partial pressure difference, Pcv-aCO$_2$）是机体动脉及中心静脉血中测得 CO$_2$ 量的差值，反映的是代谢过程中是否有足够的循环血量清除组织产生的 CO$_2$。休克时循环血容量绝对或相对不足，血流缓慢，血液通过毛细血管时间延长，导致单位体积内 CO$_2$ 含量增加；同时，当机体处于高代谢状态时，CO$_2$ 生成增多，组织缺血缺氧，机体进行无氧代谢，乳酸生成增多，H$^+$ 升高，血液通过碳酸氢盐缓冲生成 CO$_2$ 与 H$_2$O，导致

CO_2 生成增多，$Pcv-aCO_2$ 也将升高[7]。正常生理情况下，$Pcv-aCO_2$ 参考范围为 2～5 mmHg，$Pcv-aCO_2$ 与心输出量（cardiac output, CO）成反比，即 CO 越大，越容易将外周组织产生的 CO_2 清除[8]。$Pcv-aCO_2$ 是反映 CO 是否充足的指标，$Pcv-aCO_2$ 升高表示存在组织灌注不足。

静脉 - 动脉血二氧化碳分压差（vein-arterial carbon dioxide partial pressure difference, $Pv-aCO_2$）是机体动脉及混合静脉血中测得 CO_2 量的差值。与 $Pcv-aCO_2$ 一样，$Pv-aCO_2$ 反映代谢过程中是否有足够的循环血量清除组织产生的 CO_2。研究证实，持续升高的 $Pv-aCO_2$ 是不良预后的独立预测指标，同时可以预判乳酸水平的变化[9-11]。$Pv-aCO_2$ 和 $Pcv-aCO_2$ 有相关性，但检测 $Pv-aCO_2$ 需放置肺动脉漂浮导管，创伤大且操作复杂，临床应用受限制，而 $Pcv-aCO_2$ 只需留置放置于上腔静脉的中心静脉导管即可，应用范围更加广泛。

（2）$Pcv-aCO_2$ 较传统指标的优势

大量研究发现，$Pcv-aCO_2$ 相较于平均动脉压（MAP）、中心静脉压（CVP）、尿量等传统指标能更早反映组织灌注，且较血乳酸、中心静脉血氧饱和度（$ScvO_2$）等指标更敏感。莫·龙等[12]报道 33 例失血性休克患者，根据复苏前后肺泡动脉血氧分压差分为氧合障碍组和无氧合障碍组，绘制受试者工作特征曲线分析各氧代谢指标、APACHE Ⅱ 评分等对失血性休克患者容量复苏后氧合障碍的预测价值，实验发现 $Pcv-aCO_2$ 对失血性休克患者容量复苏后氧合障碍的预测价值优于血乳酸和 $ScvO_2$，且复苏开始时 $Pcv-aCO_2$ 大于 9.5 mmHg 提示复苏后氧合障碍可能性大。Emmanuel Robin 等[13]研究发现，在高危手术后，入 ICU 时 $Pcv-aCO_2 > 6$ mmHg 是患者术后发生并发症的预测指标，$Pcv-aCO_2$ 升高的患者器官功能衰竭发生率增加，机械通气时间延长，住院时间延长，死亡率呈上升趋势。周昭雄等[14]通过对 19 例失血性休克患者研究，发现 $Pcv-aCO_2$ 能够在休克容量复苏过程中动态评估微循环状态，更好地反应组织灌注与代谢状态，组间比较差异有统计学意义（$P < 0.001$），且对休克患者复苏不足的预测价值优于 $ScvO_2$ 和乳酸清除率。

有研究表明，脓毒症休克的患者尽早容量复苏使 $Pcv-aCO_2 < 6$ mmHg，有利于改善患者预后[15]。Ospina-Tascón 等[16]研究表明，在感染性休克复苏前 6 小时内，$Pcv-aCO_2$ 持续 ≥ 6 mmHg 与 28 天病死率相关，由此可见，$Pcv-aCO_2$ 在休克病程中具有评估病情轻重程度、预测预后、指导容量复苏的作用。

（3）$Pcv-aCO_2$ 及 $ScvO_2$ 单独使用限制因素

我们发现，在患者处于休克状态时，有些情况下病理性高心排会纠正循环内部分二氧化碳的蓄积，这时即使存在严重的组织低灌注，$Pcv-aCO_2$ 仍有可能正常；并且，由于 Haldane 效应，部分患者哪怕没有组织低灌注的表现，$Pcv-aCO_2$ 也会升高，这会影响我们对于机体真实灌注及氧代谢水平的判断[17]。不仅如此，以往被广泛建议用作反映机体灌注水平和组织氧合程度的中心静脉血氧饱和度（$ScvO_2$）在某些因素干扰下也容易出现误差。$ScvO_2$ 受到氧输送（DO_2）、氧消耗（VO_2）及氧利用率的共同调节，根据公式：$VO_2 = DO_2 \times$ 氧摄取率（oxygen extraction ratio, ERO_2），$ScvO_2 =$ 血氧饱和度（SaO_2）$-VO_2/DO_2 = SaO_2 - ERO_2$。由此可见，$ScvO_2$ 反应的是 DO_2 和 VO_2 是否平衡，正常的

$ScvO_2$ 并不能代表组织氧供正常,休克时微循环障碍导致毛细血管关闭及线粒体功能障碍,氧消耗少,会导致 $ScvO_2$ 正常或升高,同时,中心静脉是混合了的全身血液,反应的是全身氧供是否充足,某些器官的缺氧可能会被其他正常氧供的组织来源的静脉血掩盖,也导致 $ScvO_2$ 升高或正常[18-21]。

$Pcv-aCO_2$ 是反映血流动力学状态的流量指标,与 CO 关系密切。$ScvO_2$ 是反映血流动力学状态的氧代谢指标,但同时也是反映血流动力学状态的间接流量指标,所以 $Pcv-aCO_2$ 与 $ScvO_2$ 有良好的相关性[22]。近年来许多研究发现,联合 $ScvO_2$ 及 $Pcv-aCO_2$ 可以更准确地判断休克患者的组织灌注及氧代谢情况、排除 $ScvO_2$ 假性正常,能更恰当地指导容量复苏,改善患者的预后。

2.$ScvO_2$ 联合 $Pcv-aCO_2$

近年来关于 $ScvO_2$ 对氧代谢状态反映的准确性一直存在质疑,现普遍认为,休克患者经过容量复苏 $ScvO_2 > 70\%$ 时仍可能存在高乳酸血症及组织低灌注[23]。为了进一步提高敏感性和特异性,联合流量指标及反映血流动力学状态的氧代谢指标共同指导治疗成为研究热点。赵璟等[24]报道 100 例感染性休克,根据入科时 $Pcv-aCO_2$ 水平将患者分为高 $Pcv-aCO_2$ 组($Pcv-aCO_2 \geq 6mmHg$)与低 $Pcv-aCO_2$ 组($Pcv-aCO_2 < 6 mmHg$),两组性别、年龄、APACHE Ⅱ评分及感染原因等基线资料比较无明显差异,入组后立即采用 EGDT,结果发现,EGDT 后血流动力学指标及 $ScvO_2$ 达标后,不能完全反映组织灌注情况。进一步研究发现,$Pcv-aCO_2 \geq 6 mmHg$ 时,其乳酸水平高,乳酸清除率低,容量复苏不足,可以将 $Pcv-aCO_2$ 用于指导脓血症休克患者容量复苏。Robin E 等[25]发现,$Pcv-aCO_2$ 高于正常水平与高危手术患者术后并发症的增加密切相关,$Pcv-aCO_2$ 可以作为 $ScvO_2$ 的一个有力的辅助工具,联合两指标可以评估容量复苏效果,能更恰当地评估容量复苏过程中的组织灌注情况[26-28]。潘传亮等[29]研究发现,$ScvO_2$ 联合 $Pcv-aCO_2$ 作为容量复苏终点可减轻组织缺氧程度、缩短机械通气时间及 ICU 住院时间、降低病死率。

Furtier 等[30]对 70 例高风险手术患者进行前瞻性观察实验,发现无并发症组的平均 $ScvO_2$ 及最低 $ScvO_2$ 均高于并发症组,且两组 $Pcv-aCO_2$ 比较差异有统计学意义,进一步分析得出,发生术后并发症的患者 $ScvO_2 \geq 70\%$ 时 $Pcv-aCO_2$ 比较仍具有统计学意义。从而得出结论,当 $ScvO_2 \geq 70\%$,且 $Pcv-aCO_2 \leq 5 mmHg$ 时术后并发症更少。王英等[31]对 110 例感染性休克患者进行实验,将其随机分为对照组和观察组,每组 55 例,对 $ScvO_2 < 70\%$ 的患者进行容量复苏,对照患者 $ScvO_2 \geq 70\%$ 时停止容量复苏,观察组患者当 $Pcv-aCO_2 \geq 6 mmHg$ 时继续复苏,$Pcv-aCO_2 < 6 mmHg$ 时停止复苏,研究发现观察组患者 6 小时和 12 小时的乳酸清除率明显高于对照组患者($P < 0.05$),与杜微[32]、陈辉民[33]等研究者实验结论一致。由此可见,$Pcv-aCO_2$ 可鉴别 $ScvO_2$ 是正常升高还是由组织氧摄取率严重不足导致的异常升高,联合监测可避免 $ScvO_2$ 的假性正常,且较单独检测 $ScvO_2$ 能更恰当地评估容量复苏过程中的组织灌注情况。

综上所述,$Pcv-aCO_2$ 作为反映流量的指标,在评估休克患者病情严重程度及预后上有重要价值,尤其在联合 $ScvO_2$ 时,两者可发挥互补效应,并且较传统氧代谢指标能更早反映组织灌注及氧代谢状态,从而更好地指导治疗及评价患者预后。

参考文献

[1] 管向东，司向. 休克定义及分型的再思考[J]. 协和医学杂志，2019，10（05）：438-441.

[2] 葛宏升. 对休克及其治疗的再认识[J]. 世界最新医学信息文摘，2019，19（71）：94-96.

[3] International guidelines for management of sever sepsis and septic shock.Intensive care Med.

[4] FUTIER E.Central venous O_2 saturation and venous-to-arterial CO_2 difference as complementary tools for goaldirected therapy during high-risk surgery[J].Crit care,2010,14 (5):158.

[5] OSPION-TASC G A, UMANA M,BERMUDEZ U F, et al. can venous-to-arterial carbon dioxide differences reflect microcirculatory alterations in patients with septic shock?[J].Intensive care Med, 2016, 42(2):211-221.

[6] ANTONELLI M, LEVY, et al.Hemodynamic monitoring in shock and implications for management.international consensus conference,Paris,France,27-28 April 2006[J].Intensive care Med,2007,33(4):575-590.

[7] MALLAT J, LEMYZE M, MEDDOUR M, et al. Ratios of central venous-to-arterial carbon dioxide content or tension to arteriovenous oxygencontent are bettermarkers of global anaerobic metabolism than lactate in septic shock patients[J]. Ann intensive care,2016,6 (1):10.

[8] 霍丽坤，李培军. 中心静脉-动脉血二氧化碳分压差的临床应用进展[J]. 中华危重病急救医学，2016，28（11）：1048-1052.

[9] VAN BEEST P A, LONT M C, HOLMAN N D, et al. Central venous arterial pCO_2 difference as a tool in resuscitation of septic patients[J]. intensive care Med,2013, 39(6):1034-1039.

[10] VALLET B, PINSKY M R, CECCONI M. Resuscitation of patients with septic shock:please "mind the gap！" [J].Intensive care Med,2013,39(9):1653-1655.

[11] LAMIA B,MONNET X,TEBOUL J L.Meaning of arterial-venous pCO_2 difference in circulatory shock[J]. Minerva Anestesiol,2012,72(6):597-604.

[12] 莫龙，李恒，李小悦. Pcv-aCO_2对失血性休克患者液体复苏后氧合障碍的预测价值[J]. 岭南急诊医学杂志，2017，22（03）：205-207.

[13] ROBIN E, FUTIER E, PIRES O, et al.Central venous-to-arterial CO_2 difference as a prognostic tool in high-risk surgical patients[J].Critical care,2015,19(1):227.

[14] 周昭雄，刘玉兰，张庆光，等. 中心静脉-动脉血二氧化碳分压差在失血性休克患者容量监测中的应用[J]. 广东医学，2015，36（06）：921-923.

[15] ZHAO H J, HUANG Y Z, LIU AR, et al. The evaluation value of severity and prognosis of septic shock patients based on the arterial-to-vesous carbon dioxide difference[J]. Zhonghua Nei Ke Za Zhi,2012,51(6):437-440.

[16] OSPINA-TASCN G A, BAUTISTA-RINCN D F, UMANA M, et al. Persistently high venous-to-arterial

carbon dioxide differences during early resuscitation are associated with poor outcomes in septic shock[J]. Critical care, 2013,17(6):294.

[17] OSPINA-TASCON G A, UMA A M, BERMODEZ W, et al.Combination of arterial lactate levels and venous-arterial CO_2 to arterial-venous O_2 content difference ratio as markers of resuscitation in patients with septic shock[J].Intensive care Med,2015,41(5):796-805.

[18] 高伟，张勇，倪海滨，等. 外周静脉-动脉血二氧化碳分压差可预测感染性休克患者预后：62例前瞻性研究[J]. 南方医科大学学报，2018，38（11）：1312-1317.

[19] MOUNCEY P R,OSBORN TM,POWER G,et al.Trial of early,Goal-directed resuscitation for septic shock[J].N Engl J Med,2015,372(14):1301-1311.

[20] INVESTIGATORSP,YEALY DM, KELLUM JA,et al.A randomized trial of protocol-based care for early septic shock[J].N Engl J Med,2014,370(18):1683-1693.

[21] TEXTORIS J,FOUCHOL, WIRAMUS S,et al.High central venous oxygen saturation in the latter stages of septic shock is associated with increased mortality[J].Crit care,2011,15(4):R176.

[22] 陈玉红，赵钗，赵倩，等. 中心静脉血氧饱和度联合静动脉血二氧化碳分压差指导脓毒症患者容量管理[J]. 中国全科医学，2016，19（11）：1276-1281.

[23] ARISE INVESTIGATORS,ANZICS CLINICAL TRISLS GROUP, PEAKE SL,et al.Goal-directed resuscitation for patients with early septic shock[J]. N Engl J Med, 2014, 371(16):1496-1506.

[24] 赵璟. 监测动静脉二氧化碳分压差指导脓血症休克患者液体复苏的意义[J]. 实用医药杂志，2018，35（10）：904-906.

[25] ROBIN E, FUTIER E, PIRES O, et al.Central venous-to-arterial CO_2 difference as a prognostic tool in high-risk surgical patients[J].Critical care,2015,19(1):227.

[26] 连晓芳，阎书彩. 氧代谢指标在感染性休克中的应用进展[J]. 临床误诊误治，2015，28（09）：110-113.

[27] JAMAL A,ALHASHEMI M S,SARMAD SALIM M D.Central venous-to-Arterial carbon Dioxide Difference:An Independent predictor of Central venous Saturation in Severe Sepsis[J].Chest,2010,138(4):898.

[28] MALLAT J,PEPY F,LEMYZE M,et al.Central venous-toarterial carbon dioxide partial pressure difference in early resuscitation fromseptic shock:a prospective observational study[J].Eur J Anaesthesiol,2014,31(7):371-380.

[29] PAN C L, ZHANG H Y, LIU J P. Values of mixed venous oxygen saturation and difference of mixed venous-arterial partial pressure of carbon dioxide in monitoring of oxygen metabolism and treatment after open-heart operation[J]. Zhonghua Wei Zhong Bing Ji Jiu Yi Xue,2014,26(10):701-705.

[30] FUTIER E, R OBIN E, JABAUDON M, et al. Central venous O_2 saturation and venous-to-arterial CO_2 difference as complementary tools forgoal-directed therapy during highrisk surgery[J].Crit care，2010,

14(5):R193.

[31] 王英，张萌，刘伟伟，等. 静动脉血二氧化碳分压差联合上腔静脉血氧饱和度指导休克患者复苏的治疗效果观察 [J]. 中国医院药学，2016，9（36）：150-151.

[32] 杜微，刘大伟，隆云，等. 静动脉血二氧化碳分压差联合上腔静脉血氧饱和度指导休克患者复苏 [J]. 中华医学杂志，2012，92（13）：909-914.

[33] 陈辉民，王菊香，叶惠龙，等. 静动脉血二氧化碳分压差作为功能性血流动力学指标评价容量负荷试验的意义 [J]. 中华急救医学杂志，2013，22（11）：1278-1281.

第五章　外科感染与肠功能障碍

外科感染和肠功能障碍均是重症医学研究的热点。随着对重症医学基础和临床研究的深入，人们意识到肠功能在重症患者疾病发生和发展过程中发挥着重要的作用。20世纪80年代有学者提出"肠道是多器官功能障碍综合征（multiple organ dysfunction syndrome, MODS）的始动器官"的观点，认为肠道是人体内最大的储菌库和内毒素库，一旦肠黏膜完整性和屏障保护功能被破坏，肠道内的细菌或内毒素通过向肠外组织移位可引起肠道局部或全身性的不可控制的炎症反应[1]。外科感染是指需要手术治疗的感染性疾病和发生在创伤或手术后的感染。2%~5%的腹腔外手术发生感染，而腹腔内手术感染发生率达20%，已成为影响外科重症患者预后的重要因素。肠功能障碍不仅可以引起其他脏器功能相继障碍，也可以继发于其他脏器功能障碍，其中最常见的原因是感染[2]。因此，外科感染与肠功能障碍紧密相关。

1. 肠功能障碍的定义和评分

以往观点认为，对于重症患者，心功能、呼吸功能、肝功能和肾功能决定患者的预后，肠道不像重症患者的其他器官那样受到重视及保护。随着对肠道功能的深入研究和生理功能的重新认识，临床开始关注肠功能对重症患者疾病转归的影响。目前认为[3]，肠道的生理作用不仅包括营养物质的消化和吸收，还包括屏障功能。黎介寿等[4]提出，肠功能障碍是肠实质与（或）功能的损害，导致消化、吸收营养与（或）黏膜屏障功能产生障碍。肠道缺血再灌注损伤、内毒素、营养障碍和广谱抗生素的使用均可以引起肠黏膜细胞功能障碍和肠道微生态环境紊乱。

肠功能障碍可分为急性肠功能障碍和慢性肠功能障碍。急性肠功能障碍（小于6个月）多与外科感染和手术有关。慢性肠功能障碍（大于6个月）多与放射性肠炎、全胃切除后、短肠综合征等并发症有关。

肠功能障碍可分为三型[5]。1型：小肠长度绝对减少，如短肠综合征。2型：小肠实质广泛损伤，如炎性肠病、放射性损伤等。3型：以肠黏膜屏障功能损害为主，同时伴有肠消化、吸收功能的障碍，多见于严重感染、创伤、休克等导致的MODS。

目前，对肠功能障碍评分采用MODS病情分期诊断及严重程度评分标准[6]：腹部胀气，肠鸣音减弱为1分；腹部高度胀气，肠鸣音接近消失为2分；麻痹性肠梗阻，应激性溃疡出血（具有1项即可确诊）为3分。

2. 肠功能障碍的机制

在感染等应激情况下，肠道常表现为黏膜糜烂、出血。肠黏膜屏障的破坏，为细菌和毒素侵入黏膜下和门静脉提供客观条件。肠-肝轴假说[7]提出，由于肝脏库普弗细胞功能受抑制，肠道内细菌和内毒素侵入循环系统引起肠源性感染，同时进入肝脏的内毒素激活库普弗细胞释放一系列炎症介质，启动炎症瀑布反应。动物实验[8]证实，严重应激可导致门－体循环内毒素水平迅速升高，加重炎症反应及器官损害，诱发MODS。为保证机体应激时心、脑、肺的血液供应，缩血管炎症介质首先引起肠血管收缩，使肠局部血液减少，从而导致肠道微循环障碍，造成肠功能障碍。

肠道微生态系统的重要功能之一是阻止肠腔内细菌和内毒素移位到其他组织。肠道菌群的定植性和繁殖性等作用使外来菌无法在肠道内定植，特别是正常菌群中的厌氧菌对机体定植抗力具有重要作用，可阻止肠道条件致病菌的定植和大量增殖。

正常肠蠕动参与食物的消化、吸收和排泄，同时也是肠腔内环境的"清道夫"。肠蠕动过慢、过弱或肠梗阻可引起肠内细菌过度生长。

肠道是人体较大的免疫器官之一。上皮内、肠黏膜固有层及小肠黏膜与黏膜下淋巴组织内的T细胞和分泌的sIgA在维持肠道免疫监视、清除病菌及阻止病菌对黏膜的黏附等方面发挥重要作用[9]。

有资料表明，累及肠功能障碍的MODS患者病死率明显高于无合并肠功能障碍者[10]。因此，重视MODS合并肠功能障碍的早期诊断和治疗是降低MODS发生率和病死率的重要环节。

3. 肠功能障碍的检测

（1）内毒素：在肠黏膜屏障受损后，会进入血液循环。通过检测血中内毒素含量，可以间接反映肠功能障碍的程度[11]。

（2）血清二胺氧化酶：组胺等多胺物质的分解代谢酶，其活性与绒毛高度及肠黏膜细胞的核酸和蛋白合成密切相关。小肠黏膜屏障功能衰竭时，血清二胺氧化酶进入肠细胞间隙淋巴管和血流，使血清二胺氧化酶升高。因此，血清二胺氧化酶活性可反映肠道损伤和修复情况[11]。

（3）D-乳酸：细菌代谢和裂解的产物。当肠通透性异常升高时，肠道细菌产生的大量D-乳酸透过肠黏膜进入循环，因此检测其外周血水平可反映肠黏膜损害程度和通透性变化[12]。

（4）胃肠黏膜pH（pHi）监测：pHi是反映胃肠血流灌注和氧合的敏感指标，可早期预报胃肠缺血、缺氧状况[13]。pHi是反应危重患者胃肠道黏膜血液供应状况的良好指标，对评判复苏疗效和判断预后都有指导意义[14]。

（5）肠道吸收功能监测：通过检验木糖含量检测肠道吸收功能[15]。

4. 肠功能障碍的治疗

肠功能障碍是MODS的重要组成部分，故救治上应在针对各器官功能不全相应治疗的同时重点保护肠功能。外科感染与肠功能障碍关系密切，积极采取相应治疗措施治疗外科感染对于肠功能障碍的治疗有重大意义。

（1）感染源的控制：外科引流和抗生素的合理使用。

（2）肠内营养：通过对胃肠黏膜的刺激，肠内营养可刺激胰酶及胃肠激素的分泌，维护肠黏膜正常的结构与屏障功能[16]。与全胃肠外营养（TPN）相比，肠内营养更符合生理需要。动物实验[17]证实，肠内营养可以降低内毒素水平和死亡率。但在胃肠功能尚未恢复时不能使用，如在肠麻痹、弥漫性腹膜炎、机械性肠梗阻等时使用会加重病情。

（3）改善肠黏膜低灌流状态：小剂量多巴胺和前列环素可以改善肠黏膜灌流，减轻肠黏膜损伤。糖皮质激素、维生素C等氧自由基清除剂可减轻氧自由基损伤[8]。

（4）抑制胃酸分泌：如H_2受体拮抗剂，可预防应激性溃疡。

（5）恢复肠道菌群生态平衡：外源性补充益生菌可以恢复肠道菌群生态平衡，使内毒素生成和吸收减少，血中内毒素水平下降[18]。

（6）谷氨酰胺：正常机体血浆及细胞内最丰富的氨基酸，对保护组织完整性、增强机体免疫功能具有重要作用。谷氨酰胺是重症患者小肠唯一的供能物质，与肠黏膜的结构和功能有密切关系[19]。

（7）消化道选择性去污染：选择针对需氧菌窄谱抗生素抑制肠道和口咽部异常携带的潜在性的致病菌，可以有效控制革兰氏阴性腐败菌的定植与感染[20]。

（8）小肠移植：小肠移植是治疗终末期小肠功能衰竭的理想方法。过去20年小肠移植取得了显著的发展。

（9）其他治疗：重症感染时肠屏障功能损伤的发生机制是多途径、多方面的，这给临床预防和治疗肠功能障碍及随后发生的MODS带来了很大的困难。体外研究[21]发现，将NF-κB超抑制蛋白的基因转导入体外培养的肠上皮细胞中可以减少前炎性介质的生成，显示出良好的前景。

参 考 文 献

[1] 韩红，王厚力，于学忠，等. 胃肠功能障碍/衰竭与危重病[J]. 中国医学科学院学报，2008，30（02）：224-227.

[2] 韦巧珍，王琳林. 感染与胃肠功能障碍[J]. 医学综述，2008（09）：1339-1341.

[3] 丁建安，黎介寿. 胃肠道生理功能的再认识与肠衰竭[J]. 世界华人消化杂志,2005,（14）：12-13.

[4] 黎介寿. 肠衰竭：概念、营养支持与肠粘膜屏障维护[J]. 肠外与肠内营养,2004，11（02）：65-67.

[5] 任建安，黎介寿. 肠衰竭的认识与进展[J]. 中国实用外科杂志，2003（01）：39-40.

[6] 王今达,王宝恩.多脏器功能失常综合征（MODS）病情分期诊断及严重程度评分标准（经庐山'95全国危重病急救医学学术会讨论通过）[J]. 中国危重病急救医学，1995（06）：346-347.

[7] MARSHALL J C. The gut as a potential trigger of exercise-induced inflammatory responses[J]. Can J physiol phamacol,1998,76(5):479-484.

[8] 董军，张淑文，王宝恩. 肠功能障碍与多器官功能障碍综合征[J]. 中国危重病急救医学，2005（12）：764-767.

[9] 于勇. IgA在肠道免疫屏障中的作用及其创伤后的改变[J]. 国外医学(创伤与外科基本问题分册),1994（01）：15-18.

[10] HASSOUN H T,KONE B C,MERCER D W,et al. Postinjury multiple organ falure:the role of the gut[J].

Shock, 2001,15(1):1-7.

[11] 阮鹏，张全荣，龚作炯，等. 肝炎肝硬化患者血浆 D-乳酸、二胺氧化酶和内毒素的检测及其临床意义 [J]. 临床内科杂志，2004（02）：93-95.

[12] MURRAY M J,GONZE M D,NOWAK L R,et al. Serum D-lactate levels as an aid to diagnosing acute intestinal ischemia[J]. Am J surg,1994,167:575-578.

[13] FIDDIAN-GREEN R G. Gastric intestinal PH, tissue oxygenation and acid-base balance[J]. Br J Anesth,1995,74:591-606.

[14] 周静，安友仲. 胃肠黏膜 pH 值的测定及其临床意义 [J]. 中华普通外科杂志，2000，15（02）：113-115.

[15] 黎君友，孙丹，吕艺，等. 肠缺血再灌注对小肠屏障、吸收、通透和传输功能的影响 [J]. 世界华人消化杂志，2004（02）：218-220.

[16] 王俊健. 肠道营养因子与肠黏膜屏障保护 [J]. 实用医学进修杂志，1999，27（04）：249-252.

[17] 康焰，毛海香，熊先泽，等. 早期肠道内营养对内毒素及细胞因子的影响 [J]. 中国普外基础与临床杂志，1999（02）：10-12.

[18] DOIG R,WAGNER G,PIERSON C,et al.Biotherapeutic effects of probiotic bacteria ob candidiasis in immunodeficient mice[J]. Infect Immuni,1997,65:4165-4172.

[19] GOETERS C,WENN A,MERTES N,et al. Parenteral L-alanyl-L glutamine improves 6-month outcome in critically ill patients[J].Crit care Med,2002,30:2032.

[20] 李兰娟. 肝功能衰竭并发感染与肠道细菌易位 [J]. 中国微生态学杂志，2001（02）：1-3.

[21] HAN X,FINK M P,DELUDE R L. Proinflammatory cytokines cause NO-dependent and independent changes in expression and localization of tight junction proteins in intestinal epithelial cells[J]. Shock,2003,19(3):229-237.

第六章 中心静脉-动脉血二氧化碳分压差/动脉-中心静脉氧含量差在急危重症领域研究进展

氧代谢障碍是诸多急危重症共同的病理生理学基础,危重患者常发生氧供需平衡异常。应激或手术疼痛反应引起组织细胞高代谢,对氧的需求增加,发生感染,甚至脓毒症等[1],可出现微循环淤滞,组织细胞对氧的摄取能力降低引起缺氧,若不能早期纠正缺氧,组织细胞可产生炎症反应等导致血管内皮损伤,血管通透性增加,细胞间隙水肿造成氧弥散障碍,进一步引起细胞氧供氧耗平衡异常,甚至引起组织器官功能衰竭[2,3]。早期、准确评估氧代谢状态并纠正氧代谢障碍是提高急危重症患者抢救成功率的关键。现有的乳酸、中心静脉血氧饱和度(central venous oxygen saturation, $ScvO_2$)、中心静脉-动脉血二氧化碳分压差(central venous-arterial carbondioxide difference, $Pcv-aCO_2$)等氧代谢指标可在一定程度上表现微观意义的氧代谢障碍,但以上指标达标后仍可能存在组织低灌注,仍有相当数量的患者进展为多器官功能障碍,甚至死亡[4]。近年来,$Pcv-aCO_2$/动脉-中心静脉氧含量差(arterial-central venous oxygen content difference, $Ca-cvO_2$)被用于指导脓毒症休克等血流不稳定患者的血流动力学监测,但因其作为呼吸熵的衍生公式,存在理论和实践的误差,将其作为危重患者复苏目标存在争议。本研究对 $Pcv-aCO_2/Ca-cvO_2$ 在急危重症领域的研究进展做一综述,分析其对氧代谢的评估价值,现报道如下。

1. $Pcv-aCO_2/Ca-cvO_2$ 的概念及理论依据

$Pcv-aCO_2$ 指物理溶解在中心静脉血中的 CO_2 产生的张力与物理溶解在动脉血中的 CO_2 产生的张力之差。$Pcv-aCO_2/Ca-cvO_2$ 应用于临床氧代谢评估最早来源于呼吸熵(respiratory quotient, RQ)的衍生公式,RQ 可反应无氧代谢水平,即 RQ = CO_2 产生量(VCO_2)/氧耗量(VO_2),由于生物体大多是糖类和脂肪供能,VCO_2/VO_2 比值范围为 0.7~1.0,目前直接测定 VCO_2/VO_2 较为烦琐,操作难度较大。VO_2 与心脏指数和动脉-混合静脉氧含量差(mixed vein-arterial oxygen content difference, $Ca-vO_2$)成正比,VCO_2 与心脏指数和混合静脉-动脉 CO_2 含量差(mixed vein-arterial carbon dioxide content difference, $Cv-aCO_2$)成正比,由于混合静脉临床操作困难,且 $Cv-aCO_2$ 与中心静脉-动脉 CO_2 含量差(central vein-arterial carbon dioxide content difference, $Ccv-aCO_2$)之间存在很好的一致性,所以可近似用 $Ccv-aCO_2$ 代替 $Cv-aCO_2$,同理可用 $Ca-cvO_2$ 代替 $Ca-vO_2$,因此 VCO_2/VO_2 可简写成 $Ccv-aCO_2/Ca-cvO_2$。临床上 $Ccv-aCO_2/Ca-cvO_2$ 测量需放置肺动脉漂浮导管,置入操作复杂,并发症多,生理条件下,根据 CO_2 解离曲线,CO_2 含量和 CO_2 分压几乎呈线性关系,因此 $Pcv-aCO_2$ 约等于 $KCcv-aCO_2$,K 为相关系数。所以 VCO_2/VO_2 可表示为 $Pcv-aCO_2/Ca-cvO_2$。

在休克的病理状态下,无氧代谢增强,CO_2 释出增多,$Pv-aCO_2$ 升高。而 $Ca-cvO_2$ 可以表示组织氧摄取情况,正常情况下氧分子形成氧浓度梯度差以弥散形式通过血液进入细胞,组织水肿时,弥散间距增加，细胞出现缺氧，导致 $Ca\text{-}cvO_2$ 降低。所以 $Pcv\text{-}aCO_2/Ca\text{-}cvO_2$ 升高表明患者无氧代谢增强，且作为进一步使用 $Ca\text{-}cvO_2$ 对 $Pcv\text{-}aCO_2$ 进行校正的结果，可以更有力地作为无氧代谢的标志物。因而，$Pcv\text{-}aCO_2/Ca\text{-}cvO_2$ 值作为反映机体组织缺氧情况的指标具有理论基础。有研究表明，$Pcv\text{-}aCO_2/Ca\text{-}cvO_2$ 能预测危重患者预后，且较乳酸、乳酸清除率、$ScvO_2$、$Pcv\text{-}aCO_2$ 等传统氧代谢指标更能反映危重患者氧代谢状态。利用 $Pcv\text{-}aCO_2/Ca\text{-}cvO_2$ 可鉴别与组织氧债无关的高乳酸血症，能够检测正在进行的无氧代谢，且比乳酸反应更快，可以弥补氧耗下降时 $ScvO_2$ 升高的不足，因式中有 $Ca\text{-}cvO_2$ 对 $Pcv\text{-}aCO_2$ 进行校正，可弥补 $Pcv\text{-}aCO_2$ 单独反映无氧代谢的不足。

2. $Pcv\text{-}aCO_2/Ca\text{-}cvO_2$ 的临床应用

（1）$Pcv\text{-}aCO_2/Ca\text{-}cvO_2$ 与乳酸、乳酸清除率具有相关性

乳酸及乳酸清除率可反映危重患者氧代谢水平。有研究表明，脓毒症复苏过程中，纠正异常的 $Pcv\text{-}aCO_2/Ca\text{-}cvO_2$ 比值有助于乳酸清除[5]。有学者对 89 例危重患者进行回顾性研究，发现乳酸升高组 $Pcv\text{-}aCO_2/Ca\text{-}cvO_2$ 大于乳酸降低组，且所有 O_2 和 CO_2 衍生参数中，$Pcv\text{-}aCO_2/Ca\text{-}cvO_2$ 比值与动脉乳酸水平的相关性最高[6]。有研究表明，脓毒症患者 $Cv\text{-}aCO_2/$ 动静脉血氧含量差（$Da\text{-}vO_2$）和乳酸水平与患者临床转归独立相关，且 $Cv\text{-}aCO_2/Da\text{-}vO_2$ 和乳酸均异常组患者出现严重器官功能受损率明显高于其他组，说明 $Cv\text{-}aCO_2/Da\text{-}vO_2$ 比率联合乳酸可以更好地识别死亡风险高的脓毒症患者[7]。也有研究表明，$Pcv\text{-}aCO_2/Ca\text{-}cvO_2$ 比值与血浆乳酸浓度具有较好的相关性[8]。以上均提示 $Pcv\text{-}aCO_2/Ca\text{-}cvO_2$ 和乳酸均可反映危重患者氧代谢水平。

（2）反映无氧代谢能力

$Pcv\text{-}aCO_2/Ca\text{-}cvO_2$ 可反映危重患者组织器官无氧代谢能力。有研究表明，98 例危重症机械通气患者因感染性休克相关的急性循环衰竭需进行容量复苏，液体反应被定义为心脏指数增加 ≥15%，与 VO_2 无应答者相比，VO_2 应答者（$VO_2 \geq 15\%$）具有更高的乳酸水平和 $Pcv\text{-}aCO_2/Ca\text{-}cvO_2$ 比值，且 $Ccv\text{-}aCO_2/Ca\text{-}cvO_2$ 和 $Pcv\text{-}aCO_2/Ca\text{-}cvO_2$ 是比乳酸更可靠的全球厌氧代谢标志物，$ScvO_2$ 不能预测整体组织缺氧的存在[9]。$Ccv\text{-}aCO_2/Ca\text{-}cvO_2$ 和 $Pcv\text{-}aCO_2/Ca\text{-}cvO_2$ 比中心静脉血氧饱和度更能准确反映氧代谢状态[10]。程书立等[11]将 43 例感染性休克患者分为 $Pcv\text{-}aCO_2/Ca\text{-}cvO_2 < 1.8$ 和 $Pcv\text{-}aCO_2/Ca\text{-}cvO_2 \geq 1.8$ 两组，两组 $ScvO_2 \geq 70\%$，发现 $Pcv\text{-}aCO_2/Ca\text{-}cvO_2$ 比值能反映组织细胞氧摄取情况，与 $Pcv\text{-}aCO_2/Ca\text{-}cvO_2$ 比值 ≥1.8 的患者比较，$Pcv\text{-}aCO_2/Ca\text{-}cvO_2 < 1.8$ 的患者组织氧供改善显著。

（3）指导容量复苏

有学者通过用生理盐水对患者进行容量复苏，补液后心输出量增加 >10% 定义为液体有反应性，发现液体有反应性组补液后 $Pcv\text{-}aCO_2/Ca\text{-}cvO_2$ 显著下降[12]。有学者将 52 例感染性休克患者分为两组，分别予 $Pcv\text{-}aCO_2/Ca\text{-}cvO_2$ 和脓毒症休克指南进行容量复苏指导，发现 $Pcv\text{-}aCO_2/Ca\text{-}cvO_2$ 组患者治疗后心输出量、VO_2 升高，心率、乳酸下降，APACHE Ⅱ 评分下降，住 ICU 时间及 28 天病死率少于脓毒症休克指南组[13]。有学者对接受脓毒症休克容量复苏的 108 例患者进行回顾性筛查，在容量复苏后 6 小时，根据 $Cv\text{-}aCO_2/Da\text{-}vO_2$ 比值将患者分为 $Cv\text{-}aCO_2/Da\text{-}vO_2 > 1$ 和 $Cv\text{-}aCO_2/$

Da-vO$_2$≤1两组，发现Cv-aCO$_2$/Da-vO$_2$＞1组第3天器官衰竭序贯评估评分、第7天和第35天病死率高于Cv-aCO$_2$/Da-vO$_2$≤1组，提示Cv-aCO$_2$/Da-vO$_2$能够有效评估复苏成功率[14]。

（4）反映微循环状态

微循环为组织和细胞提供氧气和营养输送，维持血液流动，从而满足细胞氧气需求，使全身供氧充足，但微循环控制紊乱，如发生在感染性休克和其他休克状态，可导致局部组织缺氧[15]。Pcv-aCO$_2$/Ca-cvO$_2$被证明可以间接反映微循环状态。有研究表明，复苏0小时、6小时的Pcv-aCO$_2$/Ca-cvO$_2$与微循环参数均存在中等程度相关性，提示Pcv-aCO$_2$/Ca-cvO$_2$的变化可反映微循环变化[16]。有研究发现，早期感染性休克患者中，Pcv-aCO$_2$和Pcv-aCO$_2$/Ca-cvO$_2$的升高反映微循环水平的不同改变，Pcv-aCO$_2$与整体血流有关，而Pcv-aCO$_2$/Ca-cvO$_2$与局部氧利用受损和微血管反应性减弱有关[17]。

（5）预测脓毒症患者预后

有学者选择脓毒症患者复苏后24小时ScvO$_2$高的61例患者进行分析，发现在复苏后的第24天，病死组的Pv-aCO$_2$、Pv-aCO$_2$/Ca-vO$_2$、动脉乳酸水平显著升高，乳酸清除率明显降低，Pv-aCO$_2$/Ca-vO$_2$是复苏后高ScvO$_2$脓毒性休克患者ICU病死率的独立预测因子[5]。有研究表明，与脓毒症存活组患者比较，脓毒症病死组患者入院时Pv-aCO$_2$/Ca-vO$_2$显著增高，乳酸水平显著增高，ScvO$_2$显著降低，心输出量降低，APACHE Ⅱ评分增高，Pv-aCO$_2$/Ca-vO$_2$在预测患者死亡中的曲线下面积高于Ca-vO$_2$、Pv-aCO$_2$、乳酸、ScvO$_2$和APACHE Ⅱ评分[18]。也有研究表明，Pv-aCO$_2$和Pv-aCO$_2$/Ca-vO$_2$比值均可较好预测28天病死率[19]。

（6）预测心脏术后及先心病术后并发症发生率

准确评估体外循环术后患者的心肌氧供和氧耗非常重要。心脏手术后，ScvO$_2$和血清乳酸浓度常用于指导复苏。然而，这两个指标都不是完全可靠的整体组织缺氧指标。Pv-aCO$_2$/Ca-vO$_2$指导复苏较ScvO$_2$和血清乳酸浓度更具特异性和敏感性[20]。有学者选取94例心脏手术容量负荷试验后氧输送（DO$_2$）增加≥10%的患者进行研究，受试者工作特征曲线分析得出Pv-aCO$_2$、Pv-aCO$_2$/Ca-vO$_2$分别判断VO$_2$/DO$_2$依赖的AUC为0.750、0.965，乳酸、ScvO$_2$对判断VO$_2$/DO$_2$依赖无价值，提示Pv-aCO$_2$/Ca-vO$_2$是反映体外循环心脏术后VO$_2$/DO$_2$依赖的良好指标[21]。有学者采用受试者工作特征曲线和多因素logistic回归分析得出，体外循环心脏术后，Pcv-aCO$_2$/Ca-cvO$_2$为主要器官发病率和死亡率的显著预测因子[22]。但有研究表明，Pcv-aCO$_2$/Ca-cvO$_2$虽可预测术后并发症，但Pcv-aCO$_2$预测术后并发症的能力优于Pcv-aCO$_2$/Ca-cvO$_2$，原因可能为Pcv-aCO$_2$/Ca-cvO$_2$的计算比较复杂及其为VCO$_2$/VO$_2$衍生公式，受干扰因素较多[23]。

有学者选取30例发绀型先心病心肺转流期间接受心脏手术的患儿，比较各时间点高Pv-aCO$_2$/Ca-vO$_2$和高乳酸婴幼儿中急性肾损伤发生率，结果显示Pv-aCO$_2$/Ca-vO$_2$高于0.35时能判断低氧且对术后急性肾损伤的预测价值优于乳酸[24]。

3. $Pcv\text{-}aCO_2/Ca\text{-}cvO_2$ 尚存在的不足

（1）$Pcv\text{-}aCO_2$ 和 $Ccv\text{-}aCO_2$ 的理论误差

CO_2 解离曲线在 CO_2 含量最高的范围内，二者的关系趋于平缓。CO_2 含量的进一步增加会导致 CO_2 分压增加，即两者变化程度趋于一致，从理论上讲，$Pcv\text{-}aCO_2/Ca\text{-}cvO_2$ 可能代替 $Ccv\text{-}aCO_2/ca\text{-}cvO_2$，但是受荷尔登效应影响，组织摄取 O_2 后，血红蛋白优先与血液中的 CO_2 结合，导致出现 $Pcv\text{-}aCO_2$ 比 $Ccv\text{-}aCO_2$ 升高。代谢性酸中毒，血液稀释，血红蛋白等改变 CO_2 从血红蛋白解离的因素也会增加 $Pcv\text{-}aCO_2$，而 $Ccv\text{-}aCO_2$ 可能保持不变，对混合静脉-动脉 $Pv\text{-}aCO_2$ 与 $Ca\text{-}vO_2$ 的比值的影响，甚至高于实际 RQ 变化所产生的影响[25]。因此，$Pv\text{-}aCO_2/ca\text{-}vO_2$ 误导真实的 RQ 值。此外，根据 CO_2 解离曲线的曲线特征，在较高的 CO_2 含量范围内，$Pcv\text{-}aCO_2$ 与 $Ccv\text{-}aCO_2$ 的一致性较好，而当解离曲线的斜率变平缓时，$Pcv\text{-}aCO_2$ 的大幅增加实际上可能代表少量 $Cv\text{-}aCO_2$ 增加。此外，在再灌注损伤和血液稀释的实验研究中，$Pv\text{-}aCO_2/Ca\text{-}vO_2$ 与实际 RQ 相关性较差。当多巴酚丁胺导致心排血量和氧输送大幅增加时，$Ca\text{-}cvO_2$ 降低，然而，$Pcv\text{-}aCO_2$ 保持不变。在动静脉瘘形成、合并甲亢、合并慢性贫血等病理性心脏高排血量时，对患者进行 $Pcv\text{-}aCO_2$ 检测，异常的心输出将掩盖 CO_2 的真实生成与蓄积情况。因此，$Pcv\text{-}aCO_2/Ca\text{-}vO_2$ 是否可以替代呼吸熵，在氧代谢研究领域存在争论。

（2）中央静脉和混合静脉样本之间的理论误差

由于采血部位不同，使用混合静脉血监测的 $Pv\text{-}aCO_2$ 理论上比 $Pcv\text{-}aCO_2$ 更能反映整体循环的 CO_2 清除状况和无氧代谢水平，临床工作中混合静脉需要放置肺动脉导管，较难测得，因而使用中心静脉进行测定，但中心静脉并不能完全代替混合静脉样本。有学者研究 23 名留置肺动脉导管的脓毒症患者，利用 Bland-Altman 图分析得出 $Pv\text{-}aCO_2/Ca\text{-}VO_2$ 与 $Pcv\text{-}aCO_2/Ca\text{-}cvO_2$ 的一致性较差，$Pv\text{-}aCO_2$ 与 $Pcv\text{-}aCO_2$ 的一致性较差，$Pv\text{-}aCO_2/Ca\text{-}VO_2$ 明显依赖于血红蛋白水平，尚不能相互取代，这两种测量方法是不可互换的[26]。

（3）SvO_2 和 $ScvO_2$ 的误差

$Pcv\text{-}aCO_2/Ca\text{-}cvO_2$ 计算公式中需要计算 $ScvO_2$，SvO_2 能够反映全身氧代谢，但对其监测需放置肺动脉漂浮导管，增加操作的难度。因此，临床上常用 $ScvO_2$ 代替 SVO_2。但对于 SVO_2 和 $ScvO_2$ 的一致性仍存在争议。有研究表明，在一定条件下，$ScvO_2$ 可替代 SVO_2 评估患者氧代谢情况，具有较好的相关性，且 $ScvO_2$ 与 SvO_2 的变化值较其绝对值的相关性更好。然而，也有研究表明，二者缺乏良好的一致性。有学者发现两者的相关性与中心静脉导管置入的位置密切相关，当中心静脉导管末端距右心房开口 15 cm 时，$ScvO_2$ 较 SVO_2 升高约 8%，当导管末端位于右心房时，$ScvO_2$ 较 SVO_2 升高仅 1%[27]。且临床上重症患者经常放置的是股静脉导管，股静脉血氧饱和度（$SfvO_2$）与 $ScvO_2$ 存在显著差异，超过 50% 的 $ScvO_2$ 和 $SfvO_2$ 值偏离超过 5%[28]。在一项研究中，100 名病情稳定的心脏病患者、30 名外科患者和 30 名危重患者被纳入研究，尽管检测到 $SfvO_2$ 和 $ScvO_2$ 值之间存在显著相关性，但一致性较差[29]。

（4）Pcv-aCO$_2$/Ca-cvO$_2$ 比值不能反映组织局部低氧及低灌注情况

通过 Pcv-aCO$_2$/Ca-cvO$_2$ 计算的是血流流经全身后的数据，反映全身无氧代谢情况，缺乏局部组织灌注的局部监测。各个器官的新陈代谢活动和接收到的血液流量各不相同，70%～75% 的肝血流来自门静脉，门静脉携带的血液在经过肠道后已经缺氧。肾血流量占心排血量的 20%～25%，但只消耗总氧消耗的 7%～8%。肾区在氧输送和代谢率方面也有显著差异，导致肾内氧张力的显著差异。静息心脏的氧提取量超过 55%，因此心肌氧供应的大量增加需要显著增加（高达 5 倍）冠状动脉血流量[30]。同时，肺部通气血流比异常时，Pcv-aCO$_2$/Ca-cvO$_2$ 也受其影响，如心排血量下降，肺血流下降，单位体积的血通过肺循环的时间更长，气血交换时间更长，即使没有额外的二氧化碳生产，由于 CO$_2$ 弥散过多，式中 Pcv-aCO$_2$ 出现升高，可能导致结果存在一定误差。

（5）RQ 本身表示无氧代谢欠缺标准参考值

由于 RQ 受摄入物质种类影响，大致取值 0.7～1.0，但缺乏具体定值，所以应以其衍生公式 Pcv-aCO$_2$/Ca-cvO$_2$ 的增值来表示无氧代谢，而不是设定一具体值表示无氧代谢。

（6）变量增多增加测量误差，减少可重复性

可重复性是指在相同的测量条件下，对相同参数的重复测量的相似程度。变量增多增加测量误差，减少可重复性，因此公式中的变量越多，结果的不确定性就越大。Pcv-aCO$_2$/Ca-cvO$_2$ 比值的内在可变性是显著的，就是使它所依赖的参数在受试者内部可变性很小，其在短时间间隔内重复测量也会发生变化。有研究表明，Pcv-aCO$_2$ 较 Pcv-aCO$_2$/Ca-cvO$_2$ 的重复性更好[31]。临床医师应考虑到这种内在的可变性，并根据这些做出合理的临床决策。

综上所述，Pcv-aCO$_2$/Ca-cvO$_2$ 用于评估危重患者氧代谢水平有理论和实践的可行性，但也应该注意其存在的误差及应用局限性，临床工作中应结合多个氧代谢指标及其他传统血流动力学指标进行综合评估，以便准确评估危重患者氧代谢状态，提高危重患者救治水平。

参 考 文 献

[1] 刘海英，江涛. 高压氧干预对颅脑损伤患者脑氧代谢、脑损伤及氧化应激反应的影响[J]. 海南医学院学报，2018，24（18）：1661-1665.

[2] 苏明华，章晓红. 严重脓毒症患者氧供氧耗失衡与促炎抗炎失衡相关关系分析[J]. 实用医学杂志，2018，34（14）：2366-2368，2373.

[3] 高恒妙. 脓毒性休克氧代谢的监测和临床应用[J]. 实用休克杂志（中英文），2018，2（03）：132-136.

[4] ANGUS DC. How Best to resuscitate Patients With Septic Shock[J]. JAMA. 2019,321(7):647-648.

[5] HE HW, LIU DW, LONG Y, et al. High central venous-to-arterial CO$_2$ difference/arterial-central venous O$_2$ difference ratio is associated with poor lactate clearance in septic patients after resuscitation.[J]. J Crit care. 2016,31(1):76-81.

[6] MEKONTSO-DESSAP A, CASTELAIN V, ANGUEL N, et al.Combination of venoarterialPCO$_2$ difference with arteriovenous O$_2$ content difference to detect anaerobic metabolism in patients[J]. intensive care Med.2002,28(3):272-277.

[7] OSPINA-TASCON G A, UMANA M, BERMUDEZ W, et al.Combination of arterial lactate levels and venous-arterial CO$_2$ to arterial-venous O$_2$ content difference ratio as markers of resuscitation in patients with septic shock[J].Intensive care Med,2015,41(5):796-805.

[8] 田洪居，姜燕，李建英，等. 动静脉二氧化碳分压差/氧含量差值在重症脓毒症及休克患者复苏中的意义[J]. 第三军医大学学报，2015, 37（14）: 1482-1485.

[9] MALLAT J, LEMYZE M, MEDDOUR M, et al. Ratios of central venous-to-arterial carbon dioxide content or tension to arteriovenous oxygencontent are bettermarkersof global anaerobic metabolism than lactate in septic shock patients[J]. Ann intensive care,2016,6 (1):10.

[10] NET X, JULIEN F, AIT-HAMOU N, et al.Lactate and venoarterial carbon dioxidedifference/arterial-venous oxygen difference ratio, but not central venous oxygen saturation, predict increase in oxygen consumption in fluid responders[J]. Crit care Med, 2013, 41(6):1412-1420.

[11] 程书立，柳彩侠，曹健锋，等. 中心静脉-动脉CO$_2$分压差/动脉-中心静脉氧含量差比值在感染性休克患者复苏中的应用[J]. 徐州医科大学学报，2020, 40（07）: 524-527.

[12] 张北源. P(cv-a)CO$_2$/C(a-cv)O$_2$监测氧代谢和评价液体复苏对氧耗的影响[D]. 南京: 南京大学，2014.

[13] 程书立，柳彩侠，许继元. 中心静脉-动脉血二氧化碳分压差/动脉-中心静脉氧含量差在脓毒症休克患者复苏中的指导作用[J]. 中国急救复苏与灾害医学杂志，2020, 15（01）: 71-74.

[14] ZANG H, SHEN X, WANG S, et al. evaluation and prognostic value of Cv-aCO$_2$/Da-vO$_2$ in patients with septic shock receiving fluid resuscitation Cv-aCO$_2$/Ca-vO$_2$[J]. Exp Ther Med. 2019,18(5):3631-3635.

[15] ROY TK, SECOMB TW. Effects of impaired microvascular flow regulation on metabolism-perfusion matching and organ function[J]. Microcirculation,2020:e12673.

[16] 孔德琼. Pcv-aCO$_2$/Ca-cvO$_2$在脓毒症休克复苏早期与微循环相关性研究[D]. 昆明医科大学，2020.

[17] MESPUIDA J, ESPINAL C, SALUDES P,et al. Central venous-to-arterial carbon dioxide difference combined with arterial-to-venous oxygen content difference（PcvaCO$_2$/CavO$_2$）reflects microcirculatory oxygenation alterations in early septic shock[J].J Crit care,2019,32(1):162-168.

[18] 贾民，胡兰英. 动静脉二氧化碳分压差/氧含量差预测脓毒症预后的价值[J]. 中国现代医学杂志，2016, 26（16）: 63-66.

[19] SHADAN M, SALAHUDDIN N, KOLKO MR,et al. The predictive Ability of PV-ACO$_2$ Gap and PV-

ACO$_2$/CA-VO$_2$ Ratio in Shock:A prospective, cohort Study[J].Shock. 2017 ,47(4):395-401.

[20] DU W, LONG Y, WANG X T, et al. The Use of the Ratio between the veno-arterial carbon Dioxide Difference and the arterial-venous Oxygen Difference to Guide resuscitation in cardiac surgery Patients with Hyperlactatemia and Normal Central venous Oxygen Saturation[J]. Chin Med J (Engl),2015,128(10):1306-1313.

[21] 诸葛建成，方红龙，罗建，等. P（v-a）CO$_2$/C（a-v）O$_2$ 在体外循环心脏术后容量管理中的价值 [J]. 浙江医学，2018，40（11）：1221-1225.

[22] MUKAI A, SUEHIRO K, KIMURA A, et al. Comparison of the venous-arterial CO$_2$ to arterial-venous O$_2$ content difference ratio with the venous-arterial CO$_2$ gradient for the predictability of adverse outcomes after cardiac surgery[J]. J Clin Monit comput,2020,34(1):41-53.

[23] ABOU-ARAB O, BRAIK R, HUETTE P,et al . The ratios of central venous to arterial carbon dioxide content and tension to arteriovenous oxygen content are not associated with overall anaerobic metabolism in postoperative cardiac surgery patients[J]. PLoS One,2018.

[24] 魏碧玉，杨慧芳，马丽娟，等. 紫绀型先心病婴幼儿心肺转流期间 Pv-aCO$_2$/Ca-vO$_2$ 对低氧的预测作用 [J]. 天津医药，2019，47（12）：44-48.

[25] DUBIN A, POZO M O, HURTADO J,et al . Central venous minus arterial carbon dioxide pressure to arterial minus central venous oxygen content ratio as an indicator of tissue oxygenation:a narrative review[J]. rev Bras Ter intensiva,2020,32(1):115-122.

[26] DUBIN A, MURIAS G, ESTENSSORO E, et al. Intramucosal-arterial PCO$_2$gap fails to reflect intestinal dysoxia in hypoxic hypoxia[J]. Crit care,2002,6(6):514-520.

[27] KOPTERIDES P, BONOVAS S, MAVROU I,et al.Venous oxygen saturation and lactate gradient from superior vena cava to pulmonary artery in patients with septic shock[J]. Shock,2009 ,31(6):561-567.

[28] ZHANG X, WANG J, DONG Y, et al. Femoral venous oxygen saturation and central venous oxygen saturation in critically ill patients[J]. J Crit care, 2015 ,30(4):768-772.

[29] VAN BEEST PA, VAN DER SCHORS A, LIEFERS H, et al.Femoral venous oxygen saturation is no surrogate for central venous oxygen saturation[J]. Crit care Med,2012,40(12):3196-3201.

[30] 陈晓红. 中国误诊大数据分析 [M]. 南京：东南大学出版社，2018.

[31] MALLAT J, LAZKANI A, LEMYZE M, et al. Repeatability of blood gas parameters,PCO$_2$ gap, and PCO$_2$ gap to arterial-to-venous oxygen content difference in critically ill adult patients[J]. Medicine (Baltimore),2015,94(3):e415.

第七章 危重患者氧代谢监测研究进展

摘要：氧代谢障碍是许多危重疾病共同的病理生理基础，表现为氧供不足或氧摄取及利用受限。早期准确对氧代谢监测结果进行评估及根据其结果采取合适的解决措施，对有效抢救危重患者至关重要。现有评估危重患者氧代谢能力的指标有中心静脉 – 动脉血二氧化碳分压差与氧含量差的比值（$Pcv\text{-}aCO_2/Ca\text{-}cvO_2$）、乳酸（Lac）、中心静脉血氧饱和度（$ScvO_2$）、中心静脉 – 动脉血二氧化碳分压差（$Pcv\text{-}aCO_2$），本文对以上氧代谢指标进行综述，分析其应用价值及意义。

关键词：氧代谢；危重患者；氧输送；氧耗

氧代谢监测在危重患者监护中起着重要作用，足够的组织灌注和氧供需平衡是危重患者复苏的主要目标。危重患者氧供氧耗平衡异常，例如：发生应激时儿茶酚胺类物质增加使机体基础代谢率增高，氧需求增加，而氧供不能满足氧需；某些外伤或手术因疼痛反应引起应激，出现组织细胞高代谢，对氧的需求量增加，出现氧供不应求[1]；发生感染，甚至脓毒症等，可出现微循环淤滞，组织细胞对氧的摄取能力降低[2,3]。以上情况均可使组织缺氧造成无氧代谢，且缺氧会造成交感肾素血管紧张素系统激活，使心肌耗氧量增加，血管长期收缩，内脏血管收缩严重最终导致组织器官进一步缺氧，发生多脏器功能衰竭[1,2]，且组织器官缺氧可产生炎症反应等导致血管内皮损伤，基膜破坏，血管通透性增加，外渗到细胞间隙导致间隙水肿造成氧弥散障碍，造成细胞氧供不足及氧耗下降。因危重患者氧代谢有其特有的病理生理特点，且对病情转归至关重要，所以需要重视危重患者的氧代谢监测。

1. 氧输送和氧耗

氧输送（DO_2）指单位时间内左心室向全身组织输送氧的总量，DO_2受循环、血液及呼吸系统的影响。氧消耗（VO_2）指单位时间内组织细胞实际消耗氧的量，VO_2可代表全身氧利用情况，但并不代表组织对氧的实际需要量，而氧摄取率（ERO_2）是指机体每分钟对氧的利用率，$VO_2=DO_2\times ERO_2$，即在特定时间内氧消耗等于氧释放与氧摄取率乘积。生理情况下，DO_2及VO_2可保持平衡，组织氧耗量是恒定的，此时VO_2不依赖于DO_2变化，当氧需求超过DO_2时，机体通过增加ERO_2维持VO_2稳定，此时VO_2仍基本不变，但当某些危重患者DO_2下降到氧输送临界值以下时，ERO_2无法进一步增加，导致VO_2下降，无法满足组织实际氧需求，此时VO_2可随DO_2减少而进一步降低，VO_2随DO_2变化而变化，组织器官变为无氧代谢，如果不能及时纠正，就会使细胞氧化磷酸化障碍产生乳酸酸中毒[3,4]。在危重患者的综合治疗中，需要动态观察氧供及氧耗，早期干预为组织提供足够的灌注及氧气以恢复细胞代谢和预防进一步的器官功能障碍。但目前临床上计算DO_2和VO_2操作复杂，所以限制了其在临床中的使用。

2. 氧代谢监测指标

（1）乳酸

缺氧时细胞氧化磷酸化受阻，线粒体内的氧无法作为终端电子受体，导致电子传递链中断，从而导致内膜中的 H^+ 向外释出，乳酸水平升高，并出现继发性酸中毒。

当 DO_2 与 VO_2 保持不变时，即有氧呼吸阶段，由于 VO_2 不变，那么 CO_2 生成量也保持恒定，此时乳酸应保持不变，但可出现与组织氧债无关的高乳酸血症，例如在某些非灌注因素如脓毒症时出现的丙酮酸脱氢酶活化障碍及高儿茶酚胺，丙酮酸水平升高，并在 H^+ 中和过程中转变为乳酸（糖酵解，产生 2 个 H^+ 和 2 分子丙酮酸，2 分子丙酮酸转变为乳酸同时中和 2 个 H^+），三羧酸循环缓慢运行，此时并不缺氧，其摄氧能力和有氧代谢情况正常，也可使乳酸升高，此种与补充容量无关的高乳酸血症可能误导临床医师，导致补液量过多，对患者预后不良。当心排量下降时，组织 DO_2 随之下降，在 DO_2 降至某一临界值前，组织 VO_2 仍可保持恒定，ERO_2 代偿性增加，机体为了维持氧耗而从血红蛋白摄取更多氧，而此时细胞可维持有氧呼吸，此时乳酸可能不升高，此阶段乳酸不能反映早期心排量下降的情况。所以这可能是乳酸反映氧代谢水平存在滞后性[5]的原因之一。当缺氧达到氧输送临界值时，细胞 VO_2 随 DO_2 出现下降，细胞产生无氧呼吸，缺氧情况下氧化磷酸化受阻，乳酸生成增多，乳酸增多可反映这一阶段的缺氧。因而有研究表明乳酸或者乳酸清楚率升高与疾病严重程度和不良预后密切相关[6]。

合并慢性肝肾疾病的患者乳酸清除路径受阻，会影响对无氧代谢水平的判断。此外，研究者发现单个时间点监测的血乳酸水平并不能反映患者预后，受疾病发生时间及乳酸生成速率影响[7]。因此，需要结合其他氧代谢指标进行判断。

（2）$ScvO_2$

由于 $ScvO_2$（中心静脉血氧饱和度）与 SvO_2（混合静脉血氧饱和度）存在高度一致性，且 $ScvO_2$ 便于测定，一般用 $ScvO_2$ 代替 SvO_2，$ScvO_2$ 虽可在一定程度上反映组织细胞氧代谢能力，但其反映氧代谢水平的准确性存在质疑。

当心排量下降时，组织 DO_2 随之下降，在 DO_2 降至某一临界值前，组织 VO_2 仍可保持恒定，ERO_2 代偿性增加，机体为了维持氧耗而从血红蛋白摄取更多氧，从而导致 $ScvO_2$ 下降。这种情况下 $ScvO_2$ 下降可反映组织细胞缺氧[8]；但当缺氧达到氧输送临界值时，表现为 VO_2 下降，动静脉氧含量差值缩小，但此时 $ScvO_2$ 可增高，因此 $ScvO_2$ 此时并不能反映缺氧情况。这与以往研究结果一致，大部分已经复苏的脓毒性休克患者，尽管存在明显的组织缺氧，但 $ScvO_2$ 仍大于 70%[9]。一方面，原因为休克时出现循环直接通路及动静脉短路开放，迂回通路关闭；另一方面，当脓毒症休克时炎症反应导致细胞氧化磷酸化障碍，氧不能被细胞利用，表现为 $ScvO_2$ 升高，但细胞缺氧依然存在。因此，$ScvO_2$ 反映细胞氧摄取能力存在局限性，$ScvO_2$ 可能只适用于部分缺氧患者。

另外，SvO_2 和 $ScvO_2$ 的一致性仍存在争议，有研究表明，在一定条件下，$ScvO_2$ 可替代 SvO_2 评估患者氧代谢情况[8]，然而也有研究表明，中心静脉与混合静脉缺乏良好的一致性，与导管放置位置有关[10]。

（3）$Pcv-aCO_2$

$Pcv-aCO_2$是物理溶解于中心静脉血和动脉血的CO_2压力值之差，可反映经循环产生的CO_2能否被有效清除。

当心输出量降低或循环血容量相对不足时，血流速度减慢，即DO_2减少时，流经组织的血液不足以及时清除代谢产生的CO_2，此时VO_2可能不变，CO_2蓄积于体内，$Pcv-aCO_2$升高；当机体DO_2减少至氧输送临界值导致VO_2减少，无氧代谢活跃时，大量产生乳酸，循环中H^+增多，与血液中的碳酸氢盐中和生成CO_2增多，导致$Pcv-aCO_2$升高[11]。因此，研究发现，$Pcv-aCO_2$与平均动脉压、尿量等常规指标相比更能准确反映灌注状态，且比乳酸变化要早[12]。周昭雄等[13]在将$Pcv-aCO_2$用于评估失血性休克患者容量复苏治疗效果时预测其价值高于乳酸等指标，尤其作为$ScvO_2 \geqslant 70\%$的补充指标可以推测隐匿的复苏不足。

但$Pcv-aCO_2$代替$Ccv-aCO_2$（中心静脉-动脉血二氧化碳含量差）可能存在误差，根据二氧化碳解离曲线的曲线特征，在较高的二氧化碳含量范围内，$Pcv-aCO_2$与$Ccv-aCO_2$的一致性较好，这样，CO_2含量的进一步增加会导致CO_2分压更大的增加，即两者变化程度趋于一致，而当解离曲线的斜率变平缓时，$Pcv-aCO_2$的大幅增加实际上可能代表少量$Ccv-aCO_2$增加，受荷尔登效应的影响，组织摄取O_2后，血红蛋白优先与血液中的CO_2结合，导致出现$Pcv-aCO_2$比$Ccv-aCO_2$升高。其他改变CO_2从血红蛋白解离的因素，如代谢性酸中毒、血液稀释、血红蛋白水平也会增加$Pcv-aCO_2$，而$Ccv-aCO_2$可能保持不变[14]。此外，病理性心脏高排血量，如严重感染患者的心功能代偿期、合并甲亢时，对患者进行$Pcv-aCO_2$检测时，异常的心输出将掩盖CO_2的真实生成与蓄积情况。

研究显示$Pcv-aCO_2$更主要用于反映心输出量及血容量水平。Vallet[15]等发现，阻断狗的股静脉导致其缺血缺氧时，$Pcv-aCO_2$可出现明显升高，而非缺血性因素引起缺氧时，$Pcv-aCO_2$无明显变化。Mecher[16]等对脓毒性休克患者的观察研究中发现，$Pcv-aCO_2 > 6\ mmHg$的患者其心输出量较$Pcv-aCO_2 < 6\ mmHg$明显下降，但乳酸和平均动脉压无明显差异。因此$Pcv-aCO_2$升高可能提示心输出量下降，但$Pcv-aCO_2$正常尚不能排除组织出现缺氧可能。且研究发现有50%的缺氧患者，其$Pcv-aCO_2$未见明显升高。

（4）$Pcv-aCO_2/Ca-cvO_2$

$Pcv-aCO_2/Ca-cvO_2$是指中心静脉-动脉血中的二氧化碳分压差与动脉-中心静脉氧含量差的比值，是呼吸熵（VCO_2/VO_2）的衍生公式，许多研究者考虑以呼吸熵评估无氧代谢更为确切，但直接测定VCO_2/VO_2较为复杂。根据FICK定律，得出VCO_2/VO_2分别与$Cv-aCO_2$（混合静脉-动脉血二氧化碳含量差）和$Ca-vO_2$（动脉-混合静脉氧含量差）成正比，且$Cv-aCO_2$与$Ccv-aCO_2$及$Ca-vO_2$与$Ca-cvO_2$一致性较好，所以可用$Ccv-aCO_2$和$Ca-cvO_2$代替$Cv-aCO_2$和$Ca-vO_2$。且因临床上$Ccv-aCO_2$测量需放置肺动脉漂浮导管，根据CO_2解离曲线，CO_2含量和CO_2分压在二氧化碳含量较高时存在一致性，所以VCO_2/VO_2可表示为$Pcv-aCO_2/Ca-cvO_2$，$Pcv-aCO_2/Ca-cvO_2$可反映无氧代谢能力[17]，且可能是单纯反映无氧代谢的指标，且较乳酸具有更快的反应性。

当 DO_2 与 VO_2 保持不变时，组织持续耗氧量恒定。此时 VO_2 不变，CO_2 生成量保持恒定，即 VCO_2/VO_2 比值主要受碳水化合物和摄入量影响，比值保持不变，此时利用 VCO_2/VO_2 正常可鉴别与组织氧债无关的高乳酸血症。当心排量下降时，组织 DO_2 下降，但此时组织耗氧量仍可保持恒定，ERO_2 代偿性增加，此时 $ScvO_2$ 下降。血流减少会导致单位血容量中 CO_2 含量增加，从而出现静脉回流血中 CO_2 分压升高，VCO_2/VO_2 比例增加，但此时乳酸可能不升高，此时 $Pcv-aCO_2/Ca-cvO_2$ 梯度比乳酸更能反映心排血量对累积 CO_2 的冲刷能力。而当缺氧达到氧输送临界值时，表现为 VO_2 下降，动静脉氧含量差值缩小，SvO_2 反而升高，此时有氧呼吸产生的 CO_2 减少，但缺氧情况下电子传递链受阻，游离 H^+ 产生增多，与血液中的缓冲对缓冲过程中产生了额外的 CO_2，因此在缺氧情况下，VCO_2/VO_2 比例增加，$Pcv-aCO_2/Ca-cvO_2$ 比值增加。所以 $Pcv-aCO_2/Ca-cvO_2$ 比值作为 VCO_2/VO_2 的衍生公式能够检测正在进行的无氧代谢，并且比乳酸反应更快，且理论上比 $ScvO_2$ 适用情况广泛，且作为 $Ca-cvO_2$ 对 $Pcv-aCO_2$ 的校正更加准确反映无氧代谢，也可以为复苏早期阶段的乳酸变化提供重要的预后信息。

但 $Pcv-aCO_2/Ca-cvO_2$ 也存在理论和实践的不足，式中所含 $Pcv-aCO_2$ 与 $Ccv-aCO_2$ 存在误差[18]。通过 $Pcv-aCO_2/Ca-cvO_2$ 计算的是血流流经全身后的数据，反映全身无氧代谢情况，缺乏局部器官及组织灌注的局部监测，由于 VCO_2/VO_2 受摄入物质种类影响，其取值在 $0.7 \sim 1.0$，但缺乏具体定值，所以应以其衍生公式 $Pcv-aCO_2/Ca-cvO_2$ 的增值来表示无氧代谢，而不是设定具体值表示无氧代谢。且公式中变量增多增加测量误差，减少可重复性，导致多次测量的一致性较差[19]。

综上所述，维持氧供及氧耗平衡在危重患者治疗中有重要作用，以上氧代谢监测指标现阶段均可为危重患者氧代谢监测提供参考，但重症患者病情复杂，常合并多种病理生理情况，治疗中不能单独用其中一项氧代谢指标，需要联合多个氧代谢指标及结合传统血流动力学监测指标等进行综合评估。且以上指标均反映全身氧供需平衡，不能监测局部组织的氧供和氧耗，需要结合局部组织或器官的局部氧代谢水平进行综合判断[20]，随着氧代谢监测技术的发展，氧代谢指标将更加完善，通过对氧代谢水平的正确判断可提高危重患者救治率。

参 考 文 献

[1] 刘海英，江涛. 高压氧干预对颅脑损伤患者脑氧代谢、脑损伤及氧化应激反应的影响 [J]. 海南医学院学报，2018，24（18）：1661–1665.

[2] 苏明华，章晓红. 严重脓毒症患者氧供氧耗失衡与促炎抗炎失衡相关关系分析 [J]. 实用医学杂志，2018，34（14）：2366–2368，2373.

[3] 高恒妙. 脓毒性休克氧代谢的监测和临床应用 [J]. 实用休克杂志（中英文），2018，2（03）：132–136.

[4] 唐浩勋，樊寻梅. 病理性氧供应依赖现象的研究现状 [J]. 中华儿科杂志，2003（02）：76–78.

[5] ANGUS DC. How Best to resuscitate Patients With Septic Shock?[J].JAMA, 2019,321(7):647–648.

[6] BRUNO RR, WERNLY B, BINNEBOESSEL S, et al. Failure of Lactate Clearance predicts the Outcome

of Critically Ill Septic Patients[J]. Diagnostics (Basel),2020,10(12):1105.

[7] 吴健锋，管向东，陈娟，等. 早期乳酸清除率评估与失血性低血容量休克预后的研究[J]. 中华普通外科学文献（电子版），2010，4（04）：332-335.

[8] WALTON RAL, HANSEN BD. Venous oxygen saturation in critical illness[J]. J Vet Emerg Crit care (San Antonio). 2018,28(5):387-397.

[9] POPE J V, JONES A E , GAIESKI D F, et al. Multicenter study of central venous oxygen saturation (ScvO$_2$) as a predictor of mortality in patients with sepsis.[J]. Annals of Emergency Medicine, 2010, 55(1):40-46.

[10] CHIARLA C, GIOVANNINI I. Letter to the editor:Poor agreement in the calculation of venoarterial PCO$_2$ to arteriovenous O$_2$ content difference ratio using central and mixed venous blood samples in septic patients[J]. J Crit care, 2020(57):272.

[11] 吴超，孙明. 感染性休克患者的氧代谢监测及临床应用进展[J]. 现代中西医结合杂志，2018，27（32）：3644-3648.

[12] Al DUHAILIB Z, HEGAZY AF, LALLI R, et al. The Use of Central venous to arterial carbon Dioxide Tension Gap for Outcome prediction in Critically Ill Patients:A Systematic review and Meta-Analysis[J]. Crit care Med,2020,48(12):1855-1861.

[13] 周昭雄，刘玉兰，张庆光，等. 中心静脉-动脉血二氧化碳分压差在失血性休克患者容量监测中的应用[J]. 广东医学，2015，36（06）：921-923.

[14] DUBIN A, POZO MO, HURTADO J. Central venous minus arterial carbon dioxide pressure to arterial minus central venous oxygen content ratio as an indicator of tissue oxygenation：a narrative review[J]. rev Bras Ter intensiva,2020,32(1):115-122.

[15] VALLET B, TEBOUL JL, CAIN S, et al. Venoarterial CO$_2$ difference during regional ischemic or hypoxic hypoxia[J]. J Appl physiol (1985),2000,89(4):1317-1321.

[16] MECHER CE, RACKOW EC, ASTIZ ME, et al. Venous hypercarbia associated with severe sepsis and systemic hypoperfusion[J]. Crit care Med,1990,18(6):585-589.

[17] MALLAT J, LEMYZE M, MEDDOUR M, et al. Ratios of central venous-to-arterial carbon dioxide content or tension to arteriovenous oxygencontent are bettermarkers of global anaerobic metabolism than lactate in septic shock patients[J]. Ann intensive care,2016,6 (1):10.

[18] OSPINA-TASCÓN GA, hERNÁNDEZ G, CECCONI M. Understanding the venous-arterial CO$_2$ to arterial-venous O$_2$ content difference ratio[J]. intensive care Med, 2016, 42(11):1801-1804.

[19] MALLAT J, LAZKANI A, LEMYZE M, et al. Repeatability of blood gas parameters, PCO$_2$ gap, and PCO$_2$ gap to arterial-to-venous oxygen content difference in critically ill adult patients[J]. Medicine (Baltimore),2015,94(3):415.

[20] DE SANTIS P, DE FAZIO C, FRANCHI F, et al . Incoherence between Systemic hemodynamic and Microcirculatory response to Fluid Challenge in Critically Ill Patients[J]. J Clin Med,2021,10(3):507.

第八章 脓毒症免疫抑制机制及免疫调理治疗新进展

摘要：脓毒症是机体对感染反应失控引发的器官功能障碍，具有高发病率、高病死率等特点，是临床重症患者常见的死亡原因之一。脓毒症发病机制复杂，免疫功能紊乱是其发生、发展的中心环节，而免疫抑制与不良结局密切相关。对脓毒症患者进行早期诊断和治疗有助于降低病死率。对脓毒症患者抗炎细胞因子、免疫细胞凋亡、负性共刺激分子等免疫相关指标进行比较及分析，可以为未来脓毒症的免疫调理治疗提供更多的选择，同时有利于患者预后的评估。

关键词：脓毒症；免疫抑制；危重症；免疫调理

脓毒症是机体对感染反应失控引起的器官功能障碍，是危重患者主要死亡原因之一，严重影响危重患者的预后[1]。据统计，2017年全球新发脓毒症病例4 890万例，死亡1 100万例，占全球死亡病例的19.7%[2]。2002年启动"拯救脓毒症运动"以来，脓毒症的基础与临床研究均取得了一定进展，但脓毒症的发病率和病死率并未显著降低[3]，可能与脓毒症患者发生免疫抑制有关。免疫功能紊乱是脓毒症发生、发展的关键，主要表现为促炎反应与抑炎反应失衡。促炎反应可引起炎症因子风暴，而抑炎反应可导致免疫抑制，免疫抑制是导致机体发生继发性感染的重要因素，也是导致脓毒症患者预后不良的关键[4, 5]。脓毒症免疫抑制的发生、发展主要表现为抗炎细胞因子、免疫细胞及免疫共刺激抑制分子的改变。目前，临床主要应用包括胸腺肽α1、白细胞介素（interleukin, IL）–7、氧化磷脂、坏死磺酰胺和高迁移率族蛋白B1（high mobility group box-1 protein, HMGB1）抗体在内的细胞焦亡通路相关抗体以及抗程序性细胞死亡受体1（programmed cell death receptor 1, PD-1）和程序性细胞死亡受体配体1（programmed cell death-ligand 1, PD-L1）抗体等进行治疗。现就脓毒症免疫抑制机制及免疫调理治疗新进展予以综述。

1. 脓毒症与免疫抑制

脓毒症免疫抑制主要涉及先天性免疫系统和适应性免疫系统，表现为抗炎细胞因子释放增加、免疫细胞凋亡、人类白细胞DR抗原（human leukocyte antigen-DR, HLA-DR）表达减少、细胞焦亡以及PD-1和PD-L1表达增加等。

（1）抗炎细胞因子释放增加

抗炎细胞因子主要包括IL-4、IL-10和IL-37。IL-4由活化的T细胞和肥大细胞产生和分泌，其生物学特性主要包括：①诱导CD4$^+$ T细胞分化为辅助性T细胞（helper T cell, Th细胞）2；②通过正反馈促进自身分泌，同时刺激其他抗炎细胞因子释放，发挥抑制促炎细胞因子释放的生物学效应[6]。Gao等[7]研究发现，IL-4参与了脓毒症小鼠幼稚T细胞分化为Th2细胞的过程，而给予IL-4抗体可以阻断Th2细胞生成。Song等[8]研究发现，盲肠结扎穿孔小鼠脾脏Th2细胞的IL-4和IL-10释放增加，同时IL-2和γ干扰素（interferon-γ, IFN-γ）等促炎细胞因子释放受到抑制，予以 IL-4 单克隆抗体可显著抑制 IL-4 和 IL-10 释放，同时恢复 IL-2 和 IFN-γ 等促炎细胞因子释放。IL-10 主要由单核巨噬细胞和 Th2 细胞分泌，其生物学特性主要包括：①抑制 T 细胞增殖和免疫效应功能；②抑制促炎细胞因子释放；③促进调节性 T 细胞、骨髓来源的抑制性细胞等免疫抑制细胞增殖[9]。Mazer 等[10]研究发现，IL-10 可以抑制脓毒症小鼠单核细胞肿瘤坏死因子-α（tumor necrosis factor, TNF-α）表达，给予 IL-10 抗体可促进单核细胞 TNF-α 和 Th1 细胞 IFN-γ 的释放。Bah 等[11]研究发现，IL-10 可以通过诱导钙结合蛋白的表达，促进脓毒症小鼠骨髓来源的抑制性细胞增殖，在脓毒症晚期增强免疫抑制。Poujol 等[12]的研究表明，IL-10 可抑制脓毒症患者 T 细胞增殖、减少效应细胞因子分泌，同时促进调节性 T 细胞增殖，发挥免疫抑制作用。IL-37 是 IL-1 细胞因子家族中的一个独特成员，也是免疫反应和炎症的抑制剂，其由免疫和非免疫细胞产生，可抑制促炎细胞因子释放和抗原呈递[13]。Wang 等[14]发现，脓毒症患者的 IL-37 表达显著增加，可抑制促炎细胞因子增殖和释放，且与炎症反应严重程度密切相关。另有研究发现，IL-37 可显著下调脓毒症小鼠主要组织相容性复合体 II 类分子和 CD86 的表达，抑制抗原呈递，表明 IL-37 在脓毒症中具有免疫抑制作用[15]。

（2）免疫细胞凋亡增加

细胞凋亡是指为维持内环境稳定由基因控制的细胞自主、有序的死亡。脓毒症细胞凋亡主要通过外源性和内源性两种途径。在外源性途径中，首先通过 Fas/Fas 配体通路激活胱天蛋白酶（caspase）8，进而激活 caspase-3，发挥细胞凋亡生物学效应；在内源性途径中，首先细胞色素 C 与凋亡蛋白酶激活因子 1 形成多聚体，然后 caspase-9 与多聚体结合形成凋亡小体并被激活，最终激活 caspase-3，发挥细胞凋亡生物学效应；内源性途径受 B 细胞淋巴瘤/白血病-2（B-cell lymphoma/leukemia-2, Bcl-2）家族成员调节，通过促凋亡蛋白 Bim（Bcl-2 interactingmediator of cell death）加速细胞凋亡，同时通过抗凋亡蛋白（如 Bcl-2）抑制细胞凋亡[16, 17]。Li 等[18]研究发现，在盲肠结扎和穿刺形成的脓毒症小鼠模型中，Fas 和 caspase-3、8、9 的表达水平均显著升高，CD4$^+$/CD8$^+$T 淋巴细胞和 CD19$^+$B 淋巴细胞的表达水平则显著降低。Reséndiz-Martínez 等[19]通过对脓毒症患儿与健康者的对比分析发现，脓毒症患儿外周血中单核细胞凋亡和 Fas 的表达均增加，且细胞凋亡水平与 Fas 的表达呈正相关。Luan 等[20]研究发现，盲肠结扎脓毒症小鼠模型的细胞色素 C、Bim 和 caspase-3、8、9 等的表达水平均显著升高，Bcl-2 的表达水平则显著降低，促进了 T 细胞凋亡。

（3）HLA-DR 表达减少

HLA-DR 是主要组织相容性复合体 II 类分子，包含分子量为 36 000 的 α 亚基和分子量为 27 000 的 β 亚基，主要表达于单核细胞、自然杀伤细胞、巨噬细胞等先天性免疫细胞、B 淋巴细胞以及以活化 T 淋巴细胞为代表的获得性免疫细胞[21]。研究证实，HLA-DR 是评估脓毒症患者免疫状态的良好指标，与临床不良预后密切相关[22]。目前认为，HLA-DR 水平低于 30% 即提示存在免疫抑制[23]。Winkler 等[24]研究证实，在重症监护病房中确诊为脓毒症患者的 HLA-DR 水平较未感染的术前患者降低 70%，且 HLA-DR 水平与患者顺序器官衰竭评分呈负相关。Zhuang 等[25]研究发现，脓毒症患者的 HLA-DR 水平与临床不良预后和免疫抑制均呈负相关。Zhou 等[26]证实，与假手术小鼠组相比，经过盲肠结扎和穿刺小鼠的 HLA-DR 水平显著降低。

（4）免疫细胞焦亡增加

细胞焦亡是一种程序性细胞死亡，表现为质膜完整性缺失、细胞膨胀破裂，胞内物质流出，激活炎症反应。脓毒症免疫细胞焦亡主要通过经典通路与非经典通路发挥生物学效应。其中，经典通路通过炎症小体激活 caspase-1，活化的 caspase-1 一方面促进炎症因子（IL-1β、IL-18 等）和 HMGB1 的表达，募集炎症细胞聚集，扩大炎症反应；另一方面，切割并激活消皮素 D，消皮素 D 转位到细胞膜上形成孔洞，导致细胞焦亡；非经典通路通过细菌脂多糖与 caspase-4、5、11 结合，激活 caspase-1 和消皮素 D，导致细胞焦亡[27, 28]。Wang 等[29]发现，与健康者相比，创伤后脓毒症患者的 caspase-1 表达水平，caspase-1 诱导的外周血单核细胞凋亡百分比及 IL-18 水平均显著升高，而单核细胞凋亡的百分比可预测创伤后败血症的发生。Salvamoser 等[30]研究显示，脂多糖诱导的脓毒症小鼠的 caspase-1 和 caspase-11 水平均上调，巨噬细胞 caspase-1 表达增加，而敲除 caspase-1 和 caspase-11 基因的小鼠 caspase-1 和 caspase-11 表达缺乏，导致小鼠对脓毒症休克的耐受性增加，小鼠病死率降低。Chen 等[31]通过实验发现，经 HMGB1 处理的脓毒症小鼠骨髓源性巨噬细胞活性受到抑制，导致 IL-1β 和 IL-18 释放增加，而敲除小鼠的 caspase-11 和消皮素 D 基因可改善巨噬细胞活性，抑制 IL-1β 和 IL-18 释放。

（5）PD-1 表达增加

PD-1 是一种 I 型跨膜糖蛋白，属于 CD28 家族，主要表达于活化的 T 细胞和 B 细胞。T 细胞表面的 PD-1 与抗原呈递细胞表面的 PD-L1 结合可导致 T 细胞衰竭，主要表现为效应 T 细胞功能减弱、细胞因子分泌减少、细胞增殖能力受到抑制，当 PD-1 的表达增加提示脓毒症患者临床预后不良[32]。Chang 等[33]发现，T 细胞表面的 PD-1 可促进 T 细胞凋亡，且与 T 细胞衰竭呈正相关，而给予 PD-1 抗体可逆转 T 细胞衰竭。脓毒症患者 T 细胞表面的 PD-1 表达增加，可抑制 TNF-α 等细胞因子分泌，而给予 PD-1 抗体可促进 TNF-α 释放[34]。Patsoukis 等[35]的研究显示，PD-1 和 PD-L1 可以通过抑制磷脂酰肌醇-3-激酶-蛋白激酶 B 和小 G 蛋白-促分裂原活化的蛋白激酶-胞外信号调节激酶通路阻断细胞周期进程，从而抑制 T 淋巴细胞增殖。Shao 等[36]研究发现，脓毒症休克患者 T 细胞中的 PD-1 表达与临床不良预后相关，是患者 28 天全因死亡的独立危险因子。Patera 等[37]研究发现，脓毒症休克患者嗜中性粒细胞和单核细胞中 PD-1、PD-L1 的表达水平均显著高于对照者（重症监护病房中未感染患者），且 PD-1、PD-L1 的表达水平与脓毒症严重程度及病死率均呈正相关。

2. 脓毒症与免疫调理

（1）胸腺肽 α1

胸腺肽 α1 由胸腺分泌，不仅可提升细胞免疫力，而且具有抗炎及抗氧化等特性。临床研究证实，胸腺肽 α1 既有促炎作用，又有抑炎作用，具有双向调节免疫的功能，可根据机体免疫状态抑制全身炎症反应或提升免疫力[38]。Wu 等[39]通过多中心、单盲、随机、对照试验发现，胸腺肽 α1 可提高严重脓毒症患者的免疫能力，降低 28 天全因病死率。Liu 等[40]研究发现，胸腺肽 α1 联合乌司他丁治疗脓毒症可抑制患者促炎细胞因子分泌，缩短呼吸机机械通气周期，减少血管活性药物的使用剂量和时间，提高28天生存率。Feng等[41]研究发现，胸腺肽α1联合乌司他丁治疗严重脓毒症可降低患者28天和90天病死率，但单独使用胸腺肽α1仅可降低患者28天病死率。Liu等[38]研究发现，胸腺肽α1可通过调节炎症反应降低脓毒症患者的病死率。

（2）IL-7

IL-7是一种有效的抗凋亡细胞因子，可增强免疫效应细胞的功能，对促进淋巴细胞增殖至关重要[42]。Ammer-Herrmenau等[43]研究发现，IL-7可迅速恢复脓毒症小鼠$CD4^+$和$CD8^+T$细胞数量，但小鼠的远期病死率并无显著改善。IL-7在临床应用中安全有效，既可促进脓毒症患者T细胞、中性粒细胞和单核细胞增殖，又可降低IL-7受体表达，进一步提高患者免疫力[44]。Thampy等[45]发现，与抗PD-L1抗体相比，IL-7可更有效地增加脓毒症患者IFN-γ的分泌，逆转T细胞功能障碍，进一步改善患者免疫状态，但不能显著改变病死率。Remy等[46]的研究显示，IL-7离体给药可恢复新型冠状病毒肺炎患者T细胞IFN-γ的产生，促进$CD4^+$和$CD8^+T$细胞增殖，恢复患者适应性免疫功能。综上可知，IL-7能够促进淋巴细胞增殖，恢复患者适应性免疫功能，且安全有效，但其改善脓毒症患者预后的作用还需进一步验证。

（3）细胞焦亡通路相关抑制剂

越来越多的证据表明，脓毒症期间过度细胞焦亡可加速内毒素休克和微循环衰竭的发展，而焦亡靶向治疗可能有助于限制脓毒症病理性炎症的发展[29, 47, 48]。目前，细胞焦亡通路相关抑制剂主要包括氧化磷脂、坏死磺酰胺及HMGB1抗体等，应用细胞焦亡通路相关抑制剂可提高免疫力，增加脓毒症小鼠的存活率[49]。氧化磷脂是一种caspase抑制剂，与caspase结合可抑制细胞焦亡。Chu等[50]研究发现，氧化磷脂能够与caspase-4和caspase-11结合，竞争性抑制脂多糖诱导小鼠的细胞焦亡、IL-1β释放以及脓毒症休克的发生。Rathkey等[51]研究发现，坏死磺酰胺是混合谱系激酶结构域样蛋白抑制剂，能够结合消皮素D并抑制其寡聚，从而预防孔洞形成，抑制巨噬细胞和单核细胞焦亡，显著提高脓毒症休克小鼠模型的存活率。HMGB1是人类脓毒症治疗的另一个潜在靶标。Stevens等[52]研究发现，脓毒症模型小鼠的血浆HMGB1水平与细胞焦亡呈正相关，给予抗HMGB1抗体可以促进巨噬细胞和树突状细胞增殖，增强对继发性细菌感染的抵抗力，提高小鼠的存活率。因此，未来可针对典型或非典型炎症小体通路制定抑制焦亡策略，为脓毒症患者的治疗提供新思路。

（4）抗PD-1和抗PD-L1抗体

抗PD-1和抗PD-L1抗体在脓毒症免疫抑制期具有关键作用。抗PD-1和抗PD-L1抗体可阻断PD-1/PD-L1通路，抑制淋巴细胞凋亡，增加T细胞、B细胞及固有免疫细胞的存活数量，减少IL-10等抑制性炎症因子释放，进而改善免疫抑制状态[53]。Brahmamdam等[54]研究发现，抗PD-1抗体可抑制脓毒症小鼠淋巴细胞和树突状细胞耗竭，阻断细胞凋亡，提高小鼠存活率。Zhang等[55]研究发现，抗PD-L1抗体可显著增加盲肠结扎和穿刺小鼠模型的存活率，促进TNF-α和IL-6分泌，抑制IL-10分泌，提高细菌清除率。Grimaldi等[56]研究发现，抗PD-1抗体联合IFN-γ治疗可增加难治性真菌脓毒症免疫抑制患者的淋巴细胞数量和单核细胞中HLA-DR的表达。综上可知，抗PD-1抗体安全有效，可显著改善脓毒症患者免疫抑制状态，提高患者存活率。

3. 小结

目前，脓毒症的治疗主要是根据Sepsis-3.0指南[1]采取早期容量复苏、抗菌药物使用，以及器官支持等标准方案，但在严格依照标准方案治疗后，脓毒症患者的病死率仍未显著降低。随着临床对脓毒症诱导的免疫抑制在器官功能损害与死亡中的重要性的认识，以及对脓毒症患者抗炎细胞因子、免疫细胞凋亡、负性共刺激分子的深入研究，出现了一种新的治疗模式即脓毒症免疫治疗。目前临床在脓毒症免疫治疗方面取得了一定进展，相信随着研究的深入，未来进一步大量靶向细胞焦亡与凋亡、PD-1/PD-L1通路的临床试验，将为脓毒症患者的治疗提供更多选择。

参 考 文 献

[1] SINGER M,DEUTSCHMAN CS,SEYMOUR CW,et al.The Third international consensus Definitions for Sepsis and Septic Shock (Sepsis-3)[J].JAMA,2016,315(8):801-810.

[2] RUDD KE,JOHNSON SC,AGESA KM,et al.Global,regional,and national sepsis incidence and mortality,1990-2017：Analysis for the Global Burden of Disease Study[J].Lancet,2020,395(10219):200-211.

[3] FLEISCHMANN C,SCHERAG A,ADHIKARI NK,et al.Assessment of Global Incidence and Mortality of Hospital-treated Sepsis.Current Estimates and Limitations[J].Am J respir Crit care Med,2016,193(3):259-272.

[4] BOOMER JS,To K,CHANG KC,et al.Immunosuppression in patients who die of sepsis and multiple organ failure[J].JAMA,2011,306(23):2594-2605.

[5] HOTCHKISS RS,MONNERET G,PAYEN D.Sepsis-induced immunosuppression:From cellular dysfunctions to immunotherapy[J].Nat rev Immunol,2013,13(12):862-874.

[6] 夏照帆,伍国胜. 浅谈细胞因子在脓毒症中的作用及临床应用现状[J]. 中华烧伤杂志,2019(01):3-7.

[7] GAO K,JIN J,HUANG C,et al.Exosomes Derived From Septic Mouse Serum Modulate Immune responses via Exosome-Associated Cytokines[J].Front Immunol,2019,10:1560.

[8] SONG GY,CHUNG CS,CHAURY IH,et al.IL-4-induced activation of the Stat6 pathway contributes to the suppression of cell-mediated immunity and death in sepsis[J].Surgery,2000,128(2):133-138.

[9] NEUMANN C,SCHEFFOLD A,RUTZ S.Functions and regulation of T cell-derived interleukin-10[J]. Semin Immunol,2019,44:101344.

[10] MAZER M,UUSINGER J,DREWRY A,et al.IL-10 Has Differential Effects on the Innate and Adaptive Immune Systems of Septic Patients[J].J Immunol,2019,203(8):2088-2099.

[11] BAH I,KUMBHARE A,NGUYEN L,et al.IL-10 induces an immune repressor pathway in sepsis by pro-

moting S100A9 nuclear localization and MDSC development[J].Cell Immunol,2018,332:32-38.

[12] POUJOL F,MONNERET G,GALLET-GORIUS E,et al.Ex vivo Stimulation of Lymphocytes with IL-10 Mimics Sepsis-Induced intrinsic T-Cell Alterations[J].Immunol Invest,2018,47(2):154-168.

[13] CAVALLI G,DINARELLO CA.Suppression of inflammation and acquired immunity by IL-37[J].Immunol rev,2018,281(1):179-190.

[14] WANG YC,WENG GP,LIU JP,et al.Elevated serum IL-37 concentrations in patients with sepsis[J].Medicine (Baltimore),2019,98(10):e14756.

[15] GE Y,HUANG M,YAO YM.Recent advances in the biology of IL-1 family cytokines and their potential roles in development of sepsis[J].Cytokine Growth factor rev,2019,45:24-34.

[16] GIRARDOT T,RIMMELé T,VENET F,et al.Apoptosis-induced lymphopenia in sepsis and other severe injuries[J].Apoptosis,2017,22(2):295-305.

[17] SU LJ,ZHANG JH,GOMEZ H,et al.Reactive Oxygen Species-Induced Lipid Peroxidation in Apoptosis,Autophagy,and Ferroptosis[J].Oxid Med Cell Longev,2019,2019:5080843.

[18] LI S,ZHU FX,ZHAO XJ,et al.The immunoprotective activity of interleukin-33 in mouse model of cecal ligation and puncture-induced sepsis[J].Immunol Lett,2016,169:1-7.

[19] RESéNDIZ-MARTíNEZ J,Asbun-Bojalil J,Huerta-Yepez S,et al.Correlation of the expression of YY1 and fas cell surface death receptor with apoptosis of peripheral blood mononuclear cells,and the development of multiple organ dysfunction in children with sepsis[J].Mol Med rep,2017,15(5):2433-2442.

[20] LUAN YY,YIN CF,QIN QH,et al.Effect of regulatory T Cells on promoting Apoptosis of T Lymphocyte and Its regulatory Mechanism in Sepsis[J].J interferon Cytokine res,2015,35(12):969-980.

[21] 李虹霞，郭丽萍，张君，等. CD40、HLA-DR 在自身免疫性肝病 Kupffer 细胞的表达变化 [J]. 中国实验诊断学，2017，21（08）：1350-1353.

[22] VENET F,MONNERET G.Advances in the understanding and treatment of sepsis-induced immunosuppression[J].Nat rev Nephrol,2018,14(2):121-137.

[23] MISRA AK,LEVY MM,WARD NS.Biomarkers of Immunosuppression[J].Crit care Clin，2020,36(1):167-176.

[24] WINKLER MS,RISSIEK A,PRIEFLER M,et al.Human leucocyte antigen (HLA-DR)gene expression is reduced in sepsis and correlates with impaired TNFα response:A diagnostic tool for immunosuppression?[J].PLoS One,2017,12(8):e0182427.

[25] ZHUANG Y,PENG H,CHEN Y,et al.Dynamic monitoring of monocyte HLA-DR expression for the diagnosis,prognosis,and prediction of sepsis[J].Front Biosci (Landmark Ed),2017,22:1344-1354.

[26] ZHOU M,YANG WL,AZIZ M,et al.Therapeutic effect of human ghrelin and growth hormone:Attenuation of immunosuppression in septic aged rats[J].Biochim Biophys Acta Mol Basis Dis,2017,1863(10 Pt

B):2584-2593.

[27] MAN SM,KARKI R,KANNEGANTI TD.Molecular mechanisms and functions of pyroptosis,inflammatory caspases and inflammasomes in infectious diseases[J].Immunol rev,2017,277(1):61-75.

[28] RATHINAM VAK,ZHAO Y,SHAO F.Innate immunity to intracellular LPS[J].Nat Immunol,2019,20(5):527-533.

[29] WANG YC,LIU QX,LIU T,et al.Caspase-1-dependent pyroptosis of peripheral blood mononuclear cells predicts the development of sepsis in severe trauma patients:A prospective observational study[J].Medicine (Baltimore),2018,97(8):e9859.

[30] SALVAMOSER R,BRINKMANN K,O'REILLY LA,et al.Characterisation of mice lackingthe inflammatory caspases-1/11/12 reveals no contribution of caspase-12 to cell death and sepsis[J].Cell Death Differ,2019,26(6):1124-1137.

[31] CHEN R,ZHU S,ZENG L,et al.AGER-Mediated Lipid Peroxidation Drives caspase-11 Inflammasome Activation in Sepsis[J].Front Immunol,2019,10:1904.

[32] PATIL NK,GUO Y,LUAN L,et al.Targeting Immune Cell Checkpoints during Sepsis[J].Int J Mol Sci,2017,18(11):2413.

[33] CHANG K,SVABEK C,VAZQUEZ-GUILLAMET C,et al.Targeting the programmed cell death 1:Programmed cell death ligand 1 pathway reverses T cell exhaustion in patients with sepsis[J].Crit care,2014,18(1):R3.

[34] XIA Q,WEI L,ZHANG Y,et al.Immune Checkpoint receptors Tim-3 and PD-1 regulate Monocyte and T Lymphocyte Function in Septic Patients[J].Mediators Inflamm,2018,2018:1632902.

[35] PATSOUKIS N,BROWN J,PETKOVA V,et al.Selective effects of PD-1 on Akt and Ras pathways regulate molecular components of the cell cycle and inhibit T cell proliferation[J].Sci Signal,2012,5(230):ra46.

[36] SHAO R,FANG Y,YU H,et al.Monocyte programmed death ligand-1 expression after 3-4 days of sepsis is associated with risk stratification and mortality in septic patients:A prospective cohort study[J].Crit care,2016,20(1):124.

[37] PATERA AC,DREWRY AM,CHANG K,et al.Frontline Science:Defects in immune function in patients with sepsis are associated with PD-1 or PD-L1 expression and can be restored by antibodies targeting PD-1 or PD-L1[J].J Leukoc Biol,2016,100(6):1239-1254.

[38] LIU F,WANG HM,WANG T,et al.The efficacy of thymosin α1 as immunomodulatory treatment for sepsis:A systematic review of randomized controlled trials[J].BMC Infect Dis,2016,16:488.

[39] WU J,ZHOU L,LIU J,et al.The efficacy of thymosin alpha 1 for severe sepsis (ETASS):A multicenter, single-blind, randomized and controlled trial[J].Crit care,2013,17(1):R8.

[40] LIU D,YU Z,YIN J,et al.Effect of ulinastatin combined with thymosin alpha1 on sepsis:A systematic re-

view and meta-analysis of Chinese and Indian patients[J].J Crit care,2017,39:259-266.PMID:28069319.

[41] FENG Z,SHI Q,FAN Y,et al.Ulinastatin and/or thymosin α1 for severesepsis:A systematic review and meta-analysis[J].J Trauma Acute care surg,2016,80(2):335-340.

[42] VENET F,DEMARET J,BLAISE BJ,et al.IL-7 restores T Lymphocyte Immunometabolic failure in Septic Shock Patients through mTOR Activation[J].J Immunol,2017,199(5):1606-1615.

[43] AMMER-HERRMENAU C,KULKARNI U,ANDREAS N,et al.Sepsis induces long-lasting impairments in CD4[+] T-cell responses despite rapid numerical recovery of T-lymphocyte populations[J].PLoS One,2019,14(2):e211716.

[44] FRANCOIS B,JEANNET R,DAIX T,et al.Interleukin-7 restores lymphocytes in septic shock:The IRIS-7 randomized clinical trial[J].JCI Insight,2018,3(5):e98960.

[45] Thampy LK,Remy KE,Walton AH,et al.Restoration of T Cell function in multi-drug resistant bacterial sepsis after interleukin-7,anti-PD-L1,and OX-40 administration[J].PLoS One,2018,13(6):e199497.

[46] Remy KE,Mazer M,Striker DA,et al.Severe immunosuppression and not a cytokine storm characterizes coVID-19 infections[J].JCI Insight,2020,5(17):e140329.

[47] PFALZGRAFF A,WEINDL G.Intracellular Lipopolysaccharide Sensing as a Potential Therapeutic Target for Sepsis[J].Trends pharmacol Sci,2019,40(3):187-197.

[48] SKIRECKI T,CAVAILLON JM.Inner sensors of endotoxin-implications for sepsis research and therapy-[J].FEMS Microbiol rev,2019,43(3):239-256.

[49] STEINHAGEN F,SCHMIDT SV,SCHEWE JC,et al.Immunotherapy in sepsis-brake or accelerate?[J].pharmacol Ther,2020,208:107476.

[50] CHU LH,INDRAMOHAN M,RATSIMANDRESY RA,et al.The oxidized phospholipid oxPAPC protects from septic shock by targeting the non-canonical inflammasome in macrophages[J].Nat commun,2018,9(1):996.

[51] RATHKEY JK,ZHAO J,LIU Z,et al.Chemical disruption of the pyroptotic pore-forming protein gasdermin D inhibits inflammatory cell death and sepsis[J].Sci Immunol,2018,3(26):eaat2738.

[52] STEVENS NE,CHAPMAN MJ,FRASER CK,et al.Therapeutic targeting of HMGB1 during experimental sepsis modulates the inflammatory cytokine profile to one associated with improved clinical outcomes[J]. Sci rep,2017,7(1):5850.

[53] RUDICK CP,CORNELL DL,Agrawal DK.Single versus combined immunoregulatory approach using PD-1 and CTLA-4 modulators in controlling sepsis[J].Expert rev Clin Immunol,2017,13(9):907-919.

[54] BRAHMAMDAM P,INOUS S,UNSINGER J,et al.Delayed administration of anti-PD-1 antibody reverses immune dysfunction and improves survival during sepsis[J].J Leukoc Biol,2010,88(2):233-240.

[55] ZHANG Y,ZHOU Y,LON J,et al.PD-L1 blockade improves survival in experimental sepsis by inhibiting

lymphocyte apoptosis and reversing monocyte dysfunction[J].Crit care,2010,14(6):R220.

[56] GRIMALDI D,PRADIER O,HOTCHKISS RS,et al.Nivolumab plus interferon-γ in the treatment of intractable mucormycosis[J].Lancet Infect Dis,2017,17(1):18.

第七篇 知识总结与考核

第一章 选择题

1.[多项选择题] 急性肺动脉栓塞溶栓的绝对禁忌证包括（ ）。

    A. 有活动性内出血   B. 近 2 个月有自发性颅内出血

    C. 近期行心肺复苏术   D.15 天内有严重创伤

    E. 血小板计数 $<100 \times 10^9/L$

答案 AB

2.[多项选择题] 关于多重耐药菌患者的隔离技术，叙述正确的是（ ）。

    A. 将患者隔离于单独区域   B. 床位、病历牌贴上"接触隔离"标志

    C. 严格执行手卫生   D. 不限制探视人群

    E. 加强物品管理

答案 ABCE

3.[多项选择题] 患者女，65 岁，在剖腹探查、右半结肠切除术后，需要给予营养支持，以下考虑正确的有（ ）。

    A. 肠内营养尝试失败 72 小时后再考虑接受肠外营养

    B. 延迟的肠内营养导致患者留住重症监护病房的时间延长

    C. 闻及肠鸣音后即可开始肠道喂养

    D. 肠外营养增加患感染性并发症的可能

    E. 肠外营养容易达到早期营养供给目标

答案 BDE

4.[多项选择题] 肺动脉高压的治疗药物包括（ ）。

    A. 波生坦   B. 前列地尔

    C. 伊洛前列素   D. 西地那非

    E. 地尔硫䓬

答案 ACDE

5.[多项选择题] 关于镇静药，叙述错误的是（　　）。

A. 苯二氮䓬类镇静药物通过与中枢神经系统下丘脑内 γ-氨基丁酸（GABA）受体相互作用，产生剂量依赖性的镇静、抗焦虑作用

B. 右美托咪定是高选择性的 α2 受体抑制剂，其结合 α2 受体的能力远高于 α1 受体

C. 咪达唑仑可增强抗焦虑药、抗抑郁药、抗癫痫药的中枢抑制作用

D. 地西泮的血浆蛋白结合率高达 99%。该药主要经肝代谢，代谢产物有去甲西泮、去甲羟地西泮等，没有药理活性

E. 氟马西尼可以用于咪达唑仑过量时的拮抗用药

答案 BD

6.[多项选择题] 补充营养的途径包括（　　）。

　A. 口服　　　　　　　　B. 周围静脉

　C. 胃管管饲　　　　　　D. 锁骨下静脉

　E. 高位小肠造口管饲

答案 ABCDE

7.[多项选择题] 关于一氧化氮（NO）吸入的应用，叙述正确的是（　　）。

　A. 常用于先天性心脏病患儿术后

　B. 用于足月或近足月（>妊娠 34 周）低氧血症型呼吸衰竭新生儿

　C. 降低小儿和成人急性肺损伤（ALI）和急性呼吸窘迫综合征（ARDS）的病死率

　D. 降低新生儿持续性肺动脉高压病死率

　E. 不常用于早产儿呼吸衰竭

答案 ABDE

8.[多项选择题] 急性生理学及既往健康评分（APACHE Ⅱ）应用的临床意义包括（　　）。

　A. 评估疾病严重程度

　B. 预测患者预后

　C. 减少医护人员的工作量

　D. 实现滴定式、目标式治疗

　E. 用于科研或学术交流，使治疗组、对照组间的病情严重度有可比性

答案 ABE

9.[多项选择题] 可以反映肝功能血清指标的有（　　）。

　A. 白蛋白　　　　　　　B. 甲胎蛋白（AFP）

　C. 凝血酶原时间（PT）　D. 吲哚氰绿（ICG）试验

　E. 胆红素

答案 ACDE

10. [多项选择题] 无脉搏性电活动常见于以下哪些疾病（　　）。

　　A. 严重心脏病的终末表现　　　　B. 高血压病

　　C. 电击治疗后的心脏停搏　　　　D. 心脏压塞

　　E. 急性心肌梗死伴心源性休克

答案 ACD

11. [多项选择题] 复苏后保护脑功能的主要措施包括（　　）。

　　A. 继续吸氧，保持血氧饱和度为100%　　B. 勿常规应用过度通气

　　C. 治疗性低体温　　　　　　　　　　　D. 常规给予甘露醇和呋塞米

　　E. 避免体温过高

答案 BCE

12. [多项选择题] 妊娠高血压综合征立刻终止妊娠的指征包括（　　）。

　　A. 妊娠毒血症孕妇，经积极治疗72小时无明显好转者

　　B. 妊娠毒血症孕妇，胎龄已超过36周，经治疗好转者

　　C. 妊娠毒血症孕妇，胎龄不足36周，胎盘功能检查提示胎盘功能减退，胎儿成熟度检查提示胎儿已成熟者

　　D. 妊娠毒血症控制后6～12小时者

　　E. 妊娠毒血症孕妇，经积极治疗24～48小时无明显好转者

答案 BCDE

13. [多项选择题] 提示支气管哮喘患者病情危重的是（　　）。

　　A. 听诊肺部呼吸音减弱，哮鸣音消失　　B. $PaCO_2 > 50$ mmHg

　　C. $PaCO_2 < 30$ mmHg　　D. 出现奇脉，血压下降

　　E. $PaCO_2 < 60$ mmHg

答案 ABDE

14. [多项选择题] 休克发展为难治性休克的机制有（　　）。

　　A. 弥散性血管内凝血（DIC）　　B. 多器官功能障碍综合征

　　C. 微循环淤血性缺氧　　D. 多种炎症介质的作用

　　E. 严重酸中毒

答案 ABCDE

15. [多项选择题] 不考虑选择肠内营养的情况有（　　）。

　　A. 肠梗阻　　　　　　　　　B. 消化道手术后

　　C. 严重腹膜炎和（或）合并急性冠脉综合征（ACS）

　　D. 肠系膜动脉栓塞　　　　E. 胃肠减压示胃液呈棕褐色，隐血阳性

答案 ACD

16.[多项选择题] 气道压力释放通气需要设置的参数为（　　）。

A. 高持续正压通气（CPAPH）水平　　　B. 低持续正压通气（CPAPL）水平

C. 气道压力释放频率　　　D. 预设呼吸频率

E. 释放时间（tL）

答案 ABCE

17.[多项选择题] 有关芬太尼叙述正确的有（　　）。

A. 一般经静脉给药　　　B. 起效迅速

C. 镇痛效果好　　　D. 反复注射有蓄积作用

E. 易引起呼吸抑制

答案 ABCDE

18.[多项选择题] 在压力控制通气模式时，潮气量的决定因素包括（　　）。

A. 预设压力　　　B. 预设吸气时间

C. 呼气末肺泡内压　　　D. 呼吸系统阻力

E. 呼吸系统顺应性

答案 ABCDE

19.[多项选择题] 反映肝细胞损伤的血清指标有（　　）。

A. 谷丙转氨酶　　　B. 胆红素

C. 血氨　　　D. 吲哚菁绿（ICG）试验

E. 乳酸脱氢酶（LDH）

答案 ABCE

20.[多项选择题] 通过 Swan-Ganz 导管可测量的参数有（　　）。

A. 右心房压（RAP）　　　B. 肺动脉楔压（PAWP）

C. 肺动脉压（PAP）　　　D. 心排血量（CO）

E. 混合静脉血氧饱和度

答案 ABCD

21.[多项选择题] 急性心肌梗死诊断标准是肌钙蛋白至少有 1 次数值超过参考值上限的 99 百分位（正常上限），并有至少 1 项心肌缺血的证据。该证据可以是（　　）。

A. 心肌缺血临床症状

B. 心电图出现新的心肌缺血变化，即新的 ST 段改变或左束支传导阻滞

C. 心电图出现病理性 Q 波

D. 影像学证据显示新的心肌活力丧失或区域性室壁运动异常

E. 肌酸激酶同工酶（CK-MB）升高至正常上限的 2 倍

答案 ABCD

22.[多项选择题] 弥散性血管内凝血（DIC）患者实验室检查结果可出现（　　）。

　　A. 凝血酶原时间（PT）缩短　　　B. PT 延长

　　C. 活化部分凝血酶时间（APTT）缩短

　　D. 血小板计数升高　　　E. 纤维蛋白原正常

答案 ABCE

23.[多项选择题] 心脏按压有效标志是（　　）。

　　A. 大动脉处可扪及搏动　　B. 发绀消失，皮肤转为红润

　　C. 可测得血压　　　D. 散大的瞳孔开始缩小

答案 ABCD

24.[多项选择题] 胸按压并发症包括（　　）。

　　A. 肋骨或胸骨骨折　　　B. 心脏压塞

　　C. 肾挫伤　　　D. 血气胸

　　E. 肺挫伤

答案 ABDE

25.[多项选择题] 在容量控制通气模式中，影响控制通气的吸气时间的参数有（　　）。

　　A. 潮气量　　　B. 峰流速

　　C. 吸气停顿时间　　　D. 呼吸频率

　　E. 触发灵敏度

答案 ABCD

26.[多项选择题] 输血相关的并发症包括（　　）。

　　A. 发热　　　B. 溶血

　　C. 变态反应　　　D. 低蛋白血症

　　E. 输血相关性免疫抑制

答案 ABCE

27.[多项选择题] 创伤、感染后的代谢变化包括（　　）。

　　A. 在抗利尿激素及醛固酮作用下水钠潴留，以保存血容量

　　B. 创伤、感染可致水、电解质及酸碱平衡失调

　　C. 创伤时机体对糖的利用率下降，易发生高血糖、糖尿

　　D. 糖异生过程活跃，脂肪合成增加

　　E. 交感神经兴奋，胰岛素分泌减少

答案 ABCE

28.[多项选择题] 要素饮食所引起的代谢并发症是（　　）。

　　A. 高钠　　　　　　B. 高氯

　　C. 高血糖　　　　　D. 氮质血症

　　E. 高渗性非酮症昏迷

答案 ABCDE

29.[多项选择题] 高质量的心肺复苏术操作要点包括（　　）。

　　A. 按压足够深　　　B. 按压足够快

　　C. 每次按压后胸廓完全回弹

　　D. 尽量减少按压中断

　　E. 每 2 分钟交换按压

答案 ABCDE

30.[多项选择题] 应警惕并存急性肾上腺皮质功能不全的情况是（　　）。

　　A. 无法解释的低血压，或容量消耗伴发热、脱水、疲乏无力、关节痛、眩晕等

　　B. 既往有可能有糖皮质激素治疗史，或有类似"库欣综合征"特征者；伴有或不伴有嗜酸粒细胞增多、皮肤色素沉着、毛发稀疏与异常分布者

　　C. 不能常规解释的电解质紊乱和高血压

　　D. 低血压伴有低血糖，或不能常规解释的电解质紊乱

　　E. 已处于休克，经积极体液复苏和血管活性药物抗休克，疗效反应较差者应考虑排除本病的可能

答案 ABDE

31.[多项选择题] 目前较多学者认为，提示病情重笃的临床指标是（　　）。

　　A. 并发气胸、纵隔气肿、肺不张、心力衰竭

　　B. 严重的意识障碍或精神症状

　　C. 哮喘持续状态

　　D. 血压明显升高

　　E. 治疗中症状仍日趋严重，出现痉挛性咳嗽、呼吸困难加重、哮鸣音减少或消失

答案 ABCE

32.[多项选择题] 吸入性肺炎的并发症包括（　　）。

　　A. 肺不张　　　　　B. 低氧血症

　　C. 肺纤维化　　　　D. 肺水肿

　　E. 急性肺损伤

答案 ABCDE

33.[多项选择题] 治疗失血性休克主要措施应集中在（　　）。

A. 补充血容量　　B. 密切测量血压

C. 积极处理原发病　　D. 留置导尿管

E. 抗感染

答案 AC

34.[多项选择题] 下列哪项是输血的适应证（　　）。

A. 创伤和失血　　B. 纠正贫血或低蛋白血症

C. 凝血功能障碍　　D. 替换血液中的有害物质

答案 ABCD

35.[多项选择题] 重症监护病房（ICU）重症患者侵袭性真菌感染常见的病原菌是（　　）。

A. 酵母样真菌　　B. 接合菌属

C. 丝状真菌　　D. 赛多孢霉属

E. 镰孢霉属

答案 AC

36.[多项选择题] 按美国田纳西（Tennessee）大学制定的实验室诊断标准，完全性 HELLP 综合征的诊断标准包括（　　）。

A. 血管内溶血：外周血细胞涂片可见变形红细胞，网织红细胞增多

B. 血总胆红素 ≥ 20.5 μg/L，血乳酸脱氢酶升高（ ≥ 600 U/L）

C. 肝酶升高：血清天冬氨酸氨基转移酶、丙氨酸氨基转移酶升高

D. 血小板计数减少；血小板 ≤ 100×10^9/L

E. 血小板计数减少；血小板 ≤ 50×10^9/L

答案 ABCD

37.[多项选择题] 有利原则要求医务人员的行为对患者确有助益，必须符合的条件有（　　）。

A. 患者的确患有疾病

B. 医务人员的行动与解除患者的疾苦有关

C. 医务人员的行动可能解除患者的疾苦

D. 患者受益不会给别人带来太大的损害

E. 尊重患者的生命和生命价值

答案 ABCD

38.[多项选择题] 下列哪些患者需要重症监护（　　）。

A. 休克患者　　B. 严重心率失常患者

C. 心肺复苏后患者　　D. 各类大手术后患者

E. 晚期恶性肿瘤患者

答案 ABCD

39.[多项选择题] 关于镇静的特点有（ ）。

    A. 患者意识存在，反射基本正常   B. 对生理影响较小

    C. 深度镇静进行口腔操作，有误吸的危险

    D. 不镇痛，但可加强局麻的镇痛效果

    E. 用于表浅、短小的手术

答案 ABCDE

40.[多项选择题] 急性呼吸窘迫综合征（ARDS）诊断的生理学指标包括（ ）。

    A. 总呼吸顺应性 ≤ 50 mL · 0.098 kPa^{-1}

    B. 肺泡 – 动脉血氧分压差 > 26.7 kPa

    C. 无论呼气末正压有多大，在无心肺血管疾病（或已纠正）情况下，氧合指数（PaO_2/FiO_2）≤ 200 mmHg（1 mmHg=0.133 kPa）

    D. 肺动脉楔压 < 2.4 kPa

    E. 中心静脉压 < 2.4 kPa

答案 ABCD

41.[多项选择题] 急性肺动脉栓塞的临床分型是（ ）。

    A. 急性大面积肺栓塞   B. 急性次大面积肺栓塞

    C. 低风险性肺栓塞   D. 中风险性肺栓塞

    E. 高风险性肺栓塞

答案 AB

42.[多项选择题] 关于休克患者的一般临床监测指标，叙述正确的有（ ）。

    A. 意识状态反映脑组织血液灌流情况

    B. 皮肤温度和色泽是体表血管灌注情况表现

    C. 血压是反映休克程度及治疗效果最敏感的指标

    D. 脉率的变化多出现在血压下降之前

    E. 尿量是反映肾血液灌注的指标

答案 ABDE

43.[多项选择题] 导致心搏骤停的病理生理机制最常见的有（ ）。

    A. 心室颤动   B. 心脏停搏

    C. 持续性室性心动过速   D. 无脉搏性电活动

    E. 心房颤动

答案 ABCD

44.[多项选择题] 主动脉夹层引起的压迫症状可有（ ）。

    A. 压迫上腔静脉引起上腔静脉综合征

B. 压迫喉返神经导致声音嘶哑

C. 压迫颈交感神经节引起霍纳（Horner）综合征

D. 压迫腹腔动脉、肠系膜动脉引起恶心、呕吐、腹胀、腹痛、黑便等

E. 压迫肾动脉可有血尿、尿闭及肾性高血压

答案 ABCDE

45.[多项选择题] 主动脉夹层临床多见于（　　）。

A. 高血压病　　　　B. 动脉粥样硬化

C. 主动脉狭窄　　　D. 二尖瓣狭窄

E. 马方综合征

答案 ABCE

46.[多项选择题] 与肌酐清除率相关的因素有（　　）。

A. 滤过膜孔径　　　B. 肾血流量

C. 滤过膜的通透性　D. 滤过面积

E. 有效滤过压

答案 BCDE

47.[多项选择题] 增加围术期心脏并发症的临床中危因素有（　　）。

A. 高龄、高血压和脑卒中史

B. 超过 1 个月的心肌梗死

C. 充血性心力衰竭病史

D. 糖尿病（需胰岛素治疗者）

E. 慢性肾功能不全（血肌酐 >200 μmol/L）

答案 BCDE

48.[多项选择题] 抗菌药物的不良反应包括（　　）。

A. 毒性反应　　　B. 过敏反应

C. 二重感染　　　D. 细菌产生耐药

E. 治疗效果差

答案 ABCD

49.[多项选择题] 将放疗作为镇痛方法，下列描述正确的有（　　）。

A. 主要用于恶性肿瘤

B. 对软组织肿块所致的疼痛，镇痛效果差

C. 对肿瘤侵犯骨质所致疼痛效果最好

D. 所有肿瘤性的疼痛都首选此方法

E. 效果好坏与肿瘤的组织学类型有关

答案 ABCE

50.[多项选择题] 影响颅内压的生理因素包括（　　）。

　　A.脑脊液量　　　　　B.脑灌注压

　　C.动脉血二氧化碳分压　D.颅内占位性病变

　　E.动脉血氧分压

答案 BCE

51.[共用题干题] 患者男性，56岁，因胸闷、胸痛2小时入院。入院查体：血压86/60 mmHg，心率44次/分，律齐。心电图示：V~V导联ST段抬高、Q波形成。

　　患者恢复窦性心律后应该采取的处理方法有（　　）。

　　A.口服胺碘酮　　　　B.静滴利多卡因

　　C.静滴异丙肾上腺素　D.静滴普罗帕酮

　　E.立即行ICD植入术

答案 B

52.[共用题干题] 患者女，25岁，妊娠28周，因"乏力10天，加重，伴皮肤、巩膜黄染3天"来诊。入院查体：腹痛明显，肝浊音界缩小，双下肢水肿。实验室检查：血白细胞$12×10^9$/L，血总胆红素122 mmol/L，丙氨酸氨基转移酶322 U/L，天冬氨酸氨基转移酶467 U/L，乳酸脱氢酶721 Ul/L。尿常规：尿蛋白(++)，尿胆红素(-)。B型超声：肝体积减小，回声增强，肝区弥漫性密度增高，呈雪花状。

　　最有助于明确诊断的检查是（　　）。

　　A.凝血功能检查　　B.超声检查

　　C.肝功能检查　　　D.血常规检查

　　E.尿常规检查

答案 B

53.[共用题干题] 患者女，76岁，因"大面积脑梗死和呼吸衰竭"来诊。在重症监护病房（ICU）行气管插管，机械通气，3天后出现高热。入院查体：体温最高39.8 ℃，双肺可闻及较多湿啰音，心、腹未见异常，吸痰时痰量较前明显增多，为黄色黏痰。胸部X线片：右中肺野大片浸润阴影。

　　患者痰培养为多重耐药鲍曼不动杆菌，最佳治疗方案是（　　）。

　　A.头孢哌酮舒巴坦+米诺环素

　　B.注射用亚胺培南西司他丁钠（泰能）

　　C.利奈唑胺+环丙沙星

　　D.伏立康唑+注射用亚胺培南西司他丁钠

　　E.头孢唑肟

答案 A

54.[共用题干题] 患者女,26岁,妊娠38周,第1胎,孕期经过顺利,因"头昏、眼花、视物模糊1周"来诊。

首先做的处置应是( )。

A. B型超声检查　　　　　　B. 监测生命体征

C. 无应激试验(NST)　　　　D. 收入院

E. 缩宫素激惹试验(OCT)

答案 B

55.[共用题干题] 患者男,83岁,原有冠心病病史3余年,因胸闷、胸痛2小时入院。入院查体:BP 130/86 mmHg,P 78次/分,R 20次/分,双肺未闻及干、湿啰音,心脏听诊未闻及病理性杂音,双下肢无水肿。心肌酶谱升高,心电图示:V1~V4导联Q波形成,ST段抬高。

住院期间患者突发意识不清。心电图示:QRS-T波群消失,代之以形态不同、大小各异、极不整齐的图形。其心电图表现是( )。

A. 室性逸搏心律　　　B. 心室颤动

C. 窦性心动过缓　　　D. 窦性静止

E. 室性心动过速

答案 B

56.[共用题干题] 患者腹痛,腹胀5个月,不能进食。入院查体:上腹部膨隆,压痛。腹部CT:上腹部囊状包块,考虑胰腺周围假性囊肿形成。诊断:重症胰腺炎伴假性囊肿形成。

患者急诊手术中,术者于胃体打孔置管到空肠,从皮肤引出体外,其目的是( )。

A. 胃肠减压　　　B. 肠外营养

C. 补充液体　　　D. 肠内营养

E. 抽出消化液

答案 D

57.[共用题干题] 患者女,60岁,肥胖,因上腹痛伴发热3天入院,血常规示白细胞$15×10^9$/L,中性粒细胞80%,巩膜黄染。

经抗生素治疗无效并出现神志淡漠、心率增快、尿少,但血压在正常范围,急需做以下哪种处理( )。

A. 换用加强抗生素　　　　　B. 行腹部CT检查

C. 快速输液并做好剖腹探查准备　D. 床旁行血流动力学检查

E. 神经科与心内科急会诊

答案 C

58.[共用题干题] 患者男,40岁,体重75 kg。因"车祸伤、重型颅脑损伤"来诊。既往胃溃疡病史。入院查体:患者呈昏迷状态,强刺激可睁眼,右侧肢体肌力0级,肌张力不高,刺激后左侧肢体屈曲,自主呼吸微弱。实验室检查:血氧饱和度低(75%)。急查动脉血气分析:pH 7.50,动脉血二氧化碳分压（PaCO₂）30 mmHg（1 mmHg=0.133 kPa）；动脉血氧分压（PaO₂）502 mmHg；Na 148 mmol/L，K 3.2 mmol/L，乳酸（Lac）4.6 mmol/L。

针对患者的处理措施恰当的是（　　）。

  A. 吸氧（5 L/min）   B. 立即气管切开

  C. 无创通气   D. 气管插管、机械通气

  E. 先吸氧，积极手术治疗

答案 E

59. [共用题干题] 腹膜炎患者，近 1 个月以来常出现畏寒、发热，B 超提示盆腔液性暗影 3 cm×4 cm×3 cm。该患者可能的诊断是（　　）。

  A. 急性胆囊炎 B. 子宫肌瘤

  C. 急性盆腔炎 D. 盆腔脓肿

  E. 肝脓肿

答案 D

60. [共用题干题] 患者男，65 岁，有慢性肾衰竭，因腰椎间盘突出行手术治疗。

该患者一般在术前 6～12 小时开始禁食的原因是（　　）。

  A. 有利于患者休息   B. 避免术后腹胀

  C. 减少胃肠道手术的污染 D. 防止麻醉或术中发生呕吐

  E. 有利胃肠道手术时的显露

答案 D

61. [共用题干题] 患者女，32 岁，初产妇，孕 33 周，孕前血压正常，因近 2 天偶感头晕就诊，血压 180/115 mmHg，尿蛋白（+++）。

该患者应首先给予哪种治疗方案（　　）。

  A. 硫酸镁静脉滴注   B. 哌替啶肌内注射

  C. 肼屈嗪静脉滴注 D. 甘露醇静脉滴注

  E. 阿托品推注

答案 C

62. [共用题干题] 患者女，60 岁，体重 50 kg，因急性上消化道出血行胃镜检查，在检查后突发胸痛，心电图发现为前壁心肌梗死而入住 ICU，患者全身冰凉、发绀及尿量减少。入院查体：HR 110 次 / 分，BP 119/66 mmHg，R 27 次 / 分。置入漂浮导管发现 CVP 6 mmHg，PAP 36/16 mmHg，PAWP 10 mmHg，CO 3.1 L/min。动脉血气分析：pH 7.37，PaCO 35 mmHg，PaO₂ 65 mmHg，SaO₂ 91%，SvO₂ 15%，Hb 8.2 g/dl。

根据患者目前的指标，为了增加氧气的输送，下面哪一项处置的效果最好（　　）。

  A. 补充晶体液，使 PAWP 回到 16 mmHg

B. 输血，使 Hb 升到 10 g/dl

C. 使用多巴酚丁胺，使 CO 回到 4.0 L/min

D. 增加 FIO_2，使 PaO_2 升至 90 mmHg

E. 利尿，使尿量达 30 mL/h

答案 C

63.[共用题干题] 患者男，38 岁，因"异基因造血干细胞移植术后 1 年，出现发热、咳嗽 5 天，气促 1 天"来诊。入院查体：体温 39 ℃，呼吸 50 次/分，烦躁，口唇发绀，心音有力，心率 140 次/分，律齐，双肺可闻及管状呼吸音，未闻及湿啰音。实验室检查：血气分析示 pH 7.30，动脉血二氧化碳分压（$PaCO_2$）28 mmHg（1 mmHg=0.133 kPa），动脉血氧分压（PaO_2）41 mmHg，吸氧浓度（FiO_2）50%。胸部 X 线片：双肺弥漫性渗出病变，心影不大。

如应用容量型同步间歇指令通气和压力支持通气结合模式（V-SIMV+PSV），出现气道峰压过高报警，则不宜采取的措施为（ ）。

A. 检查管路是否堵塞　　　　B. 吸痰、解除支气管痉挛

C. 增加吸气峰流速　　　　　D. 应用镇静剂和肌肉松弛剂

E. 改为压力调节容量控制模式

答案 C

64.[共用题干题] 患者男，66 岁，胰十二指肠切除术后第二天，既往有 2 型糖尿病病史，手术当日液体入量 5 800 mL，出量 5 000 mL，术后第一天始出现进行性少尿，尿量 <300 mL/d，尿比重 >1.030，色深黄，尿钠 12 mmol/L，酮体（+），血 pH 7.28，血糖 2.8 mmol/L，血钾 5.9 mmol/L，BUN 11.6 mmol/L，血肌酐 110 μmol/L，Hb 161 g/dl。

其治疗重点首先应考虑（ ）。

A. 血液透析治疗　　　　　　B. 腹膜透析治疗

C. 积极扩容，纠正酮症酸中毒　D. 速尿 100 mg 静脉输入

E. 严格控制入量，量出为入

答案 C

65.[共用题干题] 患者男，55 岁，既往体健，本次在烈日下进行体力活动 3 小时，出现大量出汗、口渴、胸闷、心悸、恶心、呕吐等症状，随后患者出现嗜睡。

对于该患者，现场急救的首要步骤是（ ）。

A. 转移至通风、阴凉处　　　B. 口服大量清凉饮料

C. 冰水浸浴　　　　　　　　D. 5% 葡萄糖盐水 500 mL 快速静脉滴入

E. 5% 碳酸氢钠 200～250 mL 静滴

答案 A

66.[共用题干题]患者女,28岁,被人发现昏迷且休克,屋内有火炉,且发现有敌敌畏空瓶。入院查体:体温36 ℃,血压12/8 kPa,四肢厥冷、腱反射消失、心电图Ⅰ度房室传导阻滞、尿糖(+)、尿蛋白(+)、血液的COHb为60%。

患者在重度昏迷期间,下列哪项并发症最不常见( )。

    A.肺水肿   B.心律失常

    C.上消化道出血   D.中毒性肝炎

    E.肾功能衰竭

答案 D

67.[共用题干题]患者男,45岁。因上呕下泻住医院,每天静脉途径给庆大霉素24万U,共9天,近5天来无尿,眼结膜水肿,腹水,下肢水肿。实验室检查:BUN 42 mmol/L,血清肌酐1.04 mmol/L,血清钾6.8 mmol/L。最好的治疗方法是( )。

    A.5%碳酸氢钠静注   B.10%葡萄糖酸钙静注

    C.离子交换树脂及山梨醇保留灌肠

    D.大剂量速尿静注   E.透析疗法

答案 E

68.[共用题干题]患者男,52岁,有肝硬化史。因"发热、咳嗽、咳脓痰伴呕吐、腹泻2天,神志模糊2小时"来院。入院查体:相对缓脉,左下肺散在湿啰音。WBC 11×10⁹/L,血钠125 mmol/L。胸部X线片:左下肺炎。

经验性治疗的首选药物为( )。

    A.红霉素   B.青霉素

    C.氟康唑   D.阿米卡星

    E.利福平

答案 A

69.[共用题干题]患者女,50岁,患急性化脓性胆管炎,面色苍白,肢体湿冷,脉搏144次/分,血压11/9.33 kPa(86/70 mmHg),经大量快速输液后血压和脉搏无改善,中心静脉压2.06 kPa(21 cmH$_2$O)。血pH为7.30。

患者存在的情况是( )。

    A.血容量仍不足   B.血容量相对过多

    C.心功能不全   D.容量血管过度收缩

    E.容量血管扩张

答案 C

70.[共用题干题]患者女,41岁。因"下腹部隐痛12天"来诊。门诊B型超声检查发现子宫肌瘤,收入院。既往体健,有双下肢静脉曲张史10余年。入院查体:心肺无异常,双下肢浅静脉曲张。入院初步诊断为子宫肌瘤、慢性宫颈炎，行腹腔镜筋膜内子宫切除术。术后第6天患者出现右小腿疼痛、肿胀、浅表静脉曲张。下肢深静脉超声：右下肢深静脉血栓形成。

此时最应该警惕的并发症是（　　）。

  A. 盆腔炎　　　　　　B. 急性心肌梗死

  C. 肺炎　　　　　　　D. 静脉炎

  E. 急性肺栓塞

答案 E

71.[共用题干题] 患者男，56岁，因"发热、咳嗽伴呼吸费力3天"入院，诊断为重症肺炎，在ICU中经呼吸机辅助治疗近半月，目前患者神志清楚，体温正常，呼吸辅助参数较前减少。

在转运途中有一台阶，医师要求把患者的头置高处一端，主要目的是（　　）。

  A. 有利于观察病情变化　　　　B. 防止头部充血引起不适

  C. 防止低血压　　　　　　　　D. 安全

  E. 防止窒息

答案 B

72.[共用题干题] 患者男，65岁，重症胰腺炎合并急性冠状动脉综合征（ACS）。入院查体：体重85 kg，理想体重（IBW）53 kg。实验室检查：血脂正常范围，人血清白蛋白25 g/L。给予肠外营养支持。

第1周处方中氮及热：氮供给的原则为（　　）。

  A. 氮：IBW→校正体重（ABW）×（0.20～0.25）g·kg^{-1}·d^{-1}；热：氮=（100～150）kcal：1 g

  B. 氮：IBW×（0.20～0.25）g·kg^{-1}·d^{-1}；热：氮=（100～150）kcal：1 g

  C. 氮：实际体重×（0.20～0.25）g·kg^{-1}·d^{-1}；热：氮=（100～150）kcal：1 g

  D. 氮：IBW→校正体重（ABW）×（0.20～0.25）g·kg^{-1}·d^{-1}；热：氮=（150～200）kcal：1 g

  E. 氮：实际体重×（0.20～0.25）g·kg^{-1}·d^{-1}；热：氮=（150～200）kcal：1 g

答案 B

73.[共用题干题] 患者男，67岁。慢性咳嗽、咳痰20余年，进行性气急加重5年。1周前因感冒后病情恶化入院，血气分析（呼吸空气时）示pH 7.30，PaO$_2$ 48 mmHg，PaCO$_2$ 65 mmHg，予以低浓度氧疗。

本例强调低浓度氧疗是为了避免（　　）。

  A. 氧中毒　　　　　　B. "吸收性"肺不张

  C. CO$_2$潴留加重　　　D. 氧气浪费

  E. 以上都不是

答案 C

74.[共用题干题] 患者女,59岁,慢性咳喘20年。近5年来动则气急,并伴有尿少,下肢水肿。3天前感冒后自服感冒通,体温下降,但气急、咳嗽加重。昨夜因失眠服地西泮后入睡,今晨家人见其呼之不应,送来急诊。入院查体:神志朦胧,呼吸浅速,呼吸28次/分,发绀较明显,双肺哮鸣音。呼吸空气条件下动脉血气分析示 pH 7.30,PaO_2 45 mmHg,$PaCO_2$ 80 mmHg。

经过吸氧、药物、补液等处理,患者病情无好转,呼之不应,呼吸呈点头样,喉头痰鸣音明显。其处理应采取( )。

  A. 增加呼吸兴奋剂剂量,鼻导管吸痰   B. 应用激素

  C. 应用脱水剂,减轻脑水肿   D. 气管插管机械通气

  E. 经面罩衔接机械通气

答案 D

75.[共用题干题] 患者女,29岁,因胎盘早期剥离急诊入院。妊娠8个月,昏迷,牙关紧闭,手足强直,眼球结膜有出血斑,身体多处有瘀点、瘀斑,消化道出血,血尿。血压80/50 mmHg,心率95次/分,尿少。实验室检查:血红蛋白70 g/L,红细胞 $2.7×10^9$/L,血小板 $85×10^9$/L,纤维蛋白原1.78 g/L,凝血酶原时间20.9秒,3P试验阳性,尿蛋白(+++)、红细胞(++)。4小时后复查血小板 $75×10^9$/L,纤维蛋白原1.6 g/L。

以下不符合该患者疾病、病理的描述是( )。

  A.DIC   B. 消耗性凝血病

  C. 凝血活酶大量释放而引发凝血过程

  D. 继发性纤溶   E. 原发性纤溶

答案 E

76.[共用题干题] 患者男,68岁,因"阵发性胸闷3年,持续加重6小时后突发意识丧失"来诊。入院查体:血压40/20 mmHg(1 mmHg=0.133 kPa),双肺呼吸音清。脉搏32次/分,心律整齐,各瓣膜听诊区未闻及杂音。血清肌钙蛋白水平增高。

最可能发生的心律失常是( )。

  A. 心房颤动   B. 心室颤动

  C. 室性心动过速   D. 二度房室传导阻滞

  E. 三度房室传导阻滞

答案 E

77.[共用题干题] 患者女,30岁,因"腰痛、尿频、尿急"来诊。入院查体:血压160/100 mmHg(1 mmHg=0.133 kPa)。实验室检查:尿蛋白(+),沉渣红细胞8~10个/HP,白细胞15~20个/HP。肾盂造影:右肾缩小,肾盏扩张。

诊断慢性肾盂肾炎的可靠依据是( )。

  A. 临床症状迁延不愈超过6个月   B. 反复发作超过6个月

C. 中段尿细菌培养多次阳性　　　D. 尿常规有蛋白及红、白细胞

E. 静脉肾盂造影、肾盂、肾盏变形或双肾大小不一

答案 E

78.[共用题干题]患者腹痛，腹胀 5 个月，不能进食。入院查体：上腹部膨隆，压痛。腹部 CT：上腹部囊状包块，考虑胰腺周围假性囊肿形成。诊断：重症胰腺炎伴假性囊肿形成。

患者术后第 10 天，肠内营养液 24 小时总量大于 2 000 mL，已经连续 2 天出现少尿，最可能的原因是（　　）。

A. 肾衰竭　　　　　　　　B. 血容量不足

C. 肠内营养液搭配不当　　　D. 肠内营养的并发症

E. 肠内营养液滴速过快

答案 B

79.[共用题干题]患者女，36 岁，患风湿性心脏病 10 年，近来心悸、胸闷痛、气短、下肢水肿、尿少。数分钟前突然晕倒，意识丧失，皮肤苍白，口唇发绀，未扪及大动脉搏动，呼吸停止。

该患者的诊断首先考虑的是（　　）。

A. 脑栓塞　　　　　　　　B. 急性左心衰竭

C. 癫痫大发作　　D. 心搏骤停

E. 急性右心衰竭

答案 D

80.[共用题干题]患者男，23 岁。双下肢挤压伤，神志尚清楚，表情淡漠，口渴，面色苍白，皮肤湿冷，脉搏 112 次/分，血压 12/9.33 kPa（90/70 mmHg），中心静脉压 0.39 kPa（4 cmH$_2$O）。毛细血管充盈迟缓。血 pH 为 7.32。

采取下列哪项措施最为有效（　　）。

A. 应用收缩血管药物　　　B. 充分补给液体

C. 纠正酸中毒　　　　　　D. 给予强心药物

E. 应用扩张血管药物

答案 B

81.[共用题干题]患者男，55 岁，活动时心前区疼痛 1 年多，1 个月来，患者发作次数增多，每天 3～5 次，多在午睡、夜间睡眠时或晨起发作，持续 20 分钟以上缓解，含服硝酸甘油 2～5 分钟后缓解。临床诊断为变异型心绞痛。

胸痛发作时心电图改变（　　）。

A. 心电图无明显改变　　　B. 相关导联有异常 Q 波

C. 相关导联 ST 段抬高　　　D. 相关导联 ST 段下移

E. 相关导联 T 波倒置

答案 C

82.[共用题干题]患者车祸伤,来院时神志淡漠,贫血貌,四肢冷,双下肢皮肤花斑,呼吸23次/分,心率115次/分,血压70/60 mmHg。

经扩容处理后,血压回升至100/60 mmHg,但仍少尿,行床旁血流动力学监测,示CVP 12 mmHg,PAWP 15 mmHg,CO 3.0 L/(min·m^2)。需进行下列处理,但不正确的是( )。

  A.加用多巴酚丁胺　　　　　　B.快速输入代血浆

  C.监测下行CRRT　　　　　　D.病因治疗

  E.心脏超声检查

答案 B

83.[共用题干题]患者男,24岁,溺水后胸闷、气促2小时来院。入院查体:神志清楚,呼吸急促,35次/分,双肺可闻及广泛湿啰音。鼻导管吸氧时动脉血气分析示pH 7.50,PaO$_2$ 48 mmHg,PaCO$_2$ 28 mmHg,考虑并发急性呼吸窘迫综合征。

该病例胸部X线片最可能的典型征象是( )。

  A.双肺弥漫性毛玻璃样改变或肺泡浸润　　B.双侧肺门"蝴蝶样"阴影

  C.心脏扩大伴肺门血管阴影增浓　　　　　D.肺纹理加深和肺透亮度增高

  E.局灶性肺实变

答案 A

84.[共用题干题]患者男,67岁,诊断肺心病3年,咳嗽、咳痰、气喘伴双下肢水肿加重1周入院。入院查体:神志清,双肺可闻及大量湿啰音,心率107次/分,律不齐,肝肋缘下4 cm有触痛。血常规:白细胞计数及中性粒细胞分类均高。血气分析:pH 7.33,PaO$_2$ 50 mmHg,PaCO$_2$ 75 mmHg,HCO$_3^-$ 35 mmol/L。

对该患者的处理下列哪项不正确( )。

  A.控制感染　　　　　　　　B.保持呼吸道通畅

  C.氨溴索去痰　　　　　　　D.持续低流量氧疗

  E.静滴碳酸氢钠

答案 E

85.[共用题干题]患者男,24岁,支气管哮喘。夜间突然气喘明显加重,口唇发绀,端坐呼吸,大汗淋漓。

以下哪项体征最能提示病情严重( )。

  A.双肺广泛哮鸣音　　　　　　B.呼吸急促,28次/分

  C.桶状胸,双肺叩诊过清音　　D.双肺未闻及哮鸣音

  E.心率100次/分

答案 D

86.[共用题干题]患者男,55岁,胸痛3小时以急性心肌梗死住院,入院后突发心跳、呼吸停止,经心肺复苏术后心跳恢复,自主呼吸微弱,需机械通气,患者中度昏迷,医师建议行亚低温治疗。

在复温时不宜太快,一般要求( )。

    A. 自然复温每4~6小时上升1℃,控制性复温每天复温0.5~1℃
    B. 自然复温每4~6小时上升0.5~1℃,控制性复温每天复温1℃
    C. 自然复温每4~6小时上升2℃,控制性复温每天复温1~2℃
    D. 自然复温每4~6小时上升1~2℃,控制性复温每天复温2℃
    E. 自然复温每4~6小时上升1~2℃,控制性复温每天复温1℃

答案 A

87.[共用题干题]患者女,76岁,活动时胸闷、胸痛3余年,加重,1小时入院。入院查体:BP 110/70 mmHg,P 70次/分,R 18次/分,SPO$_2$ 95%,双肺未闻及干、湿啰音,心脏听诊未闻及病理性杂音,双下肢无水肿。TnI升高,心电图示:Ⅱ、Ⅲ、aVF导联Q波形成,ST段抬高。住院期间患者心率出现变化,为46次/分,P波多于QRS波,P波与QRS波无关,QRS波0.16秒。

临时起搏器并发症不包括( )。

    A. 误入锁骨下动脉   B. 锁骨下动静脉瘘
    C. 空气栓塞   D. 心律失常
    E. 肋骨骨折

答案 E

88.[共用题干题]患者男,39岁,因车祸致脑外伤入院,患者在汽车肇事前一切正常,外伤后48小时仍处于深度昏迷,瞳孔散大固定,无自主呼吸,靠升压药物和呼吸机维持,脑电图呈一条直线,TCD颅内前后循环血流信号消失。

该患者的预后最可能是( )。

    A. 经过积极抢救意识可能恢复   B. 长期植物状态
    C. 很快将进入临床死亡   D. 立即手术治疗并根据手术后的结果判定预后
    E. 需长时间的康复治疗

答案 C

89.[共用题干题]患者女,72岁,直肠脱垂术后第3天,主诉右下肢痛、心慌、烦躁、喘憋,T 38.6℃,心律绝对不齐,心室率78~156 bpm,EKG示心房颤动,BP 78/42 mmHg,呼吸32次/分,PaO$_2$ 56 mmHg,PaCO$_2$ 30 mmHg,CVP 4 cmHO,尿量360 mL/24 h,血WBC 32×10^9/L,中性粒细胞96%,BUN 12.4 mmol/L,右下肢自踝至髋部皮肤充血、水肿,触痛,局部皮温高于对侧肢体。

该患者右下肢皮下爆发性坏死性筋膜炎常见的致病菌为( )。

    A. 白色念珠菌   B. 革兰氏阴性杆菌
    C. 革兰氏阴性球菌   D. 革兰氏阳性球菌
    E. 支原体

答案 D

90.[共用题干题]患者女,43岁,3个月前曾因胆石症行手术治疗,1天前突然出现右上腹剧痛、寒战、高热,呕血约1 000 mL,入院后立即输血。当输血10 mL时,突然出现心前区压迫感,腰背酸痛并出现血红蛋白尿,血压60/45 mmHg。

如果患者的血压升到110/80 mmHg,应采取的最佳治疗措施是（ ）。

  A.抗休克   B.抗休克、碱化尿液、利尿

  C.抗休克、碱化尿液   D.碱化尿液

  E.利尿

答案 E

91.[案例分析题]患者男,33岁,近5年来反复出现上腹部疼痛,尤以饱食后明显。今出现右上腹剧痛,5小时后来院就诊。检查：生命体征平稳,腹部平坦,全腹压痛及反跳痛,腹肌紧张呈板状腹,移动性浊音可疑。

此患者首先应该做的检查是（ ）。

  A.腹部B超   B.上消化道造影

  C.肛门指诊   D.腹部X线平片

  E.胃镜检查   F.腹部CT

答案 D

92.[案例分析题] 患者女,75岁,因"受凉后出现发热、咳嗽、咳痰,2天后出现呼吸急促、嗜睡、尿量明显减少"来诊。既往有高血压、慢性肾功能不全病史。平时血压140/90 mmHg（1 mmHg=0.133 kPa）。24小时尿量100 mL。肌酐160 μmol/L左右。

为明确患者病变情况,应立即进行的检查包括（ ）。

  A.心电图   B.胸部X线片

  C.肺功能   D.心脏彩色多普勒超声

  E.颅脑CT   F.血常规

  G.血生化   H.动脉血气分析

答案 ABFGH

93.[案例分析题] 患者男,75岁,因"咳嗽、咳痰、气促加重5天,昏迷30分钟"来诊。有慢性阻塞性肺疾病史。动脉血气分析: pH 7.16,动脉血二氧化碳分压（$PaCO_2$）105 mmHg（1 mmHg=0.133 kPa）,动脉血氧分压（PaO_2）54 mmHg。【提示：予改为辅助控制（A/C）模式后,出现气道峰压过高报警。】

此时的处理方法是（ ）。

  A.检查管路是否堵塞、扭曲   B.积极吸痰

  C.解除支气管痉挛   D.适当镇静

  E.改为压力支持通气（PSV）模式 F.改为压力调节容量控制模式

答案 ABCDF

94.[案例分析题] 患者男,20岁。因"胸闷、气急伴双下肢水肿1天"来诊。3周前上呼吸道感染。入院查体:体温37.0℃,脉搏126次/分,呼吸24次/分,血压90/50 mmHg(1 mmHg=0.133 kPa)。口唇发绀,颈静脉怒张。心率126次/分,律齐,二尖瓣区3/6级收缩期杂音。双下肢重度水肿。【提示:经抗感染、强心、利尿等治疗,患者气急情况未见明显好转,烦躁。心率140次/分,血压90/62 mmHg,双肺可闻及大量湿啰音。无尿。高流量氧疗中,动脉血气分析示氧分压(PO_2)48%。】

此时的处理包括（　）。

A. 机械通气　　　　　　　　B. 静脉应用多巴胺
C. 快速大量补液　　　　　　D. 脉搏指示连续心排血量（PiCCO）监测
E. 静脉应用甲泼尼龙　　　　F. 无创呼吸机辅助通气
G. 深静脉穿刺,中心静脉压（CVP）监测

答案 ABDEFG

95.[案例分析题] 患者男,48岁。因"发热、咳嗽5天"来诊。既往史无特殊。入院查体:体温38.9℃,脉搏96次/分,呼吸36次/分,血压90/50 mmHg(1 mmHg=0.133 kPa),意识清,呼吸急促,双肺呼吸音粗,双下肺可闻及细湿啰音,心率96次/分,律齐,双下肢轻度水肿。实验室检查:血白细胞8×10^9/L,中性粒细胞0.82,血小板92×10^9/L。经皮脉搏血氧饱和度（SPO_2）91%。

提示患者存在免疫抑制的检查结果是（　）。

A. 降钙素原 21 ng/mL　　　　B.CD4/CD8 比值降低
C.CD8 降低　　　　　　　　D. 补体 C3 降低
E. 补体 C4 增高　　　　　　F.IgA、IgG 降低
G. 单核细胞人白血病抗原（mHLA-DR）5 000 个单克隆抗体/细胞

答案 BDFG

96.[案例分析题] 患者男,68岁,有前列腺增生病史,排尿困难半年,尿量减少伴腹胀2天入院。入院查体:神志清,血压140/80 mmHg,呼吸25次/分,腹胀,中下腹膨隆,叩诊浊音。

临床上引起急性肾功能损伤的常见原因有（　）。

A. 休克　　　　　　　　　　B. 严重创伤
C. 血糖升高　　　　　　　　D. 使用造影剂
E. 肾毒性药物使用

答案 ABDE

97.[案例分析题] 患者女,52岁,因"阵发性胸闷、心悸3个月,再发1天"来诊。患者3个月前无明显诱因下出现胸闷、心悸,无论休息或活动。持续时间长短不一,最长7小时。有高血

压病史。既往心电图（EKG）证实心房颤动，心房颤动未用药。

比较合理的治疗是（ ）。

A. 采取室率控制　　　　　B. 药物复律

C. 电复律　　　　　　　　D. 射频消融

E. 外科手术　　　　　　　F. 不干预，自行转复

答案 BCD

98.[案例分析题] 患者男，64岁，体重60 kg，腹痛、腹泻伴发热3天。既往体健。入院查体：体温38.5 ℃，血压80/50 mmHg，心率130次/分，呼吸30次/分，全身无水肿。血常规：白细胞 15.0×10^9/L，中性粒细胞85%，血红蛋白130 g/L，血小板 60×10^9/L。

经积极治疗与监护后，患者病情恶化，10小时补液6 000 mL，尿量维持10～15 mL/h，呼吸困难加重，呼吸急促，40次/分，神志淡漠，全身水肿，血压在多巴胺、去甲肾上腺素维持下100～110/50～70 mmmHg，血肌酐进行性升高，10小时后查血肌酐380 μmol/L，pH7.250，PaO_2 56 mmHg，$PaCO_2$ 22.5 mmHg，BE –10 mmol/L，K^+ 5.0 mol/L，现需采取的治疗措施是（ ）。

A. 继续补液扩容　　　　　B. CRRT

C. 血浆置换　　　　　　　D. 血液灌流

E. 呼吸机辅助通气　　　　F. 25 g 葡萄糖与6U 胰岛素静脉滴注

答案 BE

99.[案例分析题] 患者男，56岁，既往病史不详。本次因"皮肤黄染伴乏力10天，神志改变1天"入院。入院查体：神志朦胧，语无伦次，全身皮肤及巩膜黄染，未见肝掌、蜘蛛痣，肝脾肋下未及。

对患者治疗过程进行肝功能监测，下列反映肝脏合成功能的指标有（ ）。

A. 凝血因子　　　　　　　B. 白蛋白

C. 前白蛋白　　　　　　　D. 乳酸脱氢酶

E. 碱性磷酸酶　　　　　　F. 胆碱酯酶

答案　　ABCF

100.[案例分析题] 患者男，46岁，因"昏迷，尿失禁30分钟"来诊。患者多汗，流涎。入院查体：血压150/90 mmHg，两侧瞳孔缩小，直径1 mm，全身肌肉颤动，双肺可闻及湿啰音，心率78次/分，律齐，无杂音。

目前的诊断可能是（ ）。

A. 有机磷农药中毒　　　　B. 一氧化碳中毒

C. 安眠药中毒　　　　　　D. 蛛网膜下隙出血

E. 癫痫持续状态　　　　　F. 阿片类药物中毒

G. 氯丙嗪中毒

答案 AFG

101.[案例分析题] 患者女，54岁，既往有高血压病史。本次因"车祸伤后神志不清4小时"住院。入院查体：体温39.6℃，血压100/55 mmHg，浅昏迷，双肺呼吸音粗，可闻及少许湿啰音，心率95次/分，律齐，未闻及杂音，腹软，全腹无压痛、反跳痛，肠鸣音正常，颈软，脑膜刺激征阴性。患者入院后予降温、改善脑功能等治疗，病情稳定无恶化，但3天后出现胃潴留、咖啡色胃液，继而出现腹胀、腹泻、肠鸣音减弱等症状、体征。

目前常用的反映肠黏膜屏障通透性测定的指标是（　　）。

  A. 大便常规   B. 循环D-乳酸测定

  C. 二胺氧化酶测定   D. 血浆内毒素含量测定

  E. 血液内细菌移位检测   F. 糖分子探针比值测定

答案 BCF

102.[案例分析题] 患者女，21岁，因"寒战、发热、尿频、尿急及尿痛"来诊。【提示：患者的诊断为急性肾盂肾炎。】

治疗方案正确的有（　　）。

  A. 有轻度发热和（或）肋脊角叩痛的肾盂肾炎，宜口服有效抗菌药14天

  B. 体温>38.5℃，血白细胞升高者，宜静脉滴注抗菌药。静脉用药至患者退热72小时后，可改用口服有效的抗菌药，疗程2周

  C. 疑为革兰氏阴性细菌败血症者，未获得药物敏感试验结果之前，可选用抗菌药物联合治疗。患者退热72小时后，可改用口服有效的抗菌药，疗程2周

  D. 病情允许时，应尽快进行尿路影像学检查，以确定有无尿路梗阻

  E. 不用治疗，大量饮水即可

  F. 3天疗法，如无效再行1次3天疗法

答案 ABCD

103.[案例分析题] 患者男，68岁，2年前诊断肺心病。1周来咳嗽、咳痰、喘息加重并伴双下肢水肿。入院查体：神志清，双肺可闻及湿啰音，心率100次/分，律齐。肝肋下2.5 cm质软。双下肢水肿。血常规：白细胞计数及中性粒细胞分类均增高。血气分析：pH 7.335, PaO_2 50 mmHg, $PaCO_2$ 78 mmHg, HCO_3^- 34 mmol/L。

根据上述血气分析结果，该患者应属于下列哪种酸碱失衡（　　）。

  A. 呼吸性酸中毒合并代谢性碱中毒   B. 代谢性酸中毒合并呼吸性碱中毒

  C. 慢性呼吸性酸中毒   D. 慢性呼吸性碱中毒

  E. 代谢性碱中毒   F. 代谢性酸中毒

答案 C

104.[案例分析题]患者男,35 岁,因"血行性感染"已住院治疗 14 天。

容量复苏及脏器功能支持时的具体措施有( )。

  A. 快速、大量的静脉滴注是感染性休克最初常用的治疗

  B. 如果足量的容量复苏不能恢复患者的有效血流动力学功能,则有必要使用血管活性药物、血管加压药物或影响心肌收缩力的药物

  C. 酌情给予滴注血浆、白蛋白等支持疗法,纠正低蛋白血症

  D. 给予适量营养及维生素,保持水、电解质及酸碱平衡

  E. 可适当静脉滴注红细胞悬液补充血容量

  F. 密切监测血压、尿量、心肺等脏器功能,所有血行性感染患者都应予以吸氧并进行持续的血氧饱和度监测

答案 ABCDF

105.[案例分析题]患者女,28 岁。主因急性口服百草枯(约 20 mL)3 小时入院。既往史无特殊。体格检查:T 36.5 ℃,P 86 次 / 分,R 24 次 / 分,BP 100/80 mmHg。口唇无发绀。两肺呼吸音清,未闻及干、湿啰音。心率 86 次 / 分,律齐,各瓣膜听诊区未闻及杂音。腹部查体未见异常。双下肢无水肿。

为明确诊断应立即进行检查的项目包括( )。

A. 肾功能	B. 血气分析
C. 肝功能	D. 胸部 CT 或平片
E. 血胆碱酯酶	F. 血常规

答案 ABCDF

106.[案例分析题]患者男,27 岁。既往有精神病史。无明显诱因腹泻 3 天收入院。入院查体:体温 39 ℃,血压 85/34 mmHg,白细胞 $22×10^9$/L。

该患者考虑脓毒症,脓毒症临床诊断标准中全身情况除题干中提到表现外,还包括( )。

A. 体温 < 36 ℃	B. 呼吸急促 > 30 次 / 分
C. 意识障碍	D. 高血糖症(血糖 > 7.7 mmol/L,原无糖尿病)
E. 明显水肿或液体正平衡	F. 心率 > 90 次 / 分

答案 ABCDEF

107.[案例分析题] 患者女,18 岁,因"胸痛伴呼吸困难 1 个月"来诊。在当地医院诊断为血性胸腔积液,给予抽取胸腔积液治疗 1 个月,胸痛缓解出院。出院后第 2 天再次出现胸痛,遂来诊。自幼有反复鼻出血史。入院查体:血压 100/76 mmHg(1 mmHg=0.133 kPa)。意识清,精神紧张。口唇无发绀,颈静脉无充盈。双肺呼吸音粗,无啰音。心率 80 次 / 分,律齐,左背下部可闻及收缩期 3/6 吹风样杂音。双手及背部可见散在红色血管瘤,直径 1 ~ 2 mm,压之褪色。双下肢无水肿。【提示:胸部 X 线片左侧胸腔少量积液;超声心动图左心室舒张末期内径(LVEDd)45 mm,右心室内径(RV)

20 mm，估测肺动脉收缩压 47 mmHg，检查发现左下肺动静脉瘘。】

此时的治疗是（　）。

　　A. 静脉应用止血药　　　　　B. 继续抽胸腔积液

　　C. 介入封堵肺动静脉畸形　　D. 抗生素预防感染

　　E. 卧床休息，避免剧烈活动　F. 吸氧

答案 CDEF

108.[案例分析题] 患者男，27 岁。既往有精神病史。无明显诱因腹泻 3 天收入院。入院查体：体温 39 ℃，血压 85/34 mmHg，白细胞 22×10^9/L。

诊断脓毒症时的炎症参数包括（　）。

　　A. 白细胞增多（WBC $> 12 \times 10^9$/L）　　B. 白细胞减少（WBC $< 4 \times 11^9$/L）

　　C. 白细胞计数正常，但伴有不成熟细胞 $> 10\%$

　　D. 血浆 C 反应蛋白 $>$ 正常值 $\pm$ 两个标准差

　　E. 血浆前降钙素 $>$ 正常值 $\pm$ 两个标准差

　　F. 血乳酸 > 3 mmol/L

答案 ABCDE

109.[案例分析题] 患儿男，4 岁，因"发热、呼吸困难，突然昏倒、面色青紫"就诊。胸部 X 线片：心影增大，两肺纹理稍粗。【提示：连接心电监护后，显示为室性心动过速。】

应立刻进行的治疗是（　）。

　　A. 描记心电图确认是否存在心律失常　　B. 静脉注射肾上腺素

　　C. 静脉注射胺碘酮　　　　　　　　　　D. 静脉注射普鲁卡因

　　E. 立刻除颤　　　　　　　　　　　　　F. 立刻电复律

答案 F

110.[案例分析题] 患者男，68 岁，2 年前诊断肺心病。一周来咳嗽、咳痰、喘息加重伴双下肢水肿。入院查体：神志清，双肺可闻及湿啰音，心率 100 次 / 分，律齐。肝肋下 2.5 cm 质软。双下肢水肿。血常规：白细胞计数及中性粒细胞分类均增高。血气分析：pH 7.335，PaO_2 50 mmHg，$PaCO_2$ 78 mmHg，HCO_3^- 34 mmol/L。

该患者目前存在的并发症有（　）。

　　A. 肺部感染　　　　　　　　　　B. 心力衰竭

　　C. 呼吸衰竭　　　　　　　　　　D. 呼吸性酸中毒

　　E. 呼吸性酸中毒合并代谢性酸中毒　F. 支气管扩张

答案 ABCD

第二章 简答题

1. 简述休克的分类

休克是全身有效循环血量明显下降、引起组织器官灌注量急剧减少、导致组织细胞缺氧及器官功能障碍的临床病理生理过程。组织缺氧是休克的本质,其最终结果是多器官功能障碍综合征。临床上,休克的分类有病因学分类和血流动力学分类。

(1)病因学分类:低血容量性休克(失血性休克、创伤性休克、烧伤性休克、失液性休克)、感染性休克、心源性休克、过敏性休克、神经源性休克、内分泌性休克。

(2)血流动力学分类:低血容量性休克、心源性休克、分布性休克、梗阻性休克。

2. 简述感染性休克的复苏目标

早期目标导向治疗(early goal-directed therapy, EGDT)是指一旦临床诊断为严重感染,应尽快进行积极容量复苏,6小时内达到以下复苏目标:中心静脉压 8~12 mmHg,平均动脉压 ≥ 65 mmHg,每小时尿量 ≥ 0.5 mL/kg,中心静脉血氧饱和度 ≥ 70%。

3. 简述急性肾损伤的 RIFLE 分层诊断标准

分级	肾小球滤过率标准	尿量标准
急性肾损伤危险(risk)	肌酐升高 1.5 倍	< 0.5 mL/kg/h 持续 6 小时
急性肾损伤(injury)	肌酐升高 2 倍	< 0.5 mL/kg/h 持续 12 小时
急性肾衰竭(failure)	肌酐升高 3 倍,或肌酐 ≥ 354 umol/L 伴肌酐急性上升 > 44.2 umol/L	< 0.3 mL/kg/h 持续 24 小时,或 12 小时无尿
肾功能丧失(loss)	肾功能完全丧失超过 4 周	
终末性肾功能丧失(end-stage kidney disease)	肾功能完全丧失超过 3 个月	

4. 简述肺血栓栓塞症(PTE)定义

来自全身静脉系统的血栓可脱落或游离,并向近端移行,经上下腔静脉进入右心系统,并最终阻塞肺动脉及其分支而导致的临床综合征,属于静脉血栓栓塞症(venous thrombo embolism, VTE),表现为胸痛、咯血和呼吸困难。常用检查包括血气分析(低氧、低碳酸血症,肺泡-动脉血氧分压差增大)、心电图、胸部 X 线、D-二聚体、心肌肌钙蛋白、脑钠肽、核素肺通气和灌注扫描、肺动脉造影(金标准)、CT 肺动脉造影。

5. 简述水肿的发生机制

血管内外液体交换失衡:①毛细血管流体静压↑;②血浆胶体渗透压↓;③微血管通透性↑;④淋巴回流受阻。体内外液体交换失衡:① GFR↓;②近端肾小管重吸收钠水↑;③远端肾小管重吸收钠水↑。

6. 简述慢性肾功能不全时肾性贫血的发生机制

（1）肾脏合成的促红细胞生成素减少；

（2）体内蓄积的毒性物质对骨髓造血功能的抑制；

（3）毒性物质抑制血小板功能，导致出血；

（4）毒性物质使红细胞破坏增加，引起溶血；

（5）肾毒物可引起肠道对铁和蛋白等造血原料的吸收减少，或有利用障碍。

7. 简述呼吸衰竭的发生机制

（1）肺通气功能障碍（限制性和阻塞性）；

（2）肺换气功能障碍（弥散障碍、通气/血流比例失调、解剖分流增加）。

8. 简述一氧化碳气体中毒引起缺氧的机制

一氧化碳（CO）可与血红蛋白结合形成碳氧血红蛋白（COHb）而失去携氧能力；当 CO 与 Hb 分子中的某个血红素结合后，将增加其余三个血红素对氧的亲和力，使 Hb 结合的氧不易释放，氧离曲线左移。同时，CO 还可抑制红细胞内糖酵解，使 2,3-DPG 生成减少，氧离曲线左移，进一步加重组织缺氧。

9. 简述休克中期（淤血性缺氧期）微循环变化的特点

（1）全身小血管舒张；

（2）前阻力降低大于后阻力降低；

（3）真毛细血管网大量开放；

（4）多灌少流、灌大于流；

（5）微循环淤血渗血、组织缺氧；

（6）血流速减慢，泥化淤滞。

10. 试述心力衰竭的发病机制

（1）收缩力降低；

（2）舒张功能障碍；

（3）心室各部位舒缩活动不协调。

11. 简述亚硝酸盐中毒导致缺氧的机制

（1）亚硝酸盐可使血红蛋白中的二价铁氧化成三价铁，即高铁血红蛋白；

（2）因高铁血红蛋白中的三价铁与羟基结合牢固，而失去结合氧的能力（或不能结合氧）；

（3）当血红蛋白分子中的四个二价铁中有一部分被氧化成三价铁后，剩余的二价铁与氧的亲和力增加，使氧离曲线左移，致组织缺氧。

12. 简述创伤性休克引起高钾血症的机制

（1）骨骼肌损伤，细胞内钾释放到细胞外；

（2）创伤性休克导致肾功能不全，排钾减少；

（3）创伤性休克酸中毒或缺氧。

13. 什么叫假性神经递质，其引起肝性脑病的机制是什么？

在结构上与真性神经递质相似，但不能完成真性神经递质的功能的苯乙醇胺和羟苯乙醇胺称为假性神经递质。当假性神经递质增多时，可取代去甲肾上腺素和多巴胺被肾上腺素能神经元摄取，并贮存在突出小体的囊泡中。但其被释放后的生理效应则远较去甲肾上腺素和多巴胺弱。因而脑干网状结构上行机动系统的唤醒功能不能维持，从而发生昏迷。

第三章 案例分析题

一、患者48岁，男性，吸烟30余年，每天40支，既往有高血压、糖尿病等病史。因"突发心前区压榨样疼痛2小时"入急诊。急诊心电图示Ⅱ、Ⅲ、AVF导联ST段抬高。肌钙蛋白10.02 μg/L，CK-MB 26 U/L，BNP 1 200 pg/mL。查体：端坐呼吸，神志模糊，HR 148 bpm，BP 90/60 mmHg，RR 35 bpm，面罩高流量氧疗下脉搏血氧饱和度85%。动脉血气分析提示pH 7.32，氧分压58 mmHg，二氧化碳分压32 mmHg，BE −6 mmol/L，血乳酸3.5 mmol/L。

1. 该患者的诊断是什么？
2. 需立即进行的治疗有哪些？
3. 若患者机械通气后，患者脉搏血氧饱和度仍低于正常，提高呼吸机参数无改善，查体示颈静脉怒张，需进一步完善的检查包括哪些？

答案：

1. 急性下壁心肌梗死、心源性休克、Ⅰ型呼吸衰竭、代谢性酸中毒。
2. 口服阿司匹林、氯吡格雷、他汀类、机械通气、急诊PCI。
3. D-二聚体、胸部增强CT、心脏彩色多普勒超声检查。

二、患者84岁，女性，吸烟50余年，每天40支，既往有高血压、糖尿病、慢性阻塞性肺疾病等病史。因"呼吸困难3天，意识不清2小时"入急诊。急诊颅脑CT未见明显异常。查体：神志模糊，HR 148 bpm，BP 150/90 mmHg，RR 20 bpm，鼻导管中流量氧疗下脉搏血氧饱和度98%，桶状胸，双肺可闻及哮鸣音，双肺未闻及明显痰鸣音，神经系统检查无定位体征。指尖血糖8.7 mmol/L。动脉血气分析提示pH 7.24，氧分压78 mmHg，二氧化碳分压112 mmHg，BE 8 mmol/L。

1. 该患者的诊断是什么？
2. 需立即进行的治疗包括哪些？
3. 经过治疗，患者神志转清。查体：HR 150 bpm，BP 90/60 mmHg，脉搏血氧饱和度100%。动脉血气分析示pH 7.52，氧分压58 mmHg，二氧化碳分压48 mmHg，BE 17 mmol/L。该患者下一步治疗方案是什么？

答案：

1. 慢性阻塞性肺疾病急性加重期、Ⅱ型呼吸衰竭、呼吸性酸中毒。
2. 机械通气、小剂量皮质激素、茶碱。
3. 脱机后给予低流量氧疗。

三、患者34岁，男性，既往有高血压病史。因"车祸致全身多处损伤2小时"入院。急诊CT提示硬膜下血肿、脑疝形成、多根多处肋骨骨折、双上肢开放性骨折。查体：神志昏迷，贫血貌，肢端湿冷，HR 148 bpm，BP 80/40 mmHg，RR 30 bpm，鼻导管高流量氧疗下脉搏血氧饱和度85%，右侧呼吸音消失。动脉血气分析示 pH7.24，氧分压58 mmHg，二氧化碳分压22 mmHg，BE −8 mmol/L，血乳酸大于15 mmol/L。

1. 该患者的诊断是什么？
2. 需立即进行的治疗包括哪些？
3. 若患者存在急性呼吸窘迫综合征，需采用的保护性肺通气策略包括哪些内容？

答案：

1. 车祸伤、失血性休克、代谢性酸中毒。
2. 补液、机械通气、留置胸腔闭式引流、开颅血肿清除、去骨瓣减压、开胸行肋骨内固定术。
3. 小潮气量、呼气末正压、平台压小于30 cmH_2O。

四、患者28岁，男性，既往有1型糖尿病病史，因"突发意识丧失1小时"由120转入急诊。转入时患者神志昏迷，双侧瞳孔散大，直径为5 mm，对光反射未引出，呼吸频率32次/分，呼吸浅快，血压82/34 mmHg。尿酮（+）。

1. 患者可能的诊断？
2. 患者下一步最重要的检查包括哪些？
3. 患者血压低，快速补液效果不佳，加用血管活动药物A，配置方法为血管活性药物A（共 a mg）配置成氯化钠溶液（共 b mL）。已知患者体重为50 kg，目前予 c mL/h 静脉泵注，请折算为标准计量单位（μg/kg/min）。

答案：

1. 意识障碍查因：糖尿病酮症酸中毒？中枢性？
2. 动脉血气分析、颅脑CT、血 β-羟丁酸。
3. ac/3 b。

第四章 综合试题

试题共33题,满分60分,考试时间60分钟。

一、单项选择题(每题只有一个选项符合题意,多选、错选均不得分。共10题,每题1分。)

1. 以下关于重症医学科的说法错误的是( )。
   A. 重症医学科是全院急危重症的集中救治基地
   B. 重症医学科总床位应占全院总床位数的2%以上
   C. 重症医学科床位使用率应高于85%
   D. 重症医学科医师与床位比应超过0.8

2. 以下可以反映后负荷的指标是( )。
   A. 中心静脉压　　　　B. 全心舒张末期容积
   C. 肺动脉楔压　　　　D. 血压

3. 以下关于休克的说法错误的是( )。
   A. 血压低于90/60 mmHg,一定存在休克
   B. 休克的本质是细胞缺氧
   C. 休克的基础治疗是纠正组织低灌注
   D. 若不能及时纠正休克,将发展成多器官功能不全综合征

4. 以下关于多器官功能不全综合征的说法错误的是( )。
   A. 新发的两个或两个以上器官功能损害
   B. 只要存在两个或两个以上器官功能损害就可以诊断为多器官功能不全综合征
   C. 多器官功能衰竭不能准确反映器官功能从损害到完全丧失的全过程
   D. 多器官功能不全可以治疗

5. 患者心率180 bpm,血压90/60 mmHg。该患者平均动脉压和休克指数分别为( )。
   A. 70；0.5　　　　B. 70；2
   C. 80；0.5　　　　D. 80；2

6. 蛛网膜下腔出血诊断的金标准是( )。
   A. 腰椎穿刺术　　　　B. 磁共振
   C. CT　　　　D. 核素

7. 以下关于血乳酸的说法错误的是( )。
   A. 血乳酸与无氧代谢严重程度呈正相关　　B. 休克时血乳酸显著增高
   C. 6小时乳酸清除率大于10% 提示液体治疗有效
   D. 血乳酸与肝功能无关

8. 成人血清白蛋白 25 g/L，若提升至 35 g/L，不考虑体重变化，需输注 20% 白蛋白的总量为（　）。

    A. 1 瓶　　　　　　　　B. 2 瓶

    C. 5 瓶　　　　　　　　D. 10 瓶

9. 关于心肺复苏术说法正确的是（　）。

    A. 应遵循 "A-B-C" 的原则，即优先开放气道

    B. 胸外按压频率越快越好

    C. 胸外按压频率 100 次 / 分以上

    D. 两组按压间隙应触摸大动脉搏动 30 秒以上

10. 关于失血性休克说法正确的是（　）。

    A. 对于外科不能止血的失血性休克患者，收缩压控制在 120 mmHg 以上

    B. 只需输注去白细胞悬浮红细胞

    C. 血红蛋白维持在 100 g/L 以上

    D. 去白细胞悬浮红细胞、新鲜冰冻血浆、单采血小板输注最佳输注比例是 1∶1∶1

二、配伍选择题（每题只有一个选项符合题意，多选、错选均不得分。共 10 题，每题 1 分。）

（11 ~ 13）

    A. 血液透析　　　　　　B. 血液灌流

    C. 血液滤过　　　　　　D. 血浆置换

    E. 血液滤过

11. 高钾血症患者最适宜的血液净化技术是（　）。

12. 肝功能不全患者最适宜的血液净化技术是（　）。

13. 药物中毒的首选血液净化技术是（　）。

（14 ~ 15）

    A. 直接胆红素　　　　　B. 间接胆红素

    C. 白蛋白　　　　　　　D. 前白蛋白

    E. 丙氨酰谷氨酰胺转移酶

14. 反映机体近期营养状态的指标是（　）。

15. 反映红细胞破坏严重程度的指标是（　）。

（16 ~ 17）

    A. 补液　　　　　　　　B. 增加潮气量

    C. 补充精氨酸和维生素 C　　D. 减少潮气量

    E. 补充碳酸氢钠

16. 血气分析提示 pH 7.25，二氧化碳分压 23 mmHg，BE −15 mmol/L，首选治疗方案是（　）。

17. 血气分析提示 pH 7.48，二氧化碳分压 32 mmHg，BE 2 mmol/L，首选治疗方案是（　）。

（18～20）

A. 低血容量性休克　　　　B. 感染性休克

C. 心源性休克　　　　　　D. 梗阻性休克

E. 过敏性休克

18. 急性心肌梗死容易发生的休克类型是（　）。

19. 急性心脏压塞容易发生的休克类型是（　）。

20. 骨盆骨折容易发生的休克类型是（　）。

三、多项选择题（每题至少有一个选项符合题意，多选、错选均不得分。共10题，每题2分，漏选得1分。）

病例1：患者48岁，男性，吸烟30余年，每天40支，既往有高血压、糖尿病等病史。因"突发心前区压榨样疼痛2小时"入急诊。急诊心电图提示Ⅱ、Ⅲ、AVF导联ST段抬高。肌钙蛋白10.02 μg/L，CK-MB 26 U/L，BNP 1 200 pg/mL。查体：端坐呼吸，神志模糊，HR 148 bpm，BP 90/60 mmHg，RR 35 bpm，面罩高流量氧疗下脉搏血氧饱和度85%。动脉血气分析提示pH 7.32，氧分压58 mmHg，二氧化碳分压32 mmHg，BE −6 mmol/L，血乳酸3.5 mmol/L。

21. 需立即进行的治疗包括（　）。

A. 继续急诊留观　　　　　B. 阿替普酶溶栓治疗

C. 口服阿司匹林、氯吡格雷、他汀类

D. 静脉注射胺碘酮

E. 机械通气　　　　　　　F. 利尿

22. 下列关于肌钙蛋白Ⅰ和CK-MB的说法，正确的是（　）。

A. 可用于诊断急性心肌梗死

B. 肌钙蛋白Ⅰ在心肌梗死发生2～12小时升高，18～24小时达到峰值，持续7～10天

C. 肌钙蛋白Ⅰ在心肌梗死发生12～24小时升高，24～36小时达到峰值，持续7～10天

D. CK-MB在心肌梗死发生3～12小时升高，18～24小时达到峰值，持续24～36小时

E. CK-MB在心肌梗死发生6～12小时升高，24～36小时达到峰值，持续24～36小时

F. 只在心肌损伤时升高

23. 机械通气后，患者脉搏血氧饱和度仍低于正常，提高呼吸机参数无改善，查体示颈静脉怒张，需进一步完善的检查包括（　）。

A. 心包穿刺术　　　　　　B. D-二聚体

C. 胸部增强CT　　　　　　D. 心脏彩色多普勒超声检查

E. 纤维支气管镜检查　　　F. 冠脉造影

病例2：患者84岁，女性，吸烟50余年，每天40支，既往有高血压、糖尿病、慢性阻塞性肺疾病等病史。因"呼吸困难3天，意识不清2小时"入急诊。急诊颅脑CT未见明显异

常。查体：神志模糊，HR 148 bpm，BP 150/90 mmHg，RR 20 bpm，鼻导管中流量氧疗下脉搏血氧饱和度98%，桶状胸，双肺可闻及哮鸣音，双肺未闻及明显痰鸣音，神经系统检查无定位体征。指尖血糖8.7 mmol/L。动脉血气分析提示pH 7.24，氧分压78 mmHg，二氧化碳分压112 mmHg，BE 8 mmol/L。

24. 需立即进行的治疗包括（　　）。
  A. 继续急诊留观　　　　B. 小剂量皮质激素
  C. 茶碱　　　　　　　　D. 静脉注射胺碘酮
  E. 机械通气　　　　　　F. 静脉使用降血压药物

25. 下列关于该患者呼吸机参数设置的说法，正确的是（　　）。
  A. 吸氧浓度超过50%，保证脉搏血氧饱和度超过96%
  B. 脉搏血氧饱和度维持在90%即可
  C. 给予5 cmH$_2$O以上的呼气末正压（PEEP），保证潮气量超过500 mL
  D. 选择较低的呼气末正压（PEEP）
  E. 选择自主呼吸模式
  F. 给予控制/支持模式

26. 经过治疗，患者神志转清。查体：HR 150 bpm，BP 90/60 mmHg，脉搏血氧饱和度100%。动脉血气分析提示pH 7.52，氧分压58 mmHg，二氧化碳分压48 mmHg，BE 17 mmol/L。下列说法正确的是（　　）。
  A. 脱机后继续高流量氧疗
  B. 脱机后给予低流量氧疗
  C. 需控制二氧化碳排出速度，慎防低血压发生
  D. 已出现感染性休克
  E. 二氧化碳分压需保持在50 mmHg以下
  F. 二氧化碳分压可适当偏高，以不出现肺性脑病为宜

病例3：患者34岁，男性，既往有高血压病史。因"车祸致全身多处损伤2小时"入院。急诊CT提示硬膜下血肿、脑疝形成、多根多处肋骨骨折、双上肢开放性骨折。查体：神志昏迷，贫血貌，肢端湿冷，HR 148 bpm，BP 80/40 mmHg，RR 30 bpm，鼻导管高流量氧疗下脉搏血氧饱和度85%，右侧呼吸音消失。动脉血气分析提示pH 7.24，氧分压58 mmHg，二氧化碳分压22 mmHg，BE −8 mmol/L，血乳酸大于15 mmol/L。

27. 需立即进行的治疗包括（　　）。
  A. 补液　　　　　　　　　B. 机械通气
  C. 留置胸腔闭式引流　　　D. 开颅血肿清除，去骨瓣减压
  E. 开胸行肋骨内固定术　　F. 双上肢骨折内固定术

28. 患者血红蛋白 50 g/L，纤维蛋白 1.0 g/L，血小板计数 30×10⁹/L。以下说法正确的是（　）。

  A. 输注去白细胞悬浮红细胞 2 U，理论上患者血红蛋白可提升至 60 g/L

  B. 输注去白细胞悬浮红细胞 4 U，理论上患者血红蛋白可提升至 60 g/L

  C. 输注冷沉淀 10 U，理论上患者纤维蛋白原可提升至 1.5 g/L

  D. 输注冷沉淀 10 U，理论上患者纤维蛋白原可提升至 2.0 g/L

  E. 输注单采血小板 1 个治疗量，理论上患者血小板计数可提升至 $60×10^9 \sim 80×10^9$/L

  F. 输注单采血小板 2 个治疗量，理论上患者血小板计数可提升至 $60×10^9 \sim 80×10^9$/L

29. 患者凝血功能异常，APTT 78 s。以下关于纠正凝血功能异常的说法正确的是（　）。

  A. 评估失血量，需补充 100% 凝血因子

  B. 仅需补充 30% 凝血因子

  C. 补充新鲜冰冻血浆 200 mL，理论上改善 APTT 3 s

  D. 补充新鲜冰冻血浆 200 mL，理论上改善 APTT 10 s

  E. 首选给予 12 mL/kg 负荷剂量血浆，每 6 小时补充 6 mL/kg 血浆

  F. 不需负荷剂量，给予单次 6 mL/kg 血浆

30. 术后患者出现急性呼吸窘迫综合征。吸氧浓度 80%，呼气末正压 5 cmH₂O，脉搏血氧饱和度 92%。动脉血气分析提示 pH 7.36，氧分压 58 mmHg，二氧化碳分压 52 mmHg，BE 4 mmol/L。下列说法正确的是（　）。

  A. 患者存在呼吸性酸中毒合并代偿性代谢性碱中毒

  B. 患者存在代谢性碱中毒合并代偿性呼吸性酸中毒

  C. 胸部影像学提示"蝴蝶影"

  D. 胸部影像学提示肺间质水肿

  E. 治疗需增加吸氧浓度

  F. 治疗需增加呼气末正压

四、病例分析题（共 3 题，其中 31 题 10 分，32～33 题每题 5 分。）

  病例 4：患者老年男性，75 岁，因"上腹痛 12 小时，意识不清 3 小时"入院。自诉有糖尿病病史。既往无活动受限和其他慢性病史。查体：T 38.7 ℃，HR 130 bpm，BP 80/40 mmHg，RR 30 bpm，面罩中流量氧疗下脉搏血氧饱和度 92%，无尿。刺痛肢体屈曲，只能发音，刺痛睁眼。烦渴，肢端湿冷，四肢皮肤可见花斑。双肺未闻及明显干、湿啰音，双下肺叩诊浊音。腹肌紧张，全腹压痛、反跳痛，移动性浊音（+）。动脉血气分析：pH 7.14，氧分压 58 mmHg，二氧化碳分压 52 mmHg，BE −12 mmol/L，血乳酸大于 15 mmol/L。血常规：白细胞计数 16.2×10⁹/L，中性粒细胞比例 92%，Hct 28%。电解质：血钠 128 mmol/L，血钾 6.4 mmol/L。肌酐 154 μmol/L。糖化血红蛋白大于 8.12%。腹部平片提示膈下游离气体。

31. 该患者的完整诊断是（ ）。
32. 参照附表中评分标准，该患者入院时 APACHE Ⅱ 评分为（ ）。
33. 该患者的治疗原则是（ ）。

综合考试答案

一、单项选择题（每题只有一个选项符合题意。共10题，每题1分。）

1	2	3	4	5	6	7	8	9	10
C	D	A	B	B	C	D	C	C	D

二、配伍选择题（每题只有一个选项符合题意。共10题，每题1分。）

11	12	13	14	15	16	17	18	19	20
A	D	B	D	B	A	D	C	D	A

三、多项选择题（每题至少有一个选项符合题意。共10题，每题2分，漏选得1分。）

21	22	23	24	25
BCE	ABD	BCD	BCE	BDF
26	27	28	29	30
BCF	ABCD	ACE	BCE	ADF

四、病例分析题（共3题，其中31题10分，32~33题每题5分。）

31. 上消化道穿孔；急性弥漫性腹膜炎；感染性休克；Ⅱ型呼吸衰竭；急性肾功能不全；代谢性酸中毒；腹水；低钠血症；高钾血症；2型糖尿病。

32. 39分。

33. 纠正休克；手术；机械通气；抗感染；纠正内环境紊乱。

致　谢

　　本教材在编写过程中得到遵义医科大学第五附属（珠海）医院、中山大学附属东华医院的大力支持，同时也得到国家自然科学基金（81960361）、全国软科学研究课题（2020QRK019）、中国管理科学研究院教育科学研究所教育发展研究规划重点课题（JFYA2206）、贵州省科技支撑计划防控新型冠状病毒技术攻关及集成应用专项（黔科合支撑[2020]4Y196号）、广西科技基地和人才专项（桂科AD19110084）、广西自然科学基金（2017GXNSFBA198044）、广西高等教育本科教学改革工程项目（2019JGA256）、广西研究生教育创新计划项目–学位与研究生教育改革课题（JGY2019153）、贵州省卫生健康委科学技术基金项目（gzwjkj2020–1–020）、广西医疗卫生适宜技术开发与推广应用项目（S2018074）、广西高校中青年教师基础能力提升项目（2018KY0420）、遵义医科大学博士科研启动资金（BS2020–02）、贵州省科学技术基金（黔科合基础–ZK[2021]一般442）、珠海市新型冠状病毒疫情防控应急研究项目（ZH22036302200061PWC）等项目的支持。